国家卫生健康委员会老龄健康司支持项目

失智症老年患者的全程照护

主 编 董碧蓉

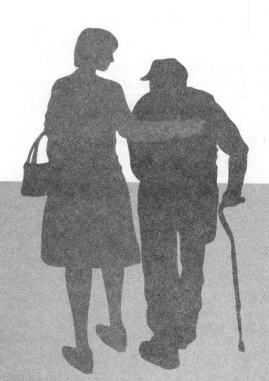

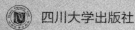
四川大学出版社

项目策划：周　艳
责任编辑：周　艳
责任校对：谢　瑞
封面设计：胜翔设计
责任印制：王　炜

图书在版编目（CIP）数据

失智症老年患者的全程照护 / 董碧蓉主编 . — 成都：
四川大学出版社，2021.1
ISBN 978-7-5614-7982-7

Ⅰ . ①失… Ⅱ . ①董… Ⅲ . ①认知障碍—护理 Ⅳ .
① R473.74

中国版本图书馆 CIP 数据核字（2021）第 025551 号

书名　失智症老年患者的全程照护
SHIZHIZHENG LAONIAN HUANZHE DE QUANCHENG ZHAOHU

主　　编	董碧蓉
出　　版	四川大学出版社
地　　址	成都市一环路南一段 24 号（610065）
发　　行	四川大学出版社
书　　号	ISBN 978-7-5614-7982-7
印前制作	四川胜翔数码印务设计有限公司
印　　刷	郫县犀浦印刷厂
成品尺寸	170mm×240mm
印　　张	20
字　　数	378 千字
版　　次	2021 年 1 月第 1 版
印　　次	2021 年 1 月第 1 次印刷
定　　价	75.00 元

◆ 读者邮购本书，请与本社发行科联系。
　电话：(028)85408408/(028)85401670/
　(028)86408023　邮政编码：610065
◆ 本社图书如有印装质量问题，请寄回出版社调换。
◆ 网址：http://press.scu.edu.cn

四川大学出版社
微信公众号

《失智症老年患者的全程照护》
编委会

主　　编：董碧蓉
副 主 编：张雪梅　陈　茜

参编人员单位：
四川大学华西医院国家老年疾病临床医学研究中心
四川大学华西医院老年医学中心
四川大学华西护理学院
宜宾市第二人民医院

参编人员：（按照汉语拼音排序）

曹　桢	陈　节	陈　静	陈　茜	陈绍敏	陈晓凤	陈晓霜
陈　杨	淳雪丽	范婷泳	冯冬梅	高浪丽	高艳玲	古　蕤
何　艳	胡春艳	胡　雪	黄　艳	黄兆晶	姬　悦	江　蕤
赖　娟	李慧1	李慧2	李沙沙	李媛媛	廖再波	刘定春
刘　秀	吕　娟	毛　琪	梅可乐	蒙张敏	任　静	阮顺莉
宋　怡	苏　琳	王晓玲	王　英	吴　驭	谢冬梅	谢灵灵
谢蜀琰	杨雪1	杨雪2	杨子敬	余　姣	张　蒙	张　婷
张雪梅	赵栩曼	郑玉霞	周柯妤	周小琴		

前　言

　　失智症，作为 21 世纪全球健康难题，是常见的死亡原因。随着我国老龄化程度的不断加剧，失智症也逐渐成为我国常见慢性病之一。截至 2015 年，我国失智症患者人数已跃居世界第一。然而，由于失智症发病的隐匿性，很多老人在确诊时已经是中晚期，错失了最佳干预时机，且其病程迁延多年，每个患者表现出的症状与特征都不尽相同，导致照护难度大，既需要花费大量的金钱，更需要投入巨大的人力与物力。

　　本书通过简单的语言介绍了失智症的概念、分期、临床表现及早期筛查等基础知识，重点阐述了在失智症的不同阶段应该如何进行日常生活照护，如何应对各种精神行为问题，如何保证患者安全等照护技巧，旨在帮助非专业技术人员（护理员、家属等）正确认识失智症，掌握简单的失智症初筛方法，做到失智症的早发现、早诊断、早干预；更重要的是能够通过了解失智症老年患者的照护原则、掌握照护技术、学会自我调节，实现对失智症老年患者的高质量照护，从而延缓失智症的发展，减轻照护负担，最大限度地提高失智症老年患者的生活质量。

目　录

第一篇

基础知识

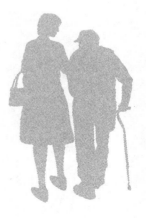

第一章

绪论

第一章 认识失智症

第一节 失智症的概念与发生现状

一、失智症的概念

【什么是失智症?】

失智症（dementia），又称认知障碍症，俗称"痴呆"，是由多种原因引起的，持续时间较长的，以认知障碍为主要表现的临床综合征，大多发生于60岁以上老人。失智症老年患者认知障碍包括记忆、计算、定向、思维及决策等认知能力损害，且常伴有精神、行为及人格改变，导致工作学习能力、社会交往能力及日常生活活动能力减退。其致残率高、治疗效果差、治疗费用昂贵，且需要长期照护，给家庭带来沉重的精神负担与经济负担，也给国家和地区的卫生、福利和社会服务带来巨大的挑战。

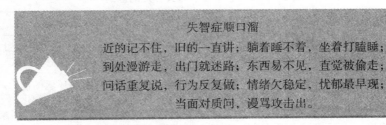

失智症顺口溜

近的记不住，旧的一直讲；躺着睡不着，坐着打瞌睡；
到处漫游走，出门就迷路；东西易不见，直觉被偷走；
问话重复说，行为反复做；情绪欠稳定，忧郁最早现；
当面对质问，谩骂攻击出。

【关于失智症的常见误区有哪些?】

1. 失智症就是认知障碍吗?

认知是人脑接收外界信息，经过加工处理，转换成内在的心理活动，从而获取知识或应用知识的过程。认知功能是指个体认识和理解事物的能力，包括注意力，定向力，记忆力，计算力，语言交流能力，分析、综合、理解与判断

3

能力，计划和组织能力，解决问题能力及洞察力等。认知障碍是指认知功能受到不同程度损害的状态，又称为认知功能衰退、认知功能缺损。

根据国际失智症诊断标准，失智症的诊断需要满足三个条件，条件一，存在认知障碍或精神行为异常，应至少具备以下 5 项中的 2 项：（1）记忆及学习能力受损；（2）推理、判断及处理复杂任务等能力受损；（3）视空间能力受损；（4）语言功能（听、说、读、写）受损；（5）人格、行为或举止改变。条件二，存在社会交往或日常生活活动能力受损。条件三，无意识障碍、谵妄或其他精神疾病等。

由此可知，认知障碍不等同于失智症，存在认知障碍者，不一定是失智症患者，但失智症患者一定存在认知障碍。

2. 失智症就是"老糊涂"吗？

有时在生活中可以看到以下两种情况：一种是在老人出现早期失智症表现时，家人认为其只是比较健忘，属于正常衰老现象，而不带其去就诊，直到老人出现比较严重的精神行为症状，才带其去就医。另一种则是老人因记忆力减退而担心自己得了失智症，家人一发现其"老糊涂"了，就迫不及待地带他们就诊。经过简易的智能检测及必要的辅助检查后，被告知不是失智症时，他们会很困惑地举出生活中的事例，例如煮饭后忘记关火，外出时忘记锁门……如此"老糊涂"，不是失智症吗？

随着年龄的增长，老人记忆力下降是非常常见的现象，"老糊涂"不一定是失智症，但在"老糊涂"中，确实有一部分老人是患有失智症或已经进入轻度认知障碍的阶段。老年健忘与失智症有本质区别，见表 1-1-1。

表 1-1-1 老年健忘与失智症的区别

	老年健忘	失智症
遗忘特点	遗忘是部分性的，有时突然忘记某件事，但过后会想起	遗忘很彻底，对于自己做过的事，说过的话，完全忘记与否认
认知能力	虽然记忆力下降，但对时间、地点、人物关系和周围环境的认知能力丝毫未减	丧失了识别周围环境的能力，分不清上下午，不知季节变化，不知身在何处，有时甚至找不到回家的路
生活能力	虽会记错日期，有时前讲后忘，但仍能料理自己的生活，甚至能照顾家人	随着病情加重，会逐渐丧失生活自理能力
情绪变化	有七情六欲	变得"与世无争、麻木"

	老年健忘	失智症
思维变化	对记忆力下降相当苦恼，为了不致误事，常用备忘录	对记忆力下降毫无烦恼，思维越来越迟钝
语言能力	语言丰富，幽默风趣	言语越来越贫乏，缺乏幽默感，反应迟缓
记忆测量	可能无法完全记住测试中的物品	无法记住测试中的物品，甚至完全忘记自己做过测试这件事

因此，当发现老人"老糊涂"时，既不要过于担心，也不要不当回事，任其发展下去，以致可能失去早期干预的机会。应该先去神经内科、老年科或记忆门诊进行检查，鉴别是老年健忘还是失智症，然后再有针对性地采取措施。

3. 失智症就是阿尔茨海默病吗？

导致失智症的原发疾病有很多种，而阿尔茨海默病仅是其中一种。失智症根据病因学分类，可分为以下几类：

（1）神经变性性失智症。

神经变性性失智症多起病隐匿，呈慢性进展性病程，常见致病原因包括阿尔茨海默病、路易体痴呆、额颞叶痴呆等。

①阿尔茨海默病（Alzheimer's disease，AD）。

阿尔茨海默病又称老年性痴呆，是一种神经细胞死亡造成的神经变性疾病。其起病隐匿，病程缓慢，呈进行性恶化，且不可逆转。通常起病于老年期，65岁前（老年前期）起病又被称为早老性痴呆，多有家族史，病情发展迅速，颞叶及顶叶病变较显著，常有失语和失用。

大部分阿尔茨海默病患者以进行性认知损害为主要表现，通常以近期记忆障碍为首发症状，不易被家人发觉，常常被认为是"老糊涂"，如反复出现炒菜忘记放盐、出门忘记关火等，且患者往往自己不知道，有时为填补记忆空白，患者还会无意间虚构情节，或重复提问。随病程进展，逐渐累及远期记忆及其他认知领域，可出现认知功能广泛受损，并持续性恶化。

阿尔茨海默病由来

1901年，51岁的已婚妇女奥葛斯特·蒂特找到德国的阿勒斯·阿尔茨海默医生就诊。蒂特有严重的记忆障碍，毫无根据地怀疑丈夫的忠诚，讲话困难并且很难理解别人对她说的话。她的症状迅速恶化，短短几年就卧床不起，于1906年春天因为褥疮和肺炎导致的重度感染去世。在征得老人家属的同意后，阿尔茨海默医生对蒂特进行了尸体解剖，惊奇地发现，蒂特的大脑严重萎缩，尤其是大脑皮层部分，而这里掌管着人的记忆、思考、判断和语言功能。在显微镜下观察到，小血管里布满了脂肪沉积物，坏死的脑细胞和异常的沉积物充满了四周。1910年，医学界将这一新发现的、未知原因的疾病命名为阿尔茨海默病。

②路易体痴呆（dementia with Lewy body，DLB）。

路易体痴呆多见于男性，以波动性认知障碍、视幻觉和帕金森综合征为主要临床特点。早期，大部分患者的认知功能损害表现为记忆、语言和视觉空间功能损害，与阿尔茨海默型失智症的表现相似，区别之处在于其认知功能及日常生活活动能力时好时坏，波动性大。大部分患者都有真性视幻觉，幻觉形象往往鲜明、生动，幻觉对象多为患者熟悉的人物或动物，这些视觉形象常常是活动的、会说话或发出声音的，偶尔幻觉形象会有扭曲变形。有些患者可出现肌阵挛、舞蹈样动作等运动异常。路易体痴呆患者较多出现晕厥及无法解释的反复跌倒，可能与自主神经功能紊乱有关。

③额颞叶痴呆（frontotemporal lobar degeneration，FTLD）。

额颞叶痴呆是一组以额叶、颞叶萎缩为特征的综合征，通常包括两大类：以人格和行为改变为主要特征的行为变异型额颞叶痴呆（behavioral variant FTLD，bvFTLD），和以语言功能隐匿性下降为主要特征的原发性进行性失语（primary progressive aphasia，PPA）。

行为变异型额颞叶痴呆：以明显的人格、行为改变和认知障碍为特征，呈进行性恶化，与阿尔茨海默型失智症相比记忆力与空间定向力相对保留。早期可出现人格和情感改变，如易激惹、暴怒、固执、淡漠和抑郁等，部分患者出现神经系统体征，如吸吮反射、抓握反射等原始反射和大小便失禁等，但患者却不认为自己患病。患者可随病程进展逐渐出现行为异常，如举止不当，不能随情况变化而调整行为，如不合时宜地开玩笑、不讲卫生、不重礼节；无进取心，情感淡漠，缺乏同情心；行为冲动，缺乏自制力等。语言障碍表现为言语少，词汇贫乏，刻板和模仿语言，晚期甚至缄默。晚期还可出现肌阵挛、锥体束征及帕金森综合征等神经系统体征。部分患者可出现行为变态综合征，表现为不认识自己最亲近的人、常认错人；淡漠、无恐惧及愤怒反应；易饥饿、贪食、不停吃东西，以致肥胖；不能分辨物品是否可以食用，把任何东西都放入口中舔、咬、咀嚼或用唇触碰，有些甚至吃大便、生肉；对视觉刺激表现出强烈的反应，只要看到东西就抓、抱或移动；性欲亢进或性行为改变，例如在公共场所暴露身体或手淫、猥亵，异性恋者出现同性恋倾向等。

原发性进行性失语：通常在 65 岁以前发病，病程较长，可达 10 年以上，主要特征是单独存在的缓慢进行性语言障碍，不伴其他认知障碍，通常6～7年发展为严重失语或缄默，这是与阿尔茨海默型失智症或行为变异型额颞叶痴呆的主要区别点。早期可伴有视觉失认或空间损害，但生活仍能自理，最终出现失智症表现，无神经系统体征。

（2）非神经变性性失智症。

非神经变性性失智症多起病急，病程进展快速。其中血管性失智症占大部分，其他还有桥本脑病、Wernicke 脑病、边缘叶脑炎、Creutzfeldt-Jakob 病等，但较为罕见。

血管性失智症（vascular dementia）是与脑血管病变因素有关的失智症的统称。病因主要是颅内血管病变，即颈动脉与椎基底动脉两大系统的病变。可以是这些血管本身的病变，也可以是颅外大血管及心脏的病变间接影响脑内血管，造成大脑供血不足而致脑组织发生缺血缺氧性改变，最终使大脑功能全面衰退。因此，血管性失智症患者往往有脑梗死或脑出血病史，认知障碍常常是突然发生的，其临床表现与受累血管供血部位有关，具有多样性。与阿尔茨海默型失智症相比，其认知功能多呈阶梯性下降，且具有波动性。认知损害以注意力、信息处理与执行能力受损为主，部分伴有帕金森样症状。常伴有情绪及人格改变，如抑郁症、情绪失控，但幻觉与妄想较少；部分患者存在尿失禁，吞咽困难，构音困难，步态不稳，反复跌倒等情况。

（3）混合性失智症。

混合性失智症指同时患有阿尔茨海默型失智症和血管性失智症。混合性失智症是相当常见的失智症类型，在失智症发病总数中，占 10％～20％，而且两种混合的失智症类型可以相互促进病情进展。脑血管疾病可以加重阿尔茨海默型失智症，因此脑血管意外不但是血管性失智症的直接原因，也是阿尔茨海默型失智症的危险因素。

混合性失智症患者可同时具备上述两种失智的特点，例如起病隐匿，认知功能缓慢地、渐进性地减退，且通常同时患有高血压、高脂血症、糖尿病等多种基础疾病。若患者在某一段时间里又多次发生脑血管意外，可使智力出现阶梯式下降，并出现神经系统的局灶性症状和体征，同时逐步丧失自知力。

（4）其他失智症。

对于其他导致类似失智症症状的疾病，可以通过治疗来阻止其进展，甚至逆转。例如，正常压力脑积水是脑脊液在大脑中异常积聚所致，通常可以通过治疗来缓解。

此外，某些因素可能会导致类似失智症的严重记忆问题。这些因素一旦得到处理，记忆问题一般就会消失。这些因素包括：①某些药物的不良反应；②情绪问题，如压力、焦虑或抑郁；③某些维生素缺乏；④过量饮酒；⑤脑血栓、肿瘤或感染；⑥谵妄；⑦头部受伤，如摔倒或意外造成的脑震荡；⑧甲状腺、肾脏或肝脏问题。

现在已经确认还有许多其他可能导致失智症或类似失智症症状的疾病，这些疾病包括：①嗜银粒病，一种常见的迟发性退行性疾病；②克雅氏病，一种罕见的脑部疾病；③亨廷顿氏病，一种遗传性的进行性脑疾病；④慢性创伤性脑病，由反复创伤性脑损伤引起；⑤艾滋病。

各种原因导致的失智症的症状会有交叉，因此很难准确诊断。但是正确的诊断对于获得正确的治疗非常重要。如果发现家里老人出现上述症状，一定要寻求神经科专家、老年科专家等的帮助，找到原因，以便进行针对性的治疗。

我国失智症患者通常在神经科就诊。各级医院对失智症的诊断有着明显差异。其中，记忆门诊对于失智症的及时、准确诊断非常关键。

在医学院校的教学医院中，记忆门诊能够为各种认知障碍和失智症患者提供规范化的诊断与治疗，并为照护者提供指导与帮助。在这些医院中，医生通常会借助量表和指南等工具，经标准程序对患者进行诊断。

二、失智症的发生现状

【全球失智症发生现状如何？】

失智症被公认为 21 世纪的全球健康难题，据国际阿尔茨海默病协会估算，2020 年全球失智症老年患者已超过 5000 万人，平均每 3 秒就有 1 人被确诊为失智症，且发病呈现年轻化趋势，预计到 2050 年失智症老年患者将达到 1 亿5200 万人。在英国、美国等发达国家，其死亡率已超过癌症，成为令民众非常恐惧疾病。

【中国失智症发生现状如何？】

据世界卫生组织统计，失智症是全球 65 岁以上老人的主要致残原因之一。据国际阿尔茨海默病协会 2015 年估算，我国是世界上失智症患者人数最多的国家，患者数量占全球患者的 25％。近年来，神经影像技术不断进步，医疗机会也逐步增加，然而，许多患者还是没有得到充分的诊疗。

根据 2015 年世界阿尔茨海默病报告，目前我国失智症患病率与世界上大多国家或地区相似。近年有研究显示，中国 60 岁及以上人群的失智症总体患病率为 5.3％。60 岁以上失智症患者为 1000 万~1100 万人，其中 60％为阿尔茨海默型失智症。

农村地区人群的患病率更高，65 岁以上失智症在城市和农村的患病率分别为 4.40％和 6.05％，阿尔茨海默病城乡患病率分别为 2.44％和 4.25％。农村地区的教育水平较低是可能原因之一。

年龄和性别差异也较明显。55 岁后，年龄每增长 5 岁，失智症患病率就增加 1 倍。女性患者更多，失智症和阿尔茨海默病的患病率分别是男性的 1.65 倍和 2.37 倍，可能原因是两性的激素和大脑发育方面的差异。

在地域差别方面，我国西部患病率最高（7.2％），其次为华北（5.5％）、华中（5.2％）和华南（4.8％）地区。在轻度认知障碍方面，对部分地区的调查数据显示患病率在 9.70％到 23.30％。

2015 年世界阿尔茨海默病报告显示，我国失智症老年患者总数约占全世界总病例数的 1/4，超过我国人口占全球人口比例（1/5），且每年约新增 30 万人，预测 2030 年我国老年失智症人数将达 1645.6 万人。

（冯冬梅）

第二节　失智症的危害

【对老人的危害有哪些？】

失智症老年患者随着疾病的进展，记忆、执行、语言表达、阅读、写作、计算等方面都可能出现不同程度的障碍，且呈进行性发展。他们可能不再认识自己的配偶、子女、亲朋好友，不再能胜任既往的工作，并逐渐丧失对自己身体的掌控能力，导致日常生活活动能力不断下降，连做饭、洗衣等简单的家务活动都无法完成，严重打击其自尊和自信。到中晚期，老人可能连穿衣、吃饭、大小便等最基本的生活需求都不能自我满足，完全依赖他人照顾，生活质量严重下降。且失智症老年患者常伴有精神行为症状，部分患者甚至还有幻听

9

或幻觉，内心承受着巨大痛苦的同时，也因给家人带来的麻烦而苦恼和抑郁。

【对家庭的危害有哪些?】

失智症病程漫长，治疗不仅时间长，而且花费巨大，给家庭带来沉重的经济负担。有人粗略算过一笔账，假使以失智症老年患者一般的存活期在服用药物的情况下来计算，以当前的物价水平为基准，一个失智症老年患者 10 年的花费不少于 40 万元，这还不算起居、饮食等日常的花费，以及家人为照顾患者而失去的经济收入。此外，从某种意义上说，得了失智症，最痛苦的不是患者本身，因为随着疾病的进展，他们会逐渐退缩到自己的世界，变得"返老还童"，失去自知力，对于生活中的酸甜苦辣，他们都没什么感觉，所以最痛苦的其实是照料他们的家属。在众多照料失智症老年患者的家属中，八成以上的人有不同程度的情绪障碍，那种无法沟通、无法改变、看不到希望的感觉，让很多家属深感无奈，甚至绝望。因此，对有失智症老年患者的家庭而言，常常面临着"人财两空"的巨大精神与经济压力。

【对国家和社会的危害有哪些?】

失智症对国家和社会而言，最直接的危害是卫生经济负担加重。且随着老龄化的加剧，患病人数逐年增多，给医疗、照护资源的配置体系及医保体系均带来了巨大的挑战。

（冯冬梅　胡雪）

第三节　失智症的病因、危险因素及预防

一、失智症的病因与危险因素

目前为止，失智症仍然是一组病因尚未明确的疾病，尚缺乏可以治愈该病的特效药物。因此，明确哪些老人容易患失智症，找出其中可以干预的危险因素，并针对这些危险因素进行早期预防，减少失智症的发病，将显著提高老人的生活质量，大大减轻社会和家庭的负担。

1. 不可干预的危险因素。

（1）高龄。

高龄是失智症的主要危险因素，年龄越大的老人患病率越高。尤其是对于阿尔茨海默型失智症老年患者，高龄是最大的危险因素。世界各地流行病学调查均显示，阿尔茨海默型失智症的发病率与患病率随年龄增长而升高，60 岁以

上的老人，年龄每增长 10 岁，阿尔茨海默型失智症的发病率将升高一倍左右。

（2）遗传因素。

遗传因素是除了高龄最为明确的危险因素。现有研究显示，21 号染色体携带淀粉样蛋白前体突变基因或 14 号染色体携带早老素－1 突变基因的老人 100％会发展为阿尔茨海默型失智症；1 号染色体携带早老素－2 突变基因的老人发展为阿尔茨海默型失智症的概率为 95％；19 号染色体携带一个载脂蛋白 E 基因（APOE）ε4 等位基因的老人，其罹患阿尔茨海默型失智症的风险是正常人的 3.2 倍，携带两个 APOE ε4 等位基因的老人患阿尔茨海默型失智症的风险将增高至 8～12 倍。

（3）家族史。

研究显示，若父母、兄弟姐妹等一级亲属中有人罹患阿尔茨海默型失智症，其患阿尔茨海默型失智症的风险将增加 10％～30％；若有 2 名或 2 名以上兄弟姐妹患病，其发展为阿尔茨海默型失智症的风险将是普通人的 3 倍。

（4）性别。

女性失智症的患病率比男性高 19％～29％。可能的原因是目前女性平均寿命比男性更长，而失智症在高龄老人中的发病率更高。

2. 可以干预的危险因素。

（1）不良生活习惯。

①吸烟、大量饮酒同样是失智症的危险因素。多项研究证实吸烟会增加阿尔茨海默型失智症的发病风险，尤其是对于携带 APOE ε4 等位基因的老人。而大量饮酒会导致酒精性失智症，中年期大量饮酒会导致阿尔茨海默型失智症发病风险增加 3 倍，且在 APOE ε4 等位基因携带者中更为明显。

②喜食油腻食物也是失智症发生的危险因素。研究证实，经常摄入黄油、奶油、猪油、牛油等饱和脂肪酸含量较高的食物，会增加失智症的发病风险。而地中海饮食，即主要摄入鱼类、水果、蔬菜、橄榄油、适量红酒而较少食用猪肉等红肉的饮食习惯，会降低失智症的发病风险。

③作息不规律，整日无所事事、不动脑筋、不运动、独居的老人也更容易患失智症。研究证实，中年期进行规律的体力活动可将失智症发病风险降低 50％，这种作用在 APOE ε4 等位基因携带者中更为明显。独居老人因社交活动减少，其失智症发病率更高。调查显示，老年期独居可导致阿尔茨海默型失智症发病风险增高 2 倍。

（2）低受教育水平。

流行病学调查显示，低受教育水平是失智症的危险因素，而高受教育水平则是保护因素，其原理在于认知储备的提高。

（3）基础疾病。

①心脑血管疾病：脑出血、脑梗死及脑小血管疾病均会增加失智症的发病风险，其中脑出血是血管性失智症最主要的危险因素，且合并脑血管病的失智症老年患者的认知功能损害更为严重。心脑血管疾病也可增加失智症的发病风险。研究证实，约 1/4 的心力衰竭老人都伴有认知功能减退。而心肌梗死、心房纤颤均是诱发血管性失智症的高危因素。

②高血压、低血压：研究显示中年时期患高血压与 25 年后的失智症发病相关，但随着年龄增长，高血压对失智症的促进作用减弱，甚至反转，低血压也成为失智症的危险因素，而且会加重失智症的临床症状。

③高血脂：目前多项关于老年期血脂水平与阿尔茨海默型失智症发病风险关系的研究结果显示，高血脂可能是失智症的危险因素之一。一项队列研究显示，中年时期外周血总胆固醇水平增高会使阿尔茨海默型失智症的发病风险增高 3 倍。

④2 型糖尿病：流行病学调查显示，中年时期患 2 型糖尿病会使阿尔茨海默型失智症的发病风险增高 1 倍。

⑤其他代谢及内分泌疾病：如维生素 E、维生素 C、叶酸和维生素 B12 缺乏及甲状腺功能低下，同型半胱氨酸过高等也会增加失智症的发病风险。

（4）过胖、过瘦。

研究显示，中年时期肥胖会导致阿尔茨海默型失智症发病风险增加 59%，而老年时期体重过轻（体质指数过低）也会造成阿尔茨海默型失智症发病风险增高。因此，保持合适的体重也是预防失智症的有效方法。

（5）头部外伤。

研究显示，头部外伤，尤其是伴有意识丧失超过 30 分钟的头部外伤史，将增加失智症的发病风险，且有头部外伤史的老人中，男性比女性的发病风险更高。

（6）精神、心理状态不良。

不良的精神、心理状态也是诱发失智的一大危险因素。研究发现，40%～50% 的阿尔茨海默型失智症老年患者伴有抑郁情绪，在有抑郁病史的人群中，阿尔茨海默型失智症发病率更高。丧偶等重大不良生活事件的发生也容易引发老人不良情绪，进而诱发失智症。

（7）中毒。

各种原因所致中毒，如酒精中毒、铝中毒等，均会对神经系统造成损伤，从而容易诱发失智症。

二、失智症的预防

基于对失智症危险因素的认识，我们可以知道，虽然年龄、性别、遗传等是无法改变的，但生活习惯、基础疾病、社会心理等方面是可以干预的。要预防或减少失智症的发生，应该及早行动起来，在日常生活中做到增加保护因素（趋利），减少危险因素（避害）。

1. 趋利。

（1）保持良好的生活与饮食习惯。

无论是年轻人还是老人，保持规律的作息，减少熬夜，保证充足睡眠，均衡饮食，减少或避免油腻食物，适当增加蔬菜、水果、豆类的摄入，使用橄榄油等不饱和脂肪酸含量较高的油烹制食物，保证优质蛋白质及维生素的摄入，保持合适的体重，均可降低失智症的发病风险。

（2）保持社会交往。

多参与社会活动，培养并保持兴趣爱好，如参加老同学聚会、老年合唱团、老年舞蹈队，做社区志愿者等与人互动较多的活动，均可降低失智症的发病风险。

（3）保持规律运动。

运动同样是大脑的保护因素，从中年时期开始，保持每周 2 次以上的规律运动，尤其是像散步、健步走、游泳之类的有氧运动，可有效预防失智症的发生。但需尽量避免剧烈运动，运动时注意保证安全。有研究显示，认知正常的成人和存在轻度认知障碍的成人进行适量运动，可降低认知衰退的风险。

（4）多动脑筋。

由高教育水平对大脑的保护作用可推测，脑力活动可在一定程度上降低失智症的发生风险。老人可进行阅读、打牌、下棋、编织、演奏乐器、园艺活动等。

（5）保持良好的心态。

乐观的心态、积极向上的生活态度同样有助于降低失智症的发病风险。老人应注意释放心理压力，接受自己和他人的不完美。对于家中有重大不良事件发生的老人，尤其是性格较为内向、偏执，或有抑郁症病史的老人，照护者应特别关注其心理状态及其自我调节能力，必要时可求助专业人士，避免因为不良情绪诱发失智症。

（6）保持营养均衡。

WHO 发布的一个指南中建议：①向认知正常和轻度认知障碍的成人推荐

地中海式饮食（有条件推荐）。地中海式饮食强调多吃蔬菜、水果、鱼、海鲜、豆类、坚果类食物，其次才是谷类，提倡简单的食物加工，减少甜食的摄入量，提倡用橄榄油代替动物油，另外加上适量的红酒和大蒜，是一种有利于健康的饮食方式。②向所有成人推荐健康、均衡的饮食（强推荐）。③不推荐使用维生素 B 和维生素 E、多不饱和脂肪酸和复合补充剂来降低认知功能减退和失智症的发生风险。

2. 避害。

（1）戒烟限酒

抽烟、酗酒均是失智症的危险因素，因此立即戒烟、尽量少饮酒可降低失智症的发病风险。

（2）控制基础疾病

高血压、低血压、糖尿病、心脑血管疾病等均是失智症发生的高危因素。应注意通过调整饮食、生活作息等方式尽量避免这些疾病，对于已经有这些疾病的老人，应遵医嘱治疗，使各项生化指标尽量维持在正常水平，保持疾病的稳定状态，从而降低失智症的发病风险。

（3）避免脑外伤、中毒、感染等其他危险因素的发生。

脑外伤、中毒、感染等所致失智症均是偶然因素引发的，因此生活中应注意保障老人的安全，对于存在高跌倒风险的老人，应特别注意预防跌倒的发生。

（4）其他。

①体重管理，改善中年超重和肥胖。②血脂管理，可提供中年血脂异常管理，以降低认知功能减退和失智症发生风险。③抑郁症管理，向抑郁症患者提供抗抑郁药物和（或）社会心理干预形式的抑郁症管理，但目前没有足够证据支持抗抑郁药物能降低认知功能减退和失智症的发生风险。④听力损失管理，建议对老人提供听力筛查，及时识别和管理听觉障碍，但目前还没有足够的证据提示使用助听器可以降低认知功能减退和失智症的发生风险。

（冯冬梅）

第四节　失智症的分期与表现

大多数类型失智症都呈渐进性发展，患者的认知功能状态、日常生活活动能力及身体状况随病程进展而衰退。以阿尔茨海默型失智症为例，其病程通常为 8~10 年，临床上常根据患者病情严重程度，将病程大致分为早期、中期和晚期。照护者可根据不同阶段的特征对患者进行针对性的照护。但需要注意的是，个体间存在较大差异性，有的患者衰退很快，有的患者则衰退得很慢，病程可长达 20 年甚至更久，也并非所有患者均会表现出所有症状，其症状和体征往往因大脑受损区域不同而不同。这就要求照护者在照护患者时既要注意共性问题，也要注意每个患者的个体化特征。

一、早期失智症

【案例情景】

李大爷，61 岁，患有高血压，去年退休。最近和老伴儿总是发生争执，都说对方老了，不记事儿。因为有好几次外出买菜，李大爷都忘了带钥匙，却责怪老伴儿，说明明让她带钥匙，结果忘了。有一次本来李大爷说要买番茄回去炖牛肉，走到菜市场又不买了，还和老伴儿争执，老伴儿赌气自己先回去了，结果等到快中午李大爷都还没有回来，正要打电话给他却又回来了。前几天，李大爷因为头晕去医院检查，医生问他降压药在按时服用吗，老伴儿清点他的药物，发现本来按照计划应只剩 2 粒的降压药还剩半盒。医生再问了一些日常之后就建议他去做进一步检查，筛查是否患有失智症，结果果然是失智症。

【早期失智症老年患者有哪些特征与表现?】

失智症早期即轻度失智阶段，病程 1～3 年。由于起病隐匿，进展缓慢，往往难以确定具体的发病时间，而因早期症状常常被忽略，以致发展到中晚期才被确诊。早期失智症老年患者主要有以下特征。

1. 认知功能。

(1) 记忆减退，通常为初始症状，也是这一阶段的主要症状，尤其是对近期事件的记忆下降，表现为丢三落四、随做随忘，例如做菜忘记放盐、烧完水忘记关火、买菜忘记带钱、刚说过的话转身就忘导致反复问问题等，且事后通常也记不起来，还常常因忘记、找不到自己的东西，而怀疑别人拿了；忘记熟人的名字；忘记子女、孙辈或配偶的生日，但经提醒还能记起。这一阶段的老人对久远的事反而记得很清楚，有的老人会经常给家人讲述多年前发生的事来掩饰自己记忆减退的问题，造成家属有老人记忆不错、不会患失智症的错觉。有的老人还会否认自己存在记忆障碍，否认自己因记忆力差而影响了工作和生活，例如案例情景中的李大爷并不承认自己的记忆力出了问题，反而责怪老伴儿。

(2) 语言交流能力下降，这一阶段主要体现为语言不如从前丰富、词不达意、找词困难、命名困难，表现为有的老人以前出口成章，现在却只能说简单的单个字，且常常想不起来用词，还经常使用"这个""那个"来代替；说话絮絮叨叨，明明想表达一个意思，说出来却是另外一个意思，常常会让人觉得摸不着头脑；说话速度减慢，停顿变多，甚至一句话没说完就停了；第二语言能力下降，例如以前会普通话的老人，患失智症后可能只会说方言。但这一阶段的老人复述与朗读能力相对保留，还可以看书、读报等。

（3）定向力障碍，主要表现为在熟悉的环境中不能判断方向、地点，容易迷路，例如忘记下班回家的路，在熟悉的街道走失，突然忘记自己身在何处，自己是如何来到这里，又该如何回到原来的地方；很难记清月份或星期；有时会走错家门，走到别人家。

（4）判断力下降，不能正确判断事情对错，难以做出正确的决定，或做决定时犹豫不决，从事领导、管理岗位者难以胜任以前的工作，甚至有的老人会因为判断力下降危害安全，例如过马路时不走人行横道，或过人行横道时不看红绿灯而发生车祸。

2. 精神行为症状。

这一阶段老人表现为情绪不稳定，如易怒、突然情绪低落等，主要是由于老人对自己的疾病状态有一定自知力，能够在一定程度上发现自己的异常，但由于自尊，难以接受自己的这种状态，从而表现为情绪的改变；性格发生改变，对社交活动变得淡漠（阿尔茨海默型失智症老年患者最常见的精神行为症状），甚至完全不愿意参与；焦虑、抑郁等。

3. 日常社会生活活动能力。

这一阶段可出现日常生活活动能力轻微受损，尤其是工具性日常生活活动能力及工作能力，具体表现为以前能胜任的工作变得吃力，但因做的是熟悉的工作，往往不容易被人发现能力下降，通常在别人向他的工作提新的要求无法完成时才被发现；购物、处理财务变得困难，例如买菜时简单的账不会算了；不会乘坐公共交通工具等。但这一阶段的老人在他人提示或督促下尚能自我照护，穿衣、吃饭、如厕等基本生活活动能力保留，但可能出现忽视个人形象或个人卫生的情况，或偶尔可能穿错衣服。

二、中期失智症

【案例情景】

方爷爷，72岁，4年前因记忆力减退被确诊为失智症，刚开始时主要表现为丢三落四，但生活基本可以自理。近日，其家属发现老人出门后回家时经常走到邻居家去，还经常尿裤子，早上起床也经常穿错衣服，将秋裤穿到外面，脾气也变得越来越怪，家人担心其病情恶化，带他去医院就诊，医生检查后确认老人的病情确实有恶化，已经进入中度失智阶段。

【中期失智症老年患者有哪些特征与表现?】

失智症中期，即混乱期，是中度失智阶段，通常为发病后 2～10 年，老人出现更大范围的认知功能受损，表现出的问题越来越多，日常生活活动能力进一步减退，精神行为症状也更为突出。这一阶段的老人主要有以下特征。

1. 认知功能减退。

（1）记忆力进一步下降，但未完全丧失，近期记忆减退更为严重，完全不能学习和回忆新信息，照护者会发现这一阶段的老人无论是读报、看电视、看小说，之后都不能复述看的内容。老人的远期记忆也开始受损，不再能记住人生中的重要事件，如结婚纪念日、孩子的生日、家人的电话号码等，即使经人提醒也仍然想不起来，有时老人还会为了掩饰自己远期记忆的下降而虚构故事。

（2）定向力进一步下降，时间、地点、人物等都记不得、分不清，例如无法辨认家人和朋友，有时认为儿子是爸爸、女儿是妈妈，有时分不清男女，不认得镜子中自己的影像；出门就迷路，记不得自己家的地址，更找不到回家的路。

（3）其他认知功能下降：判断力下降，逻辑思维能力下降，导致这一阶段的老人做事无条理性，无法做选择或决策，对时间、顺序等感到混乱，例如不能独立完成简单的家务活动；冲动地将钱借给不认识或不相关的人；不能根据时节、冷暖判断选择合适的衣物；有的老人会表现为退休了还天天去上班等。这一阶段的老人阅读、写作及计算能力进一步丧失，思维混乱，注意力不集中，完全无法读报，说话时语言组织能力进一步下降，经常前言不搭后语，导致别人难以理解，也有的老人因尴尬、受挫变得不爱说话。

2. 精神行为症状。

精神行为症状是中期失智症比较突出的问题，但每个老人的表现都不尽相同，包括明显的性格改变，比如以前温和的人变得很暴躁、容易生气、心胸狭隘，或以前脾气坏的人，变得温顺、听话；有的老人出现徘徊、游荡等情况，尤其是在生活环境发生改变时，如刚住院时、刚进养老院时；有的老人无故傻笑，或闷不吭声，呆坐，对周围所有事物漠不关心，有的则终日吵闹，出现激越、幻觉、妄想等；有的老人出现病态收集行为，例如囤垃圾、剩饭；有的老人出现刻板行为，例如一直敲击桌面、重复锁门；有的老人出现脱抑制行为，如当众暴露性器官、骚扰异性等。

3. 日常生活活动能力受损。

日常生活活动能力受损，出现明显自理障碍，无法独立完成如厕、洗漱、穿衣、吃饭等，或出现内衣外穿、随地大小便等。这一阶段的老人通常需要他人帮助。

三、晚期失智症

【案例情景】

高奶奶，91岁，确诊失智症9年。自诊断为失智症开始就住在养老院。近1年，护理员发现高奶奶越来越不爱说话了，常常发呆，和她说话也不理人，吃饭也比以前少了，且经常发生呛咳，也不爱动了，躺床上时，如果护理员不帮她翻身，她就一直保持一个体位休息，而且大小便也不知道叫人，常常尿或大便在床上。

【晚期失智症老年患者有哪些特征与表现？】

失智症晚期，即重度失智阶段，为发病后8~12年。这一阶段老人通常表现为认知功能的大范围受损，日常生活活动能力也几乎完全丧失。具体表现为：记忆完全丧失、记忆错乱，不仅不记得家人、朋友，甚至有时候不记得自己是谁；出现失认、失用症状；无法正常交流及思考问题，彻底丧失语言能力，交流仅能靠几个简单的词语或手势，发音往往是无意义的哼叫或呻吟，或完全失语；表情淡漠，终日不言不动；生活完全不能自理，大小便失禁，长期卧床，肌肉挛缩，丧失行走能力，偶有痉挛发作；常并发体重下降、营养不良、吸入性肺炎、尿路感染、压疮等，多死于并发症。这一阶段的老人需要他人完全照护。

（冯冬梅　胡春艳）

第五节　失智症的筛查与评估方法

【案例情景一】

何奶奶，70岁，不知道从什么时候开始经常说自己的东西不见了，怀疑家里有小偷，而且还经常发脾气。家人觉得人老了怎么就这样了呢？都说她人老了，记不住了，就让着她，一直没有发生冲突。有一次她儿媳下班回家时听到邻居在拉家常，说什么"何大姐才可怜哟，儿媳妇还要悄悄地拿她的钱……"，邻居看到她之后连忙不说了。儿媳回家后与何奶奶发生了争吵，何奶奶坚决说要去住养老院。但是在住了半个月之后，养老院建议家人把何奶奶送到医院检查，看是不是有失智症。家人很不理解，就说她怎么可能有失智症呢，你看她什么都很清楚，打牌也打得好……家人和养老院的护士进一步沟通后，最终决定送老人去检查，最后老人被诊断为失智症，并进行了相关的治疗。

【案例情景二】

方奶奶，60岁，最近儿子发现家里没有以前那么干净了，做的饭也有时很咸，有时没有味道，而且母亲反复地跟他讲很多年前的事，儿子觉得老人老了味觉可能不好了，就没有重视。有一天下班回家发现母亲不在家，想着可能临时出去买个什么东西去了，结果等到晚上8点母亲都还没有回家。打电话发现手机在家里，这才着急了，连忙出去找，最后在家附近找到了。儿子好奇母亲退休这几年变化怎么这么大呢，以前在单位也是管理岗位，很精明，于是就打电话给他一位医生朋友咨询了一下，朋友建议他带母亲去做一下失智症筛查，检查后确实是老年性失智症。

```
照护知识
```

【为什么要进行失智症的筛查和评估?】

由于失智症大多起病隐匿、进展缓慢，患者本人及家属常常说不清是何时开始发病的，有少数患者在骨折或是受到精神刺激后才出现明显症状。对于早期发现失智症，家人或是主要照护者至关重要，他们需要从一些细节上发现老人的改变，例如本来很开朗的老人突然变得忧郁；老人最近很喜欢说他们以前的事情；本来记性很好的老人最近老是忘记锁门；老人出去买菜偶尔会花很长时间（可能是中途迷路了，但最终还是找到家，老人及家人并没有意识到这个问题）等。

如案例情景一中的何奶奶老是说自己的东西不见了，其实就是因为她自己记忆力下降不记得东西放哪里了，从而造成了误会，但是家人并没有警觉，直到老人入住养老院之后，才被养老院的护士发现继而确诊。案例情景二中也是直到方奶奶走失一次之后才引起家属警觉。

对于失智症，如果能做到早期发现、早期诊断，并进行合理的干预，可以延缓疾病的发展过程，最大限度地帮助维持失智症老年患者的功能，提高其生活质量。

【失智症的筛查和评估包括哪些方面？】

失智症的筛查和评估包括病史询问、体格检查、功能评估以及必要的辅助检查或是生物标志物检测，其中认知筛查目前是失智症筛查的首选方法和核心部分。

认知筛查是采用简短认知测试技术评估被测试者的记忆力、视空间感知力、注意力、执行能力、语言能力及综合认知能力等。

功能评估是指对工作或日常生活活动能力进行评估，与失智症相关的早期功能丧失主要表现在工具性日常生活活动能力方面。

精神行为症状属于失智症的非认知症状。不同类型的失智症存在很多共性精神行为症状。详细的精神行为症状评估有助于全面了解患者的病情进展程度和以精神行为症状为主的失智症早期诊断，还能发现潜在的认知损害及监测治疗的效果。

> 照护技能

【如何进行认知功能评估？】

目前常用的评估方法主要是画钟测试、AD8 量表测试，这两种评估方法适用于居家评估，可由家属或照护者进行。其他更专业的认知功能评估方法不适用于居家评估，可简单了解，主要包括：简易智力状态评估量表（Mini-Cog）、简易精神状态检查（mini-mental state examination，MMSE）、蒙特利尔认知评估量表（Montreal cognitive assessment，MoCA）。

1. 画钟测试（clock drawing test，CDT）。

画钟测试可单独作为一个快速筛查方法，是一种常用的可居家评估老人失智情况的方法。

测试方法：给老人一张白纸，要求其在纸上画一个时钟，需要有表盘、数字、指针。目前较为流行的标准是要求画 11 点 10 分或是 8 点 20 分。

评分标准：画出闭合的圆形表盘得 1 分；表盘上 12 个数字正确（包括位置及顺序正确）得 1 分；将分针标注在表盘的正确位置得 1 分；将时针标注在表盘正确的位置得 1 分。

评估结果：3~4 分表明认知水平正常，0~2 分表明认知功能下降。应注意，画钟测试只能判断老人是否有失智的征兆，确诊失智症需要由专科医生完成。

2. 认知障碍自评量表（AD8 量表）。

AD8 量表（表 1-1-2）是美国华盛顿大学 2005 年开发的问卷，用于极早期失智症的筛查，可以供家属使用。

表 1-1-2 AD8 量表

在过去几年中的认知能力	是	否
判断力有困难（例如容易上当受骗）		
对业余爱好、活动的兴趣下降		
反复做相同的事情（例如总是问相同的问题，重复讲同一个故事或者同一句话）		
学习如何使用工具、电器或小器具方面存在问题（例如遥控器、微波炉等）		
记不清当前的月份和年份		
处理复杂的财务问题存在困难（例如平衡收支、存取钱、缴纳水电费等）		
记不住和别人的约定（例如约见面等）		
日常记忆和思考能力出现问题		

如果以上 8 个选项中有 2 个及以上选项为"是"则高度怀疑老人可能有早期失智的表现，建议尽早到医院进行专业评估和诊断。

3. 简易智力状态评估量表（Mini-Cog）。

Mini-Cog（表 1-1-3）包括无提示情况下回忆 3 个无关联的词语和画钟测试两个部分，此方法不受被测试者受教育程度和语言的影响，适用于门诊快速筛查及初级医疗机构的大范围筛查，但不适用于评估失语障碍或是命名障碍的患者。

表 1-1-3 Mini-Cog

给老人念 3 个不相关的词，如钢笔、苹果、篮球
画钟测试：给老人一张白纸，要求其在纸上画一个钟，需要有表盘、数字、指针
请老人说出先前所给的 3 个词
3 个词能记住，判定为未失智 3 个词一个也记不住，判定为失智 3 个词能记住 1~2 个，画钟测试正确，判定为未失智 3 个词能记住 1~2 个，画钟测试不正确，判定为失智

4. 简易精神状态检查（MMSE）。

简易精神状态检查是目前国内外使用最广泛的失智症认知功能检测方法，于1975年编制。中文版量表由李格等于1989年引进并修订，其条目设置较简单、临床适用性强。MMSE涉及定向、回忆、注意力、计算、语言运用和结构性运用能力，共6个维度、30个条目，总分30分，得分越低，表示认知功能损害越严重。

5. 蒙特利尔认知评估量表（MoCA）。

蒙特利尔认知评估量表是一种简明筛查工具，用于筛查老人的认知障碍，内容覆盖视空间能力、执行能力、命名能力、记忆力、注意力、语言能力、抽象思维能力、延迟记忆、定向力方面的功能评估，共计30分，得分越低表示认知障碍越严重。该量表在筛查早期失智症、轻度认知障碍及帕金森失智症、血管性失智症等方面均优于简易精神状态检查。

【如何进行日常生活活动能力评估？】

日常生活活动能力包括基本日常生活活动能力（BADL）和工具性日常生活活动能力（IADL）2个方面。基本日常生活活动能力是指独立生活所需要的基本能力，如穿衣、吃饭、如厕等。工具性日常生活活动能力包括复杂的日常或社会活动能力，如外出购物、工作、做家务等。关于日常生活活动能力的评估，Lawton量表（表1-1-4）是我国引进较早且较常使用的量表，其内容包括8项工具性日常生活活动能力和6项基本日常生活活动能力，其中与早期认知相关的是工具性日常生活活动能力。

表1-1-4 Lawton量表

使用电话能力	能主动打电话，能查号码、拨号
购物	能独立完成所有购物需求或是独立购买日常生活用品
备餐	能独立计划菜单、烹制、将已做好的饭菜加热或取食足量食物
做家务	能独立打扫、整理，如洗碗、铺床等，不包括重体力活
洗衣	能自己清洗所有的衣服或是小件衣物
使用交通工具	能独立搭乘公共交通工具，或独自骑车、驾车外出活动
服药	能在正确的时间服用正确的药物，或是只需要简单的提醒即能完成
处理财务问题	如付钱、去银行取钱、管理收入等

工具性日常生活活动能力量表评估内容包括使用电话能力、购物、备餐、做家务、洗衣、使用交通工具、服药和处理财务问题8项。日常生活活动能力减退是失智症的核心症状之一，早期失智症老年患者可能表现出工具性日常生活活动能力的减退。

以上8个项目中如果有2项或2项以上需要帮助才能完成，则说明该老人的认知功能有所下降。家属或照护者可以使用工具性日常生活活动量表给老人做一个简单的筛查，了解老人的工具性日常生活活动能力情况，以及时发现老人功能下降。

【如何进行精神行为症状评估？】

关于精神行为症状的评估量表了解即可，必须由专科医生进行评估。

1. 轻度行为障碍清单（MBI-C）。

轻度行为障碍清单是用于失智症早期阶段的神经精神症状的评估工具。

2. 额叶行为问卷（FBI）。

额叶行为问卷是用于筛查额颞叶痴呆的评估工具。

3. 神经精神指数（NPI）。

神经精神指数是用于筛查失智症的精神行为症状的评估工具。

由上述可知，家属或照护者能在家里采用的初步筛查方法有三个：画钟测试、AD8量表和Lawton量表。由于使用对象和用途不一样，而且测试结果会受到语言、受教育程度、年龄以及环境等的影响，选择何种测试用于失智症筛查和评估在我国尚无定论，但对于家属和照护者来说，了解简单的筛查方法对于早期发现失智症是很有必要的。

（淳雪丽　王英）

第六节　失智症的临床诊断

【案例情景】

赵大妈，63岁，从去年开始有些记性不好，时常会想不起钥匙、钱包放在什么地方了，不过经家人提醒后还能想起来。除了记性不好，没发现有别的什么问题，买菜、烧饭、打扫卫生等家务照样干。赵大妈和家人都觉得是年龄大了，健忘了。一年半过去了，赵大妈记性变得更差了，她常常忘事，而且事后再也想不起来，经提醒也没用，自己东西找不到了就怀疑别人偷拿了。上街买菜的时候，挺简单的账算起来也很费力，还和卖菜的人争吵。这时赵大妈的家人意识到她可能有问题了，于是带她到医院检查，CT结果显示脑萎缩，医生进行全面检查后诊断赵大妈患上了失智症，而且已经开始从轻度向中度发展了。

【怎么样才能做到失智症的早发现、早诊断？】

失智症的症状在开始时往往非常轻，随后逐渐加重。如果在早期能够发现和诊断，并进行合理的干预，是可以延缓失智症的发展进程的。如案例情景中的赵大妈其实一年前就已经有了失智症的症状，但是她自己和家人都没有给予重视。那么如何才能做到失智症的早发现呢？

1. 定期评估。

对老人，应每年进行一次认知功能和工具性日常生活活动能力的评估。

2. 及时就医。

如果发现老人有早期失智症的表现或是评估结果提示可能患有失智症则应该及时就医。但有时候记忆减退或是思维混乱等也并不是由失智症引起的，而是由其他疾病所引发。例如，糖尿病患者在血糖控制不好时也可能会出现思维混乱的表现。

【就医时可能会做哪些检查？】

1. 询问病史。医护人员会询问老人的日常活动情况、生活习惯、现有疾病、家族遗传疾病、用药情况等问题，以进行失智症及其病因的初步判断。

（1）现病史：医生可能会询问老人认知改变的出现时间、具体表现和发展方式（全面了解认知功能损害情况），诊治经过及效果；认知障碍是否对患者的社会功能、日常生活活动能力产生影响；是否伴有精神行为异常和性格改变，精神行为异常与认知障碍发生的先后顺序以及精神行为异常的具体表现（如淡漠、抑郁、反社会行为、幻觉等）；可能的诱发因素或事件。

（2）既往病史：医生还会询问老人患过哪些疾病，特别是有没有罹患过可能导致失智症的疾病（如脑血管病、帕金森病、脑外伤等）。

2. 体格检查。医护人员会对老人进行神经系统检查和一般查体。

（1）除了认知功能发生改变，失智症老年患者还多伴有其他神经系统症状或体征。医生通过神经系统检查可以评估老人有无神经系统的症状及体征。神经系统检查包括意识、高级功能、颅神经、运动系统、感觉系统、反射和脑膜刺激征等的检查。

（2）一般查体：包括心率、呼吸、血压、面容、皮肤、黏膜、头颅、颈部、心脏、肺、肝脏、脾脏、四肢及关节等的检查。

3. 精神心理评估。医生会根据老人的具体情况选用适合的评估工具，对老人进行一系列精神心理相关的评估，包括认知评估、精神行为症状评估、日常生活活动能力评估等，这些详细的检查评估可能需要 1 个小时甚至几个小时。目前，国内临床常用的有简易精神状态检查（MMSE）、长谷川智能量表（HDS）、日常生活活动能力量表（ADL）、汉密顿抑郁量表（HDRS）、Hachinski 缺血指数量表（HIS）等。这些是临床医生诊断失智症的重要辅助工具，需要患者和医生积极配合。

4. 血液检查，包括血常规、血电解质、葡萄糖、血尿素氮和肌酐、甲状腺功能、血清维生素 B12、梅毒血清反应、血清叶酸、HIV 试验、尿常规。对这些指标的检查，可以协助失智症的诊断，同时可以对失智症的病因诊断给予指导，也可以排除可逆性原因，为后期治疗提供依据。

5. 神经影像学检查。

（1）头颅 CT 平扫：失智症老年患者的头颅 CT 平扫结果可见脑萎缩征象，鞍上池层面可见可能引起失智症的病变影像。对于血管性失智症可见脑梗死灶及出血灶。同时，CT 平扫可用于排除其他可治疗性疾病引起的失智症，如肿瘤、血肿及脑积水。但有研究发现，CT 平扫用于诊断失智症的特异性不高，但其在脑血管性失智症的诊断中仍有重要价值。

（2）头颅磁共振成像（MRI）：头颅 MRI 对失智症诊断的敏感性及特异性高于 CT，可作为临床诊断老年性失智症的可靠辅助方法，有助于临床上早期发现轻度老年性失智症，有助于与正常衰老相鉴别，并有助于轻、中、重度老年性失智症的鉴别。

（3）脑功能性检查，如正电子发射计算机断层扫描、单光子发射计算机断层成像，其可根据脑部萎缩情况、血流、神经给予结构和功能性诊断，对失智症早期诊断有重要意义，但价格昂贵。

（4）经颅多普勒超声（TCD）：经颅多普勒超声能够通过测定颅内血管内血流速度和搏动指数等参数来反映脑血流和脑血管的状态，有助于老年性失智症的早期诊断。

6. 脑脊液检查。脑脊液直接与中枢神经系统（CNS）的细胞外空间相连，检测脑脊液中 Aβ 蛋白和 tau 蛋白含量能较客观地反映失智症老年患者大脑的早期生物学变化，对疑似患者的诊断具有重要意义，但需要进行腰椎穿刺取脑脊液。目前脑脊液检查还没有在医院普遍开展。

目前，对失智症的诊断主要依靠神经影像学、神经生物学检测、精神心理评估和临床评估等，但是多局限于失智症发病中晚期，而对于失智症的早期诊断尚无统一和有效的方法。因此医生应根据老人的具体情况来决定进行哪些检查，并在检查前和老人及其家属进行沟通，告知检查的目的。

第七节　失智症老年患者的管理与治疗

【如果患上失智症怎么办?】

患上失智症意味着要比预想的提前面对生活的改变。失智症老年患者可以选择过丰富的、有意义的生活,以保持身体和精神的健康,如参加喜欢的活动,花时间和家人、朋友在一起等。在疾病的早期,失智症老年患者可以通过一些简单的调整,采取一些安全方面的预防措施,在其他人的帮助下保持生活自理能力。

1. 从日常生活中获取帮助。

可以选择方便日常生活的服务,或者可以请朋友、亲戚来帮助完成一些事情,这样就能给自己多一点时间,少一点麻烦,如:

①选择直接送餐或食物到家服务。也可以考虑储备些用微波炉加热即食的冷冻食品。

②雇用小时工打扫卫生、洗衣服、做饭等。

③雇用草坪维护工处理花园工作。

④让信得过的亲人、朋友或者专业人士帮助处理银行、保险、财务、房产、法律等事宜。

2. 使用记忆辅助物品,如:

①贴标签、列清单、记笔记和粘贴便利贴可以帮助提醒需要记住的事情。

②在电话旁贴上重要的电话号码。

③粘贴关门窗的提示。

④准备某项工作的步骤清单,例如怎么用电脑。

3. 采取安全措施。

改善家里的安全条件,例如在浴室安装扶手以减少跌倒的风险,挪开容易绊倒人的地毯,使用具有自动关闭功能的小电器等。

4. 筹划未来。

某种意义上说,失智症老年患者总会有那么一天将无法独立生活,所以自确诊失智症之日起就应趁早制订未来的护理计划。

5. 根据处方服用药物。

服用治疗老年性失智症的药物有助于减轻症状。建议使用药盒分装各种药片,可以让护理人员或家人帮助放好药片,并在日历上写下服用药物的计划。

6. 外出规划。

如果失智症老年患者无法安全驾驶，想要外出时应由家人或者朋友协助，也可以乘坐公共交通工具。应注意，失智症老年患者外出一定要有人陪同。

7. 保护自己，免受潜在的欺诈。

采取一些措施，限制不认识的推销员、经纪人打来的电话或发来的邮件，以免受骚扰。

8. 保持积极生活。

继续喜欢的业余爱好，无论是园艺、舞蹈、绘画、体育活动还是棋牌游戏，都能让老人从这些脑力和社交生活中获益。

9. 跟朋友谈论记忆力减退的事实。

透露自己的诊断后，朋友们或许会不知道该如何相处。不过不要太在意，可以和他们公开大方地谈论记忆力减退的事实，并允许他们提问，从而获得他们的理解和支持。

10. 获取支持。

和家人、朋友、社区服务机构保持联系，在需要的时候能够及时得到他们的支持。

【确诊失智症后应该如何治疗?】

对失智症的治疗主要取决于所患失智症的类型。由于引起失智症的原因不同，其病程也不尽相同。对于失智症应尽量以预防为主。失智症老年患者常常死于并发症，如感染、脏器疾病或衰竭等。对于大多数类型的失智症，目前尚无有效的治疗方法。目前的治疗主要是针对症状进行控制：如调整环境以支持患者的功能状态、对行为障碍进行治疗等。失智症的治疗包括非药物治疗和药物治疗，以非药物治疗为主。

1. 非药物治疗。

（1）建立适合失智症老年患者的友好环境：一个安全、舒适、安静的环境对失智症老年患者的行为障碍有一定的改善作用，注意色彩搭配（强对比色彩搭配），应用智能马桶等使失智症老年患者的生活环境更加舒适，满足患者自我价值感，提升患者、家属和护理人员的幸福感。

（2）认知干预：认知干预是失智症非药物治疗手段之一，包括认知训练、认知刺激（如自然娱乐、怀旧疗法等）、认知康复。其中认知训练以神经可塑性和认知储备为理论基础，以标准化的任务针对特定认知功能。循证医学证据表明，认知训练（家庭面对面个体化认知训练、计算机化的认知训练等）对非记忆障碍、轻度认知障碍、早期失智症人群有益。体能训练（双重任务行走训练、有氧运动、进行性抗阻训练、计算机辅助的体能和认知联合训练等）可改善失智症患者的认知功能。其他还包括音乐疗法、回忆疗法、益智太极疗法等。

（3）智力训练：鼓励老人多参加社会活动，多动手动脑，或在护理人员的指导下进行适当的益智活动，以保持思维灵敏，锻炼脑细胞反应敏捷度，延缓大脑功能衰退。如多读书写字，学习新语言，培养多种业余爱好，参观博物馆，猜字谜，拼图，打麻将，下棋等。还可广泛接触各方面人群，锻炼表达和理解能力，以及解决问题、适应社会的能力。

（4）饮食和营养干预：日常饮食宜多样化，做到高蛋白、高维生素、高纤维、低胆固醇、低脂肪、低糖、低盐饮食，多吃健脑食物。富含纤维素的食物，如谷类、麦类、新鲜蔬果等，有益于大脑健康保护。富含卵磷脂的食物，如大豆类制品、蘑菇等，有助于神经细胞代谢修复。各类坚果，如花生、核桃、松子、榛子、葵花籽等，含丰富的亚油酸，对神经细胞有保护作用。

（5）日常生活训练：主要训练患者完成衣、食、住、行各项活动的能力，如饮食、如厕、出行、服药等。尽量让患者独自完成各项任务，如果患者能独自完成指定任务，可再要求患者尽量缩短完成任务的时间。

（6）语言训练：对失智症老年患者而言，语言功能受损是个大问题。受损程度不同，训练方案和目标也不同。对于发音不清的患者，应教其发简单的单词，尽量发音清楚，也可给其看实物，教其说出名称；对于词汇贫乏的患者，应教其日常生活的简单用词，使其可以通过简单的语言来表达想法；对于有忘词或词不达意现象的患者，可鼓励其适当多讲，不要怕说错。训练以鼓励患者多交流、多表达、多理解为主，但应注意，训练方法和进度要因人而异、循序渐进。

（7）行为障碍的干预：强调以人为本，采用非药物干预措施在很大程度上可以促进应对和改善功能、增加社会活动和体力活动、增加智能刺激、减少认知问题、改善社会支持等。面向患者的非药物干预有环境治疗、感官刺激治疗、行为干预、音乐治疗、舒缓治疗、芳香治疗、认可疗法、认知刺激治疗等。另外，面向照护者的支持性干预同等重要。制订和实施非药物干预计划时尤其应注意个体化特点。

对于康复方面的治疗最好是在专业康复治疗师的指导下进行循序渐进的训练。

2. 药物治疗。

医生会根据老人的具体情况进行药物治疗。例如对于血管性失智症，医生会重点使用可维持血压和使胆固醇尽可能接近正常水平的药物，以减少进一步的脑损害。

（陈晓霜）

第八节 我国失智症老年患者的照护现状

失智症老年患者的照护是一个漫长的过程，需要大量人力、物力与财力的投入。一旦老人患病，需要各种正式和非正式的照护服务。在养老机构方面，我国目前的养老机构主要服务于一般老人。由于失智症的特殊性，具有专业失智症老年患者照护技能的养老机构较少。而受养老机构效益、环境、服务设施所限，失智症老年患者入住养老机构也受到制约，很多养老机构都拒收失智症老年患者。由此可见，我国目前急需增加专业化失智症老年患者照护机构及照护人才。在照护者方面，我国主要为"9073"养老模式，90％的老人都居住在家中，由家属或保姆照顾，其均未接受过相关专业培训，普遍缺乏失智症相关照护知识及技能。照护者支持体系也不完善，缺乏相关资源，缺乏对照护者的关注与支持，从而影响照护质量。在社会保障方面，虽然还未完全将失智症老年患者的照护费用纳入医疗保险范畴，但已经有部分省（市）开始试行长期照护险，可在一定程度上减轻家庭负担。

未来，国家将加大政策扶持力度，完善失智症老年患者全程照护体系及医疗保险制度，加强社区服务配套体系建设，为照护者提供更多资源，并加强对照护者的培训与指导，提高对失智症老年患者的照护质量。

（冯冬梅 胡雪）

第二章　失智症老年患者的照护原则与模式

第一节　失智症老年患者不同阶段的照护原则

失智症老年患者的照护是一个漫长而艰辛的过程。我国失智症老年患者数量庞大，大部分照护工作由家属等照护者承担。老人特殊的疾病状态，往往会给照护者带来极大的精神与身体压力，甚至他们的个人生活也会受到影响。在照护失智症老年患者时，除了要有爱心、耐心，还需要掌握一些照护技巧。

总体来说，失智症老年患者的照护应秉承以人为本的理念，充分尊重老人需求和意愿，提供个体化照护，以尽可能延缓疾病进展，维护老人尊严，保留其日常生活活动能力，提高其生活质量。

失智症老年患者在疾病每个时期出现的症状、存在的问题均不同，相应地，给照护者带来的挑战也不一样，因此照护者必须了解失智症相关的基础知识及其发展规律，明确老人疾病进展的程度，并根据不同阶段的照护原则，适时调整照护计划，为老人提供具有针对性的个体化照护。

一、早期失智症老年患者的照护原则

【案例情景一】

李大爷，80 岁，确诊失智症 2 年，与儿子同住。春节期间两个女儿带着小外孙回来陪他，家里人多热闹，李大爷显得很高兴，话也比平时多，精神状态也比平时更好，很有活力。但儿子发现，李大爷晚上难以入睡，半夜起来走动的情况也比平时多。这种情况一直持续到春节过后女儿、外孙走了大半个月后才有所缓解。

【案例情景二】

张奶奶，65岁，身体硬朗，一直独自在农村老家生活，生活在城里的女儿最近回家发现母亲丢三落四，经常重复问问题，于是带母亲前去医院检查，经医生诊断后确诊为阿尔茨海默病。孝顺的女儿将母亲接到城里，还专门请了保姆帮忙照顾，连吃饭、梳头、洗脸、刷牙这些小事都不让母亲自己动手。但几次复诊后，医生发现张奶奶的病情进展很快。

【案例情景三】

李爷爷，81岁，确诊失智症3年，与儿子共同生活，常常忘记上厕所，尿出来了才赶紧去洗手间，儿子说过好几次，让李爷爷不要忘了上厕所，但这种情况仍反复出现。今天李爷爷又尿裤子了，当儿子再次责备时，李爷爷生气了，父子俩吵了起来。

【案例情景四】

陈奶奶，74岁，一直与大儿子共同居住，另有两个儿子。陈奶奶患失智症后，生活不能完全自理。考虑到实际情况，三个儿子轮流照顾老人，但老人被二儿子接回家住不久，就闹着要回大儿子家，且经常无缘无故发脾气，说二儿子对她不好。二儿子觉得很委屈，却不知如何是好。

【案例情景五】

张爷爷，72岁，确诊失智症3年，在养老院居住，午饭后，与其他老人一起在客厅看电视、聊天，照顾他的护理员也与其他护理员在一旁聊天，谈论着张爷爷早上起床将内裤穿到外面的情况。张爷爷突然很生气，站起来骂护理员。

【案例情景六】

刘奶奶，75岁，轻度失智，今天为她准备午餐的是刚从学校毕业的陈护理员，她对刘奶奶说："奶奶乖，我们吃饭饭了。"刘奶奶一听马上变脸，生气地说："不许跟我这样说话。"陈护理员吓了一跳。

【照护早期失智症老年患者应注意什么？】

早期失智症老年患者认知损害较轻，病情进展相对缓慢，大部分能维持日常生活活动能力，且能对将来的生活计划的制订提供意见，有较大机会改善和保持生活质量。因此，在照护过程中应以老人为主导，照护者从旁协助，关注其特定需求，帮助老人最大程度地保留日常生活活动能力，具体如下。

1. 安排规律生活，合理分配休息与活动时间。

案例情景一中李大爷之所以出现这种状况，是因为平日过惯了安静日子，而家人的看望打破了他常规的作息，使他白天受到的刺激太多，无法及时调整自己情绪，导致夜晚精神亢奋，无法入睡。

不规律的作息会扰乱内分泌，降低身体免疫力，加速脑细胞死亡，既会加速失智症的进展，还可能诱发精神行为症状。对于失智症老年患者而言，规律的作息有利于身体的正常运转，可对大脑产生良性反馈，保护大脑健康，稳定病情，维持日常生活活动能力，同时还能使老人和照护者的生活井然有序。对于活动量较大的老人，适度的增加活动有助于夜间睡眠，可减少游走事件的发生。因此，照护者应充分了解老人既往的作息习惯及个人喜好，从衣、食、住、行、乐等方面全面考量，协助老人合理分配活动与休息时间，形成固定而规律的全天生活作息。在制订生活作息计划时尽量保持老人既往的习惯，以避免太多的改变造成老人混乱。

2. 鼓励并引导老人参与家务及自我管理，重视维持尚存能力，激发潜在能力。

虽然随着疾病的进展，失智症老年患者的日常生活活动能力会逐渐丧失，但在疾病的早期，老人通常保留着基本的日常生活活动能力，日常生活活动能力受损主要表现为工具性日常生活活动能力的下降，例如理财能力下降、忘记如何使用家电等，但其在穿衣、吃饭、洗漱、梳妆等基础生活活动方面基本能够自理。

一方面，受我国传统思想的影响，普遍认为老人应"安享天年"，受到无微不至的照顾，尤其是对于生病的老人，认为让老人做事是不孝顺、不道德的行为。然而，过度的照护并不利于失智症老年患者的发展，反而会造成一种依赖关系，使老人的日常生活活动能力进一步丧失，且照护者可能罔顾老人的意愿和喜好，加剧其身心的衰老，加速疾病进展。另一方面，照护者常常过于关注老人失去的能力，而忽视老人尚存的能力，在老人忘记或做错某件事时责怪老人，长此以往，会挫伤老人的自信心，加重其挫折感，导致其更不愿意做事了，在导致老人日常生活活动能力丧失的同时，也常使双方关系处于紧张状态。

因此，在照顾老人的过程中，既不能高估老人的能力，也不能低估老人的能力。既要改变传统观念，学会适当放手，引导老人参与简单的日常事务或自我管理，以最大限度地维持其独立生活的能力。同时，也要学会接受老人失去某些能力的事实，降低对老人的期望，不要因为老人做不好某些事情而失望、生气，应将目光聚焦于老人还没有退化的能力上。尤其是在疾病早期，照护者要多观察老人哪些事情做得好，哪些事情做起来比较困难，在保证安全的前提下，让老人多做自己喜欢的事，多采用鼓励与提醒的方式协助老人将尚存的能力发挥到极致。条件允许时，还可以让老人做一些简单的工作，例如让老人从事与既往职业相关的简单工作，可在一定程度上激发老人的潜能，提高其自信心与成就感。

需要注意的是，提供帮助一定是在老人切实需要协助时，要及时提供，且尽可能不动声色地进行，以免伤害老人的自尊心；只要是老人愿意做的事，不管老人做得好与否，都要给予赞美与感谢。

3. 帮助老人建立稳定、安全、支持的生活环境。

案例情景四中虽然表面看起来是陈奶奶无理取闹，但本质是生活环境发生改变后，陈奶奶难以适应，而认知能力的下降导致她难以正确表达，进而表现出各种"找茬""没事找事"。

生活环境是否稳定、安全，能否对老人的日常生活起到支持作用，直接关系到老人的疾病进展及生活质量。

（1）生活环境的稳定性：受疾病的影响，失智症老年患者的记忆力和定向力有所下降，沟通、理解能力也下降，感知能力存在缺损，对情绪和行为的控制能力变差。这一系列的改变，导致失智症老年患者比一般老人对生活环境的变化更为敏感，且这种状况会随着病程的进展而愈加显著。生活环境的改变对老人而言是一种挑战，一方面，陌生的环境会让失智症老年患者感到困惑，进而产生焦虑、恐惧，诱发精神行为症状，导致病情恶化；另一方面，随着年龄的增长，老人平衡与行走能力有所下降，对陌生环境的适应性也会下降，容易发生跌倒。因此，熟悉而稳定的生活环境尤其重要，能给老人带来安全感，有助于稳定病情。照护者应尽量避免经常更换老人的居住场所，如果不得不换，也应尽量将新的生活环境布置得跟既往的居所一致。

（2）生活环境的安全性：由于认知功能受损，失智症老年患者往往无法有效识别或规避生活中的危险因素，因此照护者必须评估老人的居所，重视生活环境的安全。例如居所的光线是否充足，照明设备是否运行良好，地面是否湿滑、是否平整、会不会反光影响老人的视线，地面有无活动的地毯可能造成老人跌倒，桌椅板凳等家具的边角是否圆滑，座椅、沙发等的高度是否适宜、扶手是否结实，家居环境是否简洁，家具设备是否过多，卫生间是否有扶手，卫生间门是否容易被老人反锁，家电设施是否贴上危险标记，危险物品是否收捡上锁，老人是否有走失风险，居所是否有防走失设备等。

（3）生活环境的支持性：支持的生活环境可以有效帮助老人维持生活自理能力。如在厨房、卫生间、卧室门上分别贴上图形和文字指示牌，在家中挂上日历、挂钟等以帮助老人维持时间知觉与地点定向能力，在台阶上贴上颜色鲜艳的纸以预防老人踩空、摔倒，在透明窗户上贴上鲜艳的字或图案，以预防老人撞伤，在老人的房间门口放上老人的照片以帮助老人找到自己的房间，以及在老人的居所摆上旧的物件、旧的照片以帮助老人记住生活中重要的人、事等。此外，适当的感官刺激，如播放老人喜欢的音乐、放置老人喜欢触摸或搂抱的物品等，可以帮助老人维持认知与感知世界的能力，同时带给他们愉悦的体验等。

因此，照护者应该在老人患病初期，在其能对自己的生活进行计划与安排时，及早与老人沟通，协助老人构建一个适于老人的安全、稳定、支持的生活环境。

4. 维护老人的尊严和尊重其隐私。

虽然老人的认知功能及日常生活活动能力都有所下降，但在疾病早期，老人对自己的情况是有一定自知力的，他们需要维持自尊，在疾病状态和正常状态中寻找平衡点，即使到失智症晚期，老人失去对自身状况的自知力，有时表现得像个孩子，但也是一个有感觉的人，一个拥有几十年人生阅历、有尊严的成人。因此，照护者要特别顾及老人的自尊心，维护其尊严，尊重其隐私，不要当着老人面和别人谈论老人的异常行为，仿佛老人不存在一般，例如与医生谈论老人的病情时，当着老人的面陈述其异常行为，往往会让老人很受伤。同时也不要当着老人的面，向他人抱怨照顾老人的辛苦，这会让老人产生愧疚感，甚至恼羞成怒。更不要像对待小孩一样对待老人，这会让老人感到不被尊重。

二、中期失智症老年患者的照护原则

【案例情景一】

张婆婆，83岁，确诊失智症6年，患有糖尿病、高血压、骨质疏松，既往生活可基本自理。与保姆同住，女儿在外地工作。老人最近因肺部感染住院，出院时，医生开了降糖药、降压药等多种药物，护士交代了保姆及老人如何服药。出院后第二日，保姆打电话告知女儿老人突然晕倒在地，昏迷不醒，随后立即送医，保姆检查发现张婆婆将医生开的出院带药吃掉两盒。

【案例情景二】

王爷爷，76岁，确诊失智症8年，记忆衰退明显，平日由老伴陪着，仅在小区活动。某日清晨，王爷爷趁老伴上厕所、家人还在睡觉的时候光着脚就出门了。走失近两小时民警在公路上发现老人抱着棉衣，未穿鞋，一只脚穿着袜子，另一只脚连袜子都没穿，神情焦虑地四处张望。此时路上车辆较多，非常危险。

【案例情景三】

张爷爷，85岁，确诊失智症5年，最近因肺部感染入院，入院当日晚闹着要回家，陪护反复与老人说明现在是生病住院，不能回家，但老人仍然闹着回家，陪护劝说无效，与老人大声争吵起来。

【案例情景四】

林婆婆，76岁，确诊失智症5年，与儿子、儿媳同住。平日爱干净，但最近忽然开始捡垃圾、囤积废品，还用卖废品赚来的钱给孙子买零食。起初家人均未觉得异常，只以为老人疼孙子，直到家里的垃圾越来越多。

【照护中期失智症老年患者应注意什么？】

随着认知障碍的加重，中期失智症老年患者记忆力将严重下降，变得更加混乱和迷糊，沟通、表达能力明显受损，判断力进一步下降，日常生活活动能力也会明显下降，不仅使用工具的能力越来越差，连基本的生活自理能力也会明显衰退，容易发生各种意外事件，以及出现较多的精神行为症状。该阶段是让照护者最为头疼、最为心力交瘁的时期。在照顾老人的过程中，除了要遵循失智症早期的照护原则，还需要特别注意以下几点。

1. 加强生活照顾，注意潜在危险，保障安全，防止意外发生。

失智症老年患者的生活能力随着疾病的进展而发生改变。一方面，与轻度失智的老人相比，这个阶段的老人的生活能力进一步减退；另一方面，其他疾病、应激等也可能造成老人自理能力减退。因此，部分中度失智老人已经无法完成穿衣、吃饭等基本日常生活，仅仅是鼓励与提醒已不足以帮助这个阶段的大多数老人，需要照护者投入更多的时间、精力与体力。为老人安排生活时，应简单而规律；让老人做事时，一定要将具体步骤细化，让老人明确每一步应该做什么、怎么做。总而言之，越到疾病后期，作息活动越简单越好，只有这样，才能给老人带来熟悉、安全、舒适而自信的感觉。

而判断力的衰退、躯体行动能力的下降，导致老人对危险因素警觉性也下降，即使老人能识别危险，也常常难以快速躲避危险。如存在视觉空间障碍的老人，对障碍物可能躲避不及。因此，安全是这个阶段的照护重点。照护者应注意限制老人接触和使用危险物品，将危险物品上锁，放置在老人无法找到的地方；避免老人进行危险操作，照护者应仔细评估老人进行家务劳动的能力，必要时将相应的物品上锁、移走，或关闭电源、水源、气源等。老人外出时，必须有人陪伴，一来老人容易在不熟悉的环境里迷路，二来老人有时会忘记交通规则，从而出现闯红灯、在高速路行走等危险行为。

2. 注意保持良好沟通，尽量避免与老人发生冲突。

在失智症早期，老人认知功能仅轻度受损，能基本保持交流、沟通能力，发展到中期，随着大脑功能的进一步受损，老人会表现出明显的表达与理解障碍，老人常常会感觉不被理解，从而诱发精神行为问题及冲突，加重照护负担。良好的沟通可以带来愉悦感，提高老人的配合度，因此，照护者应了解在照护过程中可能出现的沟通障碍，并学习相应的沟通技巧，以及时了解老人的需求，给予相应的照顾。

（1）失智症老年患者常见沟通障碍表现：语速慢，说话断断续续；说话到一半忘记自己要说什么；重复同一句话，或重复叙述同一件事、重复问同一个问题；找词困难，说话时不知道用什么词汇来表达自己的意思；注意力涣散、容易走神；思维缓慢，跟不上别人的思路；不能理解别人说的话，也不能清楚表达自己的想法；变得沉默，不爱说话；不被理解时，容易生气，责怪别人；叙述虚构的、没有发生过的事；第二语言可能更早丧失，如有的老人发生失智症后，不会说普通话了，但还会说自己的方言。

（2）要维持良好的沟通应注意以下几点：

①照护者首先要保持耐心、开朗与令人安心的态度。照护者耐心、开朗、令人安心的态度，可以让老人放松下来，勇敢地交流与表达，提高老人进行沟通的欲望与信心。

②要确定老人在听你说话。说话时看着老人，让自己在老人的视线范围内，保证老人能看到你、听到你，知道并记得你在和他说话。在和老人说话的过程中要经常提到他的名字，也要经常提到照护者自己的名字，让彼此熟悉起来。

③说话时，从正前方接近老人，避免从后方接近，以免惊吓到老人。

④注意语句简短，语速缓慢，音量低沉有力。引导老人做事时，一次只给一个指令，一次只问一个问题，尽量使用肯定句，减少疑问句的使用，语句应简短，尽量避免使用长句，语速应缓慢，给老人足够的时间理解意思，必要时可复述，不要因为老人耳朵不好，就刻意大声说话，因为这样不仅不会让老人听清楚，而且会让老人感觉不被尊重，被歧视。

⑤谈话时，多肯定、赞美老人，少否定、打断老人，不要与老人争辩和纠正老人的错误。肯定、赞美的话可以增加老人的愉悦感，带给老人快乐。避免用"你不可以……""你不能……"等语句。由于老人说话时，思维慢、语速慢，因此不要打断老人的话，多等等老人。当老人说错、做错时，避免催促、责备等，也不要与老人争辩对错。

⑥多观察，通过观察老人的行为、动作，理解老人的真正意思。

⑦使用非语言沟通辅助交流，如根据老人的喜好，采用抚摸、握手、拥抱等方式，让老人感受到照护者的关心与爱护。

⑧沟通过程中，注意观察老人有无身体不适。

3. 及早预防并处理精神行为症状。

精神行为症状衍生于脑功能障碍。轻度失智老人，认知功能受损较轻，大部分日常生活活动能力尚存，较少出现精神行为症状。随着认知功能损害的加重，中期失智症老年患者开始出现不同程度的精神行为症状，常常让人觉得"不可理喻"，甚至认为老人得了"精神病"。不仅给老人带来痛苦，也给照护者造成困扰，带来极大的精神负担。精神行为症状的发生往往是多个因素共同作用的结果，老人的认知障碍、功能障碍、躯体疾病、不良心理及外部环境刺激等相互作用、相互影响，导致失智症老年患者可能出现更多的精神行为问题。但精神行为症状的发生并非不可预防与治疗。因此，照护者需要了解常见精神行为症状的表现，知晓并能熟练应用常见的非药物治疗手段。在照护老人的过程中，详细了解老人的过往经历，尽量减少诱发因素，以预防精神行为症状的出现，同时，理解老人的行为也是和他沟通的要点。在老人出现精神行为症状时，应仔细观察，结合老人的人生经历，来理解老人的真实意图，以及时满足其需求，避免症状加重，或引起冲突。

三、晚期失智症老年患者的照护原则

【案例情景】

沐爷爷，88岁，确诊失智症10年，如今卧床不起，存在吞咽障碍，无法自行进食，需他人喂食。照顾他的护理员小张是新入职员工，过往无照顾失智症老年患者经验。一日晨起后小张喂沐爷爷吃鱼油胶囊后，老人突然痛苦不堪、呼吸不畅、面色涨红，检查发现胶囊卡于咽喉处。幸好，客厅有其他护理员在，立即施救，将胶囊取出，老人才恢复正常。询问后得知，小张将胶囊泡软了给老人吃，导致胶囊黏着于老人咽喉处，导致无法吞咽。

【照护晚期失智症老年患者应注意什么?】

晚期失智症老年患者，几乎丧失全部记忆与绝大部分认知功能，生活不能自理，大部分时间在床上、无法移动，抑郁、易激惹等精神行为症状突出，完全依赖照护者。这个时期的照护重点在于改善老人身心舒适度，预防并发症的发生，提高老人的生活质量。

晚期失智症老年患者无法独立进食，有的老人甚至不会张口、吞咽；大小便失禁，可能连呼叫旁人帮忙的能力都没有；无法独立行走或站立，大部分时间卧床不起，甚至在床上移动都无法完成；容易发生压疮、肌肉挛缩、吸入性肺炎、尿路感染等并发症。大部分老人无法对自己的生活做决定或无法用言语表达自己的想法，常常采用叫喊、哭泣、摇晃床档等方式表达自己的需求，以及应对外界的刺激。

这一阶段的老人的衣、食、住、行方面面都需要照护者帮忙，且其配合度往往较差。因此，在照护晚期失智症老年患者时，照护者应重点注意观察老人的行为特征，从而获知他们想要表达的意思，通过轻柔的抚触、温和的眼神交流等方式，在获得老人的允许后，再为老人提供基础生活照护。

（冯冬梅）

第二节　失智症老年患者的照护模式

一、好朋友照护模式

【案例情景一】

李奶奶，75岁，确诊失智症1年，现和子女居住。每日早晨醒来，她女儿都将衣物准备好放在李奶奶的床头，李奶奶看着上衣、袜子、裤子、毛衣、外套、背心，不知道先穿哪一件，经常将背心穿在外套外面，或者将毛衣穿在外套外面。家人觉得很无奈，李奶奶也觉得很沮丧，感觉受到了巨大的挫折。

【案例情景二】

张爷爷，70岁，确诊失智症5年，5年前家人发现他出现记忆障碍等症状，后来病情越来越严重，时而有暴力倾向，时而昼夜颠倒，时而情绪失控。张爷爷退休前的工作需要经常外出巡视，患失智症后张爷爷还以为自己在上班，总要求外出巡视。家人纠正他，反而引起张爷爷的暴怒，有时夜里起床也要往外走，家人只能24小时轮流照护，心力交瘁。

照护知识

【什么是好朋友照护模式？】

"好朋友照护模式"是针对失智症老年患者订制的康复治疗方案，其建立在对个人经历理解的基础上，配合老人演绎、重温过去的记忆点，通过搭建

"记忆小镇"，像拼图那样循序渐进地帮助老人找回自我认知。"好朋友照护模式"创始者 David Troxel 曾提出"你忘了我，但我永远记得你：以友善尊严方式照护失智症亲友"。

英国 Tom Kitwood 教授认为失智是老人的复杂需求未被满足而表现出的一种失能，不会影响自身人格的保持，给予失智症老年患者高质量的照护而非传统意义上疾病的药物治疗可以改善其健康状态。所以选择正确的照护模式对失智症老年患者的照护非常重要。

"好朋友照护模式"的核心在于，了解老人的情绪、认可老人的精神世界。良好的沟通和交流是照护的第一步，了解老人的情绪，了解他的精神世界，才能更好地和老人进行沟通，从而实施更完善的照护。

【失智症老年患者通常会有哪些情绪和感觉?】

1. 担心、焦虑和难堪。

失智症老年患者可能会出现过度担心或紧张情绪，常见的状况是，他们不能分辨一般事件和需要担心的事件。例如，一位老人看到窗外一片乌云飘过就莫名担心起来，担心暴风雨来临，担心别人淋雨，担心衣服被风刮跑……如果放任不管，不及时安抚，情况可能会越来越严重，甚至给照护者带来一场"暴风雨"。

2. 挫折、疑心。

由于短期记忆障碍，失智症老年患者可能一直处于寻找的状态，也可能因为不能进行简单的日常生活活动而产生巨大的挫折感。案例情景一中的李奶奶就是如此。疑心也是失智症老年患者常有的心理，很多失智症老年患者找不到东西时，就会怀疑有人将自己的东西藏起来了，当再次找到东西时又会找各种理由来否定之前的猜疑。

3. 困惑、恐惧。

对于大部分失智症老年患者来说，困惑伴随着每天的生活。因为他们无法确定任何一件事情。一旦发生让其困惑的事情，他们通常都无法顺利找出解决方法。

4. 失落、生气。

大部分失智症老年患者都会以自己曾经的经历、角色来认同自己，失去这些角色会让他们感到巨大的失落。失智症老年患者丧失了自己曾经重要和有意义的角色，不能工作，被迫放弃自己喜爱的事物，最终失去的东西越来越多，每天都在痛苦地经历各种失落。虽然老人的认知功能在持续减退，但仍然能感觉到别人对待他的态度有所不同，从而可能会生气和恼怒。

5. 悲伤、孤立和寂寞。

失智症老年患者有悲伤的感觉是很普遍的现象，他们可能会因为忘记一个名字或者不能完整地叙述一件事情而大哭，会对长期的失落感到悲伤，而这种悲伤他们却找不到办法来解除。

每个失智症老年患者的情绪反应都不一样，但大多数都有以上经历。只有了解了失智症老年患者的情绪和感受，照护者才能更好地实施照护措施。

照护技能

【实施"好朋友照护模式"的要点有哪些？】

1. 以人为本的失智症老年患者照护理念。

（1）维护失智症老年患者的尊严、权利，给予尊重和价值感。

（2）将失智症老年患者作为一个人的整体去对待，理解他们的社会经历、文化、爱好等。

（3）共情，基于同理心，以失智症老年患者的视角看待他们眼中的世界。

（4）创造一种积极、包容、安全的社会环境和心理环境，与失智症老年患者建立真诚、信赖的关系，使他们被理解、接受和尊重，体会到存在感和归属感，提高生活质量。

2. 建设失智症老年患者的友好环境。

需要以公众对失智症的正确认识为基础，加强关爱失智症老年患者的社会宣传和公共教育，减少对失智症老年患者的歧视，尽可能地帮助失智症老年患者保持社会参与，减缓失智过程，维护其人格尊严和生活质量。照护者在照料的过程中，应制造自由、平等、友好的氛围，让老人在被妥善照护的同时，能享受生活的乐趣，感受到生命尊严。

要让被照护者感受到家的温暖，除了生活上照顾，还应该使其不断学习、接受新的事物，让被照护者有尊严。我国绝大多数失智症老年患者都居住在家中，由其配偶或子女等家庭成员提供长期照护。建设一个友好的环境，使失智症老年患者能参与社会活动、社区活动，既可以缓解居家照护的压力，又可以提高失智症老年患者的生活质量。

3. 注意与老人的沟通技巧。

（1）善用肢体语言。

照护者与失智症老年患者沟通时，常常可能因为方法不当而不能达到有效的沟通。应该明确，语言并非唯一辅助沟通的方式，还可以选择非语言方法，如身体接触、眼神交流、面部表情等。当老人不能理解照护者的意思时，照护者可使用适当的肢体语言表达。

（2）每次只谈论一个核心问题。

每次与失智症老年患者交谈时要选择一个重点，说话语速要慢，语言要精简，一次只涉及一个核心问题，让老人有足够的时间理解并作出回应。

（3）多用老人习惯的语言。

照护者要了解老人的表达方式，尽量使用老人习惯的词语交流。模仿老人习惯的表达方式，更容易唤起老人的记忆和使其快速作出反应。

（4）简化复杂的指示。

和失智症老年患者交流时，尽量用简短的指示，例如说"穿上衣服"，而不是说"先穿上衣服，然后出去吃饭"，让老人先完成一个指示，然后再说下一个，如果老人不能完成，照护者可做示范。

（5）揣测老人的意思，提示用词。

失智症老年患者容易出现找词困难的问题，常常话到嘴边却想不起来或找不到合适的词语来表达。例如老人想说"钥匙"，但是却只能说出"那个开门的东西"。照护者此时应揣测老人意思，选择适当的词语提示老人，使他自己说出来。

（6）不随意变换交谈对象。

在和老人交谈的过程中，不要随意和另一个人交谈，避免打乱老人思绪，同时也能使老人感受到自己被尊重，有助于增加老人对照护者的信任。

（7）避免当面谈论病情。

虽然失智症老年患者大脑功能退化，但是他们仍然有自己的感觉和情绪，要注意避免在老人面前与他人讨论其病情，以保护老人的自尊心。

（8）书面沟通。

对于有识字能力的老人，可以结合书写的方式进行沟通，还可以结合图片、照片的方式辅助沟通。

【如何应用"好朋友照护模式"照护失智症老年患者?】

在日常照护中，可以运用好朋友模式为失智症老年患者提供专业评估，进行照护需求分级，设定照护目标，制订照护计划。失智症早期，大多老人只是记忆力减退，行动能力没有多大变化。这个时候可以让老人多参加社会活动，尽量和社会保持联系。照护者可以通过投其所好，循循善诱地指导老人参加活动，帮助改善老人的认知和肢体功能。

如案例情景二中的张爷爷，患病后还是觉得自己在工作，想要外出巡视。

对此，照护者可以在家里设置一个办公区，让老人按时办公，每日陪同其外出散步"巡视"，白天消耗了体力，也有助于晚上入睡。张爷爷的记忆停留在过去，可以找出他以前的照片，和他谈论曾经的点点滴滴。在交流中要认同对方的观点，避免激怒对方，以帮助他维持良好的身心状态。

（毛琪）

二、自立支援照护模式

【案例情景一】

陈奶奶，71岁，确诊失智症3年。老伴儿去世以后陈奶奶便一直和大儿子、儿媳居住在一起。初次确诊后，由于陈奶奶的身体较为健康，在医生的建议下，陈奶奶一直坚持自己照顾自己，平时作息规律，每天早上起床之后，会先喝一杯儿媳准备好的温开水，然后再自行上厕所，协助儿媳做早饭，早饭通常是老人喜欢吃的面条、粥和鸡蛋等。饭后在儿媳的陪伴下陈奶奶会到小区老年活动区散步，有时做做活动，上午的其他时间和小区的其他老年朋友聊聊天。午饭之后陈奶奶会在家睡个午觉，下午在家看看电视、听听音乐。晚上七点钟陈奶奶会拉着儿媳一起去小区广场跳舞，这既是陈奶奶的休闲时间，也是她的社交时间。回到家休息之后陈奶奶会在晚上十点上床睡觉。陈奶奶每天的生活简单而轻松。复诊时，医生都夸赞陈奶奶做得好，病情进展很缓慢。

【案例情景二】

王女士，73岁，曾是某企业会计，工作时积极认真，曾得到单位领导和同事认可，退休后便在家做家务，很少与外界交流，生活基本自理。不知道从什么时候开始，家人发现王女士经常重复一些说过的话，喜欢讲年轻时候的故事，但却想不起来最近谁来看望过她。家人带她就诊后，确诊为失智症，王女士儿子不放心，便请保姆在家照顾。保姆认真负责，平日里对王女士照顾周到，端茶倒水，上厕所搀扶。但没过多久，王女士日常生活活动能力明显下降，上厕所、穿衣服都需他人协助，甚至偶有大小便失禁。

> 照护知识

【什么是自立支援照护模式？】

自立支援照护模式是源自日本长期照护领域的一种照护模式，最初由日本认知症研究专家竹内孝仁提出。自立支援照护模式强调活用老人身心功能，通过提升老人日常生活参与度，增进老人自信心，维护老人的尊严，同时给照护者减轻照护负担，使老人与照护者双赢，实现安全、省力与人性化的照护。当老人笑容变多、能力提升，照护者的压力也会减轻，照护工作也变得更有价值和意义，这是一种让照护关系中的所有人都受益的照护模式。

【自立支援照护模式的基本原则是什么?】

1. 老人每天需要摄取 1500 千卡以上能量。

2. 老人每天需要摄取 1500mL 以上饮水。

3. 老人需要保持每天不使用药物而自然排便。

4. 老人需要增加每天活动量、减少药物的使用，避免药物引起的不良反应。

```
照护技能
```

【自立支援照护模式的主要照护技巧有哪些?】

自立支援照护模式着重于通过喝水、饮食营养、上厕所、运动来调整个人的身体状况，增加活动量，进而恢复体力、重新找回对生活的期望与活力。

【如何应用自立支援照护模式对失智症老年患者进行照护?】

早期失智症老年患者认知功能损害较轻，疾病进展相对较慢，大部分都能维持日常生活活动能力。照护者在照顾失智症老年患者的过程中，要鼓励老人自己动手来完成力所能及的事情，当他们不能完成某些事情时，再协助其完成，让他们提高生活质量，增强其独立生活的信心，从而尽量保持其残存的能力，恢复或部分恢复丢失的基本生活能力，延缓病程进展，争取晚期时仍能保留部分自理能力。

案例情景一中，陈奶奶通过自己"动起来"，有规律的生活、饮食，适当的活动，合理的睡眠等，提升了日常生活活动能力，增进了自信心，让生活简单快乐，同时也减轻了照护者的压力。

相反，案例情景二中，由于过度照护，王女士对照护者过于依赖，自理能力快速丧失，病情迅速恶化。

那么照护者应如何应用自立支援照护模式对失智症老年患者进行照护呢?

1. 日常照护。

（1）饮食。

照护者要根据老人的喜好来准备食物，尽量让老人吃他们平常想吃的食物，而不是仅提供维持体力的食物。食谱要多样化，饮食要日常化，要既能让老人维持他们的吞咽功能，也能让他们享受吃东西的乐趣，让进食成为乐事。

　　需要评估失智症老年患者的咀嚼及吞咽功能，确认老人能否正常吞咽，如有吞咽障碍，应适当调整饭菜性状。鼓励老人自己用餐，桌椅的高度应根据老人情况调整，照护者的位置应与老人齐平。

　　高龄老人的身体约有百分之五十是水，为了让老人不发生脱水，每天应让他们补充充足的水分。高龄失智症老年患者的感觉比较迟钝，不容易感觉口渴，很多时候他们无法自己注意到喝水的需要，照护者要常常主动提醒、鼓励他们喝水，同时要防止发生呛咳。

　　（2）穿衣。

　　穿衣时照护者不要简单包办代替，尽可能鼓励老人自己穿衣服，由老人自己决定穿什么衣服，只在必要时给予帮助。衣柜衣服不宜过多，应准备简单、舒适、易穿的衣服；衣、裤不宜过长、过大，鞋子要确保舒适、防滑。老人自己完成穿衣后，可给予适当的表扬，使他们对自己满意，以维持失智症老年患者的自尊心和自信心。

　　（3）大小便。

　　每日保证老人均衡饮食，多吃蔬菜、水果和全谷类食物，摄入足够的热量。除非病情不允许，高龄者每日应摄取充足的水分，有充足的运动，运动可增强全身肌肉张力，有助于促进肠蠕动。照护者要协助老人养成规律的排便习惯，有排便冲动就应立即去排便，一般在胃结肠反射时排便（早餐后）。老人排便时要提供私密环境，并给予充裕的时间。老人应采取适当的排便姿势（坐姿身体微前倾），也可以通过按摩腹部（顺时针方向）促进排便。照护者可带老人到厕所练习如厕，让老人自然排便，尽量不穿纸尿裤。

　　（4）约束。

　　照护者评估失智症老年患者是否需要约束是非常有必要的。需要保护性约束时，应评估是否可使用磁扣式约束带，尽量提高约束时的舒适度。照护者陪伴老人时，应尽量减少或解除束腕约束或轮椅约束。解除轮椅约束时，可将轮椅靠桌，以免老人自行站起，发生跌倒。

　　（5）卧床时间。

　　可通过离床训练来减少高龄失智症老年患者白天卧床时间。具体包括：

　　①坐姿训练：适当降低床铺高度，使用防滑垫等辅助进行坐姿训练。

　　②站立训练：利用走道扶手或桌缘进行站立训练。

　　③步行训练：协助老人进行步行训练以增强老人上下肢肌力，鼓励老人参与活动。对存在高跌倒风险的老人，也可以使用成人学步车。

2．康复训练。

（1）认知能力训练。

照护者可将画有蔬菜、水果、动物的卡片打乱，让老人按种类进行整理；还可通过简单的算术来锻炼老人的计算能力。也可经常让老人阅读报纸，看喜欢的书籍，做喜欢的游戏等。

（2）语言能力训练。

对于发音不清楚的失智症老年患者，可教其简单的单词，也可给老人看实物，鼓励老人说出物品名称。

（3）运动能力训练。

帮助老人进行身体负担轻的肌力增强训练（抗阻力训练）。上肢训练可进行手拉架运动等。下肢训练可进行低强度的球类活动、踩脚踏车等。

（苏琳　任静）

三、全人照护模式

【案例情景一】

李爷爷，81 岁，确诊失智症 3 年，长期居住于某高档医养结合机构，该机构给老人提供基本医疗服务及个人生活照顾。李爷爷患病过程中主要是该机构护工对其进行照顾，家人很少探望，老人常常闷闷不乐。

【案例情景二】

胡爷爷，70 岁，最近一年记忆力下降明显，刚和他说的话，几分钟后就不记得了，常常忘记钥匙放在哪里、回家的路怎么走，家人和他交流也不予理睬，也不喜欢与旁人沟通，总是自己喃喃自语，以前喜欢的活动，现在也没兴趣参与。

【案例情景三】

叶奶奶，73 岁，确诊失智症 4 年，长期居住在家里，由保姆对其进行照顾。近几年叶奶奶记忆力下降，情绪较稳定，和保姆相处较融洽，但最近无缘无故发脾气，担心保姆在其饭菜中投毒，拒绝进食。保姆常常向家属说自己很委屈，不理解老人对其的情绪变化，其照顾老人方式也没有较之前改变。

【案例情景四】

李奶奶，68 岁，确诊失智症 6 年，长期居住家中，主要表现为健忘、反应迟钝，平时由女儿对其进行照护。李奶奶最近一年出现大小便失禁，常常弄脏床单、衣物，女儿为其清洗身体和衣物时常对李奶奶发脾气，导致近一年李奶奶失智症病情进展加快。

照护知识

【什么是全人照护模式?】

全人照护模式最早是由印度学者提出,我国于 20 世纪 80 年代引入该模式并进行了发展。其是一种将西方的心理辅导形式与中国传统文化相结合,在团体情境下,运用中国传统文化中养生健身方法及生活哲学,从身体、情绪及思想观念三个方面介入,通过生理、心理、精神互动,促进老人达到全人健康的照护模式。研究者认为,人的生命是由身、心、灵三个方面组成,"身"指的是人的身体,"心"指的是情绪、心理状态,"灵"指的是社会性和精神、灵性状态。传统的健康观是无病即健康,现代的健康观是一个人生理、心理、社交等各方面整体的健康。近年来,全人照护模式已广泛运用于机构、医院、社区等。台湾地区是我国较早进入人口老龄化的地区之一,相继实施了"建构长期照护体系先导计划"和"长期照顾十年计划",运用全人照护模式为失智症老年患者提供身体、生活与精神方面的全方位照护。

【失智症老年患者身、心、灵有哪些改变?】

失智症老年患者在疾病的不同阶段,生理、心理与社交等各方面都有不同程度的改变。

1. "身"的改变:日常生活活动能力减退,穿衣、如厕、清洁可能都没办法自己完成,需要他人帮助;吞咽困难,容易发生呛咳,最终甚至无法进食;不睡觉,半夜突然起来四处游荡,白天卧床不起。记忆力改变,这容易与健康老人的健忘相混淆。失智症老年患者常常表现为遗忘,刚刚发生的事情马上就忘记;无法辨认亲友,迷路或走失,在一个非常熟悉的环境却不知道怎么走;沟通困难,在交流过程中找不到恰当的用词;失去时间感,不知道当下的季节、年份、月份和时间。老人出现自理能力下降、行为障碍、认知功能下降,病变可累及神经、泌尿、运动等多个系统。

2. "心"的改变:多表现为情感障碍,出现抑郁、焦虑等精神行为症状以及睡眠障碍、异常运动行为,渐渐地,情感由淡漠转为急躁、愤怒或具有攻击性,因小事即可发怒或暴力相向;出现幻觉或妄想,看到或听到不存在的东西或声音。随着病情加重,老人会出现情感衰退及情感淡漠。

3. "灵"的改变:常表现为丧失生活目标,低尊严感,否定自我价值或认为人生是苦的,幸福感降低甚至丧失,生活态度变得消极。不愿与人沟通,社交减少,无论是个人活动、集体活动,还是兴趣爱好活动,都变得不再积极参与，甚至完全不参与；思维也变得贫乏，缺乏创造力和想象力。

从上面失智症老年患者各方面表现可以看出，对这个群体的照护没办法从单一方面展开，需要给他们提供的是全方位的全人健康照护。

【全人照护和传统照护有哪些不同？】

案例情景一中的李爷爷，家属为其选择了一所带有医疗条件的高档养老机构，该机构环境设施应该算是比较优越，老人也能参加一些活动来增加自己的社交。这看似是个不错的选择，但却仅仅关注老人的医疗问题及生活照护，未关注到老人的情绪变化及心理需求。

失智症老年患者表现为记忆、计算、思维、语言、定向等认知障碍，人格改变以及日常生活活动能力进行性减退，在传统照护中主要关注失智症疾病本身，怎么进行药物治疗或其他治疗，一般仅从单个方面着手。全人照护除了解决疾病本身问题，更多地关注了失智症老年患者的消极感受，满足其精神世界和自我实现的需求，同时，该模式也为失智症照护者提供心理支持，使其消极情绪得到改善，更为关注人性的回归。现如今很多养老机构的硬件设施非常先进，各种医疗设备配备齐全，可是对失智症老年患者来说，却犹如生活在一座孤岛。不是说他们不需要先进的医疗设备，而是希望通过全人照护中各种辅助疗法的开展让失智症老年患者的生活多彩多姿一点。

【全人照护需要哪些人参与？】

1. 老人：全人照护是以老人的需求为导向，如果没有老人的参与和认同，再好的治疗方案都难以施展。要耐心为老人做好解释和指导工作，取得其配合，根据老人的需求和改变及时调整照护和治疗方案。

2. 照护者：照护者在失智症老年患者生活护理中充当了重要角色。家庭照护中，主要由老人的子女及配偶进行照护，也有部分由保姆照护。机构照护中，主要是由护理员进行照护。照护者要掌握失智症老年患者的照护和沟通技巧。由于照护者体力负担和心理负担较重，其也应及时舒缓压力。

3. 多学科团队：对于机构照护的老人，建议成立多学科团队照护老人。失智症老年患者常有睡眠障碍、大小便失禁、营养不良、谵妄、睡眠障碍、多重用药等方面问题。对老人进行诊治时应建立包含医生、护士、康复师、营养师、药剂师、心理医生等的多学科团队，明确职责分工，共同讨论老人病情，达成一定共识，兼顾老人身、心、灵的需求。

照护技能

【如何应用全人照护模式对失智症老年患者进行照护？】

1. "身"。

（1）帮助失智症老年患者了解自己的健康状况。对身体状况的猜疑会让老人产生焦虑情绪，因此从早期开始，照护者就应该定期协助老人进行身体检查，并帮助其获取失智症相关知识。

（2）身体锻炼。引导老人进行手指操、保健操的锻炼。这两套保健操都比较适合失智症老年患者，动作比较轻柔，运动强度也不是很大，除了能进行身体的锻炼，还有利于他们增强记忆。

（3）自理能力训练。失智症老年患者存在不同程度的自理能力下降，照护者应该指导其进行自理能力训练，重点训练老人个人卫生及生活能力，如整理床单元、洗漱、穿衣、排便，可采用示范、讲解、模仿练习、反复练习等形式。

（4）意外事件的发生对失智症老年患者身体会造成极大的伤害。因存在走失、跌倒、噎呛等意外事件的风险，要求照护者花更多时间来照护老人，照护时保持精神高度的集中。室内应保持地面平整、清洁、干燥，厕所设有扶手，选择低矮的床铺，方便老人上下。老人在出现幻觉、谵妄等情况时可能出现伤人、毁物等行为，照护者应加强陪伴，细心观察，做好危险物品的管理。

2. "心"。

（1）沟通技巧：照护者应加强与老人的沟通，沟通时注意环境安静、语速缓慢、语调平和，说话时注视老人鼻部位置。交流内容要简单直接，最好老人能简单回答"是"或"不是"。若老人在沟通过程中出现遗忘，可以给予提示，循序渐进展开。沟通中老人坚持自己意见时，不要与之争执，可选择其他话题进行沟通。进行每项照护操作前予以解释，取得其配合。

（2）身体语言：老人感到孤独无助时，可以抚触其双手，询问其感受，了解是否还需要为其提供什么帮助和关怀。可以帮老人梳头，抚触头部，增加亲切感和安全感；微笑是最美的语言，具有很强的感染力，能消除老人的陌生感、恐惧感；为卧床老人提供按摩，协助定时翻身，拍背，使老人感觉到舒适放松。

（3）记忆训练。进行棋类、拼图等游戏的过程也是思考的过程，可以锻炼失智症老年患者的思维能力和记忆能力，让其感受照护者的陪伴，缓解其焦虑情绪。

（4）放松技巧训练：失智症老年患者容易出现烦躁、焦虑、紧张等负面情绪，可进行呼吸训练、冥想、视觉想象等以缓解紧张情绪。

（5）睡眠疗法：设置就寝、起床时间表，限制老人白天睡眠时间，避免其在床上使用电子设备、看书等。

3."灵"。

（1）加强社会交往，在保证安全和健康的前提下，丰富老人的日常活动，加强老人和亲人、朋友、同事的交往，鼓励老人参加老年活动中心等组织的娱乐活动。

（2）提升自我价值，培养兴趣爱好。舞蹈能让老人在轻松愉快的音乐中放松自己，陶醉其中；书法、绘画与气功、呼吸训练有异曲同工之妙，可使老人平心静气、全神贯注，能感受到作品完成的喜悦。

【如何应用全人照护模式照顾不同阶段的失智症老年患者？】

失智症老年患者各时期表现出的病情特点并不一样，我们应该根据老人病情采取相对应的照护方法。

1. 早期失智症老年患者：居住以老人熟悉的家庭环境为主，社区和医疗机构为辅。（1）改善认知：认知障碍可分为注意障碍、记忆障碍、执行障碍、语言障碍、思维障碍和知觉障碍。训练应该个体化，拟订一个长期目标，尽可能恢复老人的生活能力，加强记忆训练及注意力训练。（2）家庭支持：居住在熟悉的生活环境中，固定照护者，维持原有的健康生活习惯，保持正常的人际交往。照护者可陪伴老人进行一些益智活动，以维持其大脑处于活跃状态。（3）情绪管理：对老人进行失智症相关健康指导，使其保持情绪稳定；通过不同方式减轻老人焦虑、紧张等负面情绪，引导老人积极面对自己的情绪变化。（4）规律生活：保持充足睡眠，适度规律的运动，充足的营养摄入，从而维持机体健康。

2. 中期失智症老年患者：居住环境可选择家庭、养老机构、医疗机构。（1）情感支持：鼓励亲人陪伴和沟通，保持人际交往，鼓励老人参与一定社会活动。（2）照护培训：进行相关人员的知识和技能培训，如加强沟通技巧培训，以提高照护的质量，正确认识和对待老人的情绪变化和行为异常。（3）加强安全管控：在原有居住环境中添加部分安全设施，保证老人生活安全；加强走失、跌倒的风险管理；做好口服药物的管理，防止漏服、多服、错服。（4）认知训练：该时期老人从健忘逐渐变为混乱，在口服药物治疗的基础上应加强认知功能的训练，医疗机构可进行专业认知功能训练。（5）营养支持：鼓励老人进食，保持充足营养，减少躯体并发症。

3. 晚期失智症老年患者：居住环境可选择家庭、养老机构、医疗机构，以专业机构为宜。加强生活照护，对老人进行全方位生活护理；保持一定躯体功能锻炼，保留老人残存的躯体功能和生活技能；加强安全管理和用药管理；鼓励亲属陪伴及探视，加强心理支持，减少负面情绪的干扰；减少疼痛及躯体并发症，让老人有尊严地生活。

（范婷泳　任静）

四、认可疗法

【案例情景一】

宋爷爷，75 岁，退休干部，因"记忆力下降伴加重 1＋年"入院，诊断为阿尔茨海默病、糖尿病、高血压。主要表现为无明显诱因的记忆力下降，不记得自己刚说过的话和做过的事情，性格和行为异常，不爱说话，不爱出门，经常丢三落四，生活自理能力下降，需要他人协助。患病以来大小便正常，睡眠昼夜颠倒，食欲尚可。

【案例情景二】

王奶奶，70 岁，确诊阿尔茨海默病 5 年，在某养老机构由护工照顾，记忆力下降明显，不认识自己的儿女，经常因为找不到东西向护工发脾气，睡眠紊乱，昼夜颠倒，常有被害妄想，总是怀疑食物被人下毒。大小便失禁，生活不能自理，食欲明显下降。

【案例情景三】

李奶奶，80 岁，确诊阿尔茨海默病 5 年，自 2015 年起，开始出现记忆力下降，经常忘记刚说过的话，不记得刚发生的事情；2018 年起开始找不到回家的路，同时出现了性格改变，易激惹，容易和他人发生争执，经常怀疑别人偷她的东西，有被害妄想，总怀疑有人想把大便泼到她的身上，拒绝洗澡、服药，平日进食、睡眠和大小便均正常。

> 照护知识

【什么是认可和认可疗法？】

认可就是承认一个人的情感，承认他的情感是真实存在的，而拒绝承认一个人的情感就是对他的不认可。对失智症老年患者的认可是通过同理心，即换位思考，进入认知障碍老人的内心世界，从而建立信任关系，重塑他们的尊严。

认可疗法是指在与失智症老年患者接触时，认同他们对当时环境、事件的情感反应，以一种尊重、理解、包容的态度"走进他们的世界"，转换自己的角色，与他们产生"共情"，共同应对和处理他们所面对的种种事件，从而安抚他们的不良情绪以及过激行为，使老人的异常情感或行为得以纠正，从而达到单纯的药物治疗所难以获得的疗效。

【认可疗法与其他照护模式的区别是什么？】

认可疗法与其他照护模式最大的区别在于它是建立在关系的基础之上，而非传统的医疗护理。该模式不再仅仅把失智症老年患者当作认知能力和生活能力有障碍的患者，而是将他们看作具有丰富人生阅历的活生生的人，强调以同理心来认可失智症老年患者的内在情感与心理需求。认可疗法强调的是接受而非改变，通过进入失智症老年患者的内心世界，接受他们的现实。通过学习与失智症老年患者沟通的技巧，照护者可真正重新认识这些老人，并与失智症老年患者建立联系，更好地与失智症老年患者交流，从而加强失智症老年患者与外界的沟通，有效改善失智症老年患者的不良行为，帮助他们更有质量、更有尊严地生活。

【认可疗法的构成要素有哪些？】

认可疗法主要由 3 个部分构成，即基本态度、理论及技巧，见图 1-2-1。基本态度是认可疗法的基础，以同理心为原则；理论则从心理学的角度为认可疗法提供了理论支撑；技巧则从实践的角度为认可疗法提供了具体的方法。

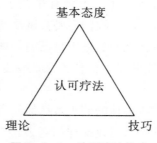

图 1-2-1　认可疗法构成

1. 基本态度。

基本态度是指照护者对时间、空间感混乱的失智症老年患者的态度以及与他们的相处方式。认可疗法认为照护者应该全面了解、尊重失智症老年患者并欣赏他们，即使不理解他们的某些行为，也要坚信出现这些行为是有原因的。照护者应怀着同理心去和老人交流，通过老人的动作、神态去观察其情感变化，尊重和关注老人的感受，而不是事实本身，要对老人的内心情感和感受进行肯定和验证。在这个基本态度下，老人会感到自己的重要性，感到被倾听，从而更加信任照护者，从而使照护工作更加容易进行。

2. 理论。

认可疗法的理论是指用于理解失智症老年患者、感受他们的处境并进行回应的一系列理念。认可疗法主要以心理分析、发展心理学、人本心理学及神经语言学等相关理论为支撑。通过对以上心理学原理进行提取和升华，可总结出多个认可理论，决定认可的基本态度，并指导照护者的行为。

3. 技巧。

认可疗法将认知层面上的理解和实践相结合，提出了多种具体的沟通技巧，包括语言性技巧与非语言性技巧，分别针对能进行语言交流的和失去语言能力的老人。照护者使用这些技巧可以更好地与老人进行交流，为老人提供表达意愿的机会，帮助老人将内心的情感表达出来，从而提升老人的生活质量。

【认可疗法的主要原则是什么?】

内奥米费尔创立的认可原则主要如下:

1. 所有的老人都是独特的并值得治疗的。

如一位 80 岁的刘爷爷在养老院里，作为照护者，我们应该非常尊重地称呼他为"刘先生"（用他喜欢的称呼），视其为一个独立的人。

2. 不要试图去改变老人，按实际情况去接受认知障碍的老人。

如一位 80 岁的老奶奶刚在厕所上完小便，又要求去厕所小便，作为照护者我们不能说:"你刚上过厕所了，不会有小便了。"我们可以亲切地问她:"什么事情可以让你不去小便呢?"我们不要尝试改变老人的行为，而是要不加评判地去接受老人，并尽量让他们表达出自己的心理需要。

3. 以同理心去倾听，能够建立信任关系，减少老人的焦虑，重建老人的尊严。

如一位老人非常气愤地投诉他的照护者往他的身上泼小便，现在他全身都是小便。根据认可疗法，照护者可以这样问老人:"您现在需要上厕所吗? 我们一起去厕所小便好吗?"其实这位老人可能是尿湿了裤子，但是难以启齿，照护者应该以同理心去理解他的这种行为，感受老人的感觉而不是解释事情的真相，要帮助老人解决问题，建立相互信任的关系。

4. 承认或认可老人表达出的痛苦感受，而不是忽视或抑制。

若老人表达出的痛苦感受被信任的倾听者承认或认可，痛苦会有所削减;若被忽视或抑制，这种感受就会愈发强烈。如一位在养老院的老爷爷每天早上起床后都会吵着要回家去照顾自己的孩子。这时作为他的照护者可以问老人："您的孩子有什么事情让您这么担心呢？"而不是告知老人不能回家，或者他孩子已经长大不需要他照顾的事实。可引导老人叙述记忆深处曾经在家里所发生的事情，照护者应认真倾听，并通过同理心去感受这些故事。老人充分表达之后，通常会渐渐感到解脱，从而慢慢放下这件事情。

5. 坚信失智症老年患者的异常行为的出现都是有原因的。

有认知障碍的高龄老人出现异常行为的原因，可能是基本需求未被满足。老人想要表达自己的感受，并希望有人了解或需要被爱、需要归属感、需要人际交往等。例如一位老太太总认为有人在她的饮水中下毒，拒绝喝水。经过了解得知，这位老太太的父亲在她小时候总是给她喝水，而没有给予她充分的爱。在认可疗法中，照护者可这样询问老人："您的水里面被下了什么毒啊？"尽管我们可能不知道这些老人的异常行为出现的真正原因，但我们仍然可以帮助他们充分表达自己的情感并解决困扰他们的问题。

6. 当老人丧失语言能力和近期记忆的时候，他们孩童时期的行为就会回归和重现。

例如某些失智症老年患者会如同婴儿一样吸吮自己的手指，其实质是在通过吮吸手指的动作感受快乐和安全，这是一种自我刺激，表明他还活着。

7. 有认知障碍的老人常使用当前的人或物作为个人符号，来承载过去强烈的情感。

例如某些失智症老年患者把洋娃娃当作自己的婴儿来承载他的情感，或者曾经是汽车修理工人的老人可能会不时地爬到床底下假装修理汽车。

8. 有认知障碍的高龄老人同一时间会生活在多种意识水平下。

例如某些失智症老年患者可能会随便对着路人喊"爸爸"，这可能表示这时老人的意识水平处于孩童时期，他要寻找他的爸爸。

9. 当五官感觉都失灵之后，失智症老年患者会激活并使用他们的"内在感觉"。另外，事件、情感、颜色、声音、气味、味道和影像可以促使老人产生情感，这些情感反过来又可以激活老人过去相似的情感经历，即触景生情，老人当下在面临某种情况的时候，可能会产生和过去相同的反应。

例如一位失智症老年患者说自己每天都会听到婴儿的哭声，事实上他的孩子在刚出生的时候就去世了，这位老人此时可能是想要表达他的内疚之情。作为照护者，我们应当理解他们想要努力满足自己的人性需求。

【认可疗法理论下失智症病程发展要经历哪几个阶段？】

认可疗法根据失智症老年患者的严重程度，将该群体划分为四个不同的阶段，每个阶段是由老人的躯体和心理特点所决定的，每进入下一个阶段都是现实中进一步退缩，是一种缓慢的躯体退化。

1. 第一阶段：定向不良——不愿回到现实。

（1）典型的躯体特征：姿态僵直、肌肉紧绷、嘴唇紧闭、呼吸表浅、不爱活动等。

（2）典型的心理特征：想要表达内心深处的情感、抗拒改变等。

照护者应该怎样应对呢？

举例一：

失智症老年患者："他们偷了我的内衣。"

照护者："多少次了？他们偷走多少了？"

举例二：

失智症老年患者："他们往我的食物里下毒。"

照护者："他们有没有不下毒的时候？"

2. 第二阶段：时间混乱——失去认知能力和时间观念。

（1）典型躯体特征：言语和空间动作缓慢且无方向性；肩膀下垂，总是拖着脚走路。

（2）典型心理特征：对现实模糊不清，不能够记住事情；不能正常分辨人或物；通过个人的感觉而不是钟表来分辨时间；越来越多地使用符号和图像而非语言来表示记忆中的人或物；失去成人控制力。

照护者应该如何与之交流呢？

举例：

一个曾经是牧民的失智症老年患者，焦虑地看着窗外，接着又焦虑地看着表说："我必须要回家了。"

照护者可以问："是你的羊等着你去放吗？"

我们要知道老人的心理需求是做一个有用的人，因此可以顺着老人的意愿去回答或询问。

3. 第三阶段：重复动作——用重复的行为代替语言。

（1）典型躯体特征：能歌唱，但是不能完整地说话；不能意识到自己的动作；大小便失禁；经常哭泣；不能阅读或书写。

（2）典型心理特征：对外部刺激无反应；不能交谈或思考；不能同时注意一个以上的人或物；多数时间处于无反应状态。

照护者应该如何应对呢？

举例：

一位失智症老年患者坐在轮椅上不断用他的右手敲打着左手。

照护者可以走到他的面前，俯下身来与他的眼睛保持同一高度，开始以相同的节奏和强度敲打他的左手，模仿他的呼吸，看着他的脸和眼睛，几十秒后，这位老人一般会自动停止他的动作。

4. 第四阶段：植物状态——完全退缩到内心。

（1）典型躯体特征：眼睛总是闭着，眼神或离散，或空洞；肌肉松弛；丧失对身体的控制，几乎察觉不到活动。

（2）典型心理特征：不认识近亲；几乎不表达任何形式的感情；不能做任何动作。

照护者应该如何应对呢？

举例：

一位失智症老年患者躺在床上，闭着眼睛，呼吸缓慢而费力，一动不动。

照护者轻轻按摩他的小腿肌肉，老人的眼睛眨动了一下，但是他并没有睁开眼睛，但老人可感觉到照护者在关心他、照护他，让他很安心。

照护技能

认可疗法可以分为个体认可疗法和小组认可疗法。

【个体认可疗法的工作步骤】

个体认可疗法主要针对居家照护的单个失智症老年患者，大致分为三个步骤。

1. 收集信息。

为了开展认可疗法，照护者需要了解治疗对象的过去、现在以及对将来的预期。重点需要收集失智症老年患者以下信息：

（1）所处阶段需要解决的问题；

（2）未完成的人生目标或者还没有表达的感情；

（3）未能满足的人生基本需求；

（4）过去人生中的重要关系或事件，例如家人、朋友等重要人物的死亡事件，孩子、伴侣及兄弟姐妹的相关情况；

（5）工作、爱好和未完成的抱负；

（6）面对危机的处理方式；

（7）面对老年阶段能力丧失的处理方式；

（8）医疗史，包括查询医疗记录，以及回顾精神病史，以便找出早年可能提示精神疾病的任何指征。

一般采用病史晤谈（面对面交谈）、观察体格特征、询问亲属三种方式收集以上信息，其中病史晤谈对于收集信息以及建立与失智症老年患者之间的信任关系非常有意义。

2. 评价老人在"认可理论"下所处的失智症病程阶段。

把对失智症老年患者躯体特征的观察结果和通过语言交流收集的病史信息与四个阶段中典型的躯体特征和典型心理特征进行比较，判断老人处于哪个阶段，进而选择合适的手段进行处理。需要注意的是，有时老人在一天之中会出现很大的变化，所以需要仔细观察和比较。

3. 使用认可疗法技术定期访视。

若老人在急性病护理中心，定期访视频率建议为每天三次；在长期照护机构，每周不少于三次；居家或在日间照护中心，访视频率可适当减少。每次访视时间应该控制在 5~15 分钟，访视时间的确定应以达到治疗标准的质量为根据，而不是单纯设定一个数值。每次访视均应记录在个体认可疗法进展评估表上（参见表 1-2-1）。

表 1-2-1　个体认可疗法进展评估表

姓名：　　　　记录人：

日期	开始时间	结束时间	评估内容						
			语言交流	目光接触	触摸	典型行为			
						踱步	哭泣	大声叫喊	其他

注：0分表示从不；1分表示几乎不；2分表示偶尔；3分表示经常；4分表示总是。

【如何应用认可疗法对失智症老年患者进行照护？】

首先应结合老人的性格特点、生活经历，运用马斯洛需求层次理论，分析老人行为背后的潜在需求，以及需求背后的原因，秉承"以人为中心"的照护理念开展照护，主要应做好以下几方面。

1. 满足生理需求：尊重失智症老年患者，制订个性化方案，运用一种礼貌、温和的语气与老人交谈；可握住老人的手，或与之保持一定的距离；与老人保持片刻的目光接触即可，不要用语言和目光去探查老人；交谈的时候不要俯视老人，应该以同样的高度坐在老人的旁边；不与老人争论。

2. 满足安全需求：当老人出现性格改变、过激行为时，应安排专人陪护，并采用认可疗法，如相互建立一种信任关系，了解老人的疾病以及与过去相关的事情，认可他的情感真实存在，通过同理心进入他的内心世界，多换位思考。老人情绪激动时，尊重他的需求，让他充分地表达自己的情感，这样会对老人有治愈作用。

3. 满足爱与归属需求：巧妙使用认可疗法技巧，可使用谁（Who）、什么（What）、哪里（Where）、什么时候（When）、怎么样（How）等问题去探究，永远不要问为什么（Why）；改变措辞；利用他们的优势感觉；也可以采用极端的问句，询问最极端的情况；如果相反的事实才是真实的，那就帮助他想象这样做将会发生什么。

举例：

失智症老年患者说："有人把大便泼到我的身上，我再也不能忍受了。"

照护者："快把你逼疯了，是吗？"（利用优势感觉）

失智症老年患者回答说："是的。"

照护者："他每天都这么做吗？"（极端问句）

失智症老年患者说："不仅仅是白天这样，晚上也有人泼我大便。"

照护者："过去总是这样吗？在整个晚上你有能睡着的时候吗？"（想象相反的事情）

失智症老年患者说："总是这样的，偶尔能睡着。"

4. 满足尊重需求：平时热情主动与老人打招呼，询问老人是否需要帮助，经常与老人交流，谈及老人过去生活或工作中引以为豪的事情，让老人感受到被尊重，经常夸奖老人，鼓励老人积极参加适合自己的娱乐活动，例如唱歌、弹琴、园艺、下棋等，以重塑他们的尊严。

通过坚持 6 个星期、每天 10 分钟的认可疗法，老人会发生一定改变。由于表达了愤怒，失智症老年患者的愤怒会减少；照护者只需要倾听，不要去评价，这样，老人可能会从拒绝洗澡、拒绝服药，转变为可以接受洗澡、服药的状态；老人的怀疑、妄想等异常行为发生频次和程度均可以降低，在某些方面达到了自我实现。

【小组认可疗法的工作步骤】

小组认可疗法主要适用于社区照护（日间照护中心、失智症友好社区等），以及部分特殊养老机构等。小组认可疗法大致分为七个步骤。

1. 收集信息。

与实施个体认可疗法一样，评估失智症老年患者所处的失智症病程阶段，观察潜在小组成员的躯体特征和心理特征。小组认可疗法的成功与否很大程度上取决于照护者对小组成员中每个人的情况的了解程度。

2. 选择成员。

小组认可疗法在成员选择时应该包括下列几类：

（1）早期阿尔茨海默病老人，其具体行为应是可以预测的，并且没有攻击行为；

（2）曾经具有领导能力的老人，如曾经在单位担任过负责人的老人；

（3）能够协助工作的认知障碍老人。

小组认可疗法在成员选择时不应该包括下列几类：

（1）不能坐下、不停喧闹的老人；

（2）不能预测其异常行为的老人；

（3）天生智力发育延缓的老人；

（4）疾病与衰老无关的慢性病老人。

3. 为每位成员找到合适的角色。

认可疗法小组中，最好的角色分配应该是成员自发地选择担任的角色，角色人物可构成会议结构，并有助于每个人的参与。这些角色应该使小组成员感到自己对小组而言是有用而且是必需的，同时角色应该能够起到激励作用。照护者应该注意观察每个老人是否与角色相匹配，并且帮助他们完成自己的角色任务。不要随意更换老人的角色，在每次会议中担任相同的角色可以让老人获得所需要的安全感，进而使他们获得尊严。

4. 邀请所有部门的员工参与。

因为小组认可疗法要组织具体的活动，因此需要社区（日间照护中心等）或养老院等主管部门的支持，可邀请机构所有部门员工参与，做好后勤保障工作，例如提供会议场所、茶点和设备等。

5. 组织涵盖音乐、谈话、运动和食物等内容的活动。

每个活动花费的时间不尽相同，具体活动安排取决于活动当天的小组成员心情和语言能力，但都应该涵盖音乐、谈话、运动和食物等。尤其是在组建一个小组的初期，仪式感会使成员期待会议，会议中他们通过谈话、音乐和运动来表达自己，会议结束后他们会期待下一次会议。

（1）在活动中可以选择能刺激成员间互动的音乐，可以组织唱歌或跳舞等；

（2）要有一个可讨论的话题，例如快乐、友谊等；

（3）在唱歌的同时也可以组织扔球活动，鼓励他们接球的时候呼唤对方的名字，以促进成员间彼此的交流。

6. 准备小组谈话。

做好会议规划，选择好讨论话题，准备好相应的材料，将椅子摆放成一个小而紧密的圆圈，以增进大家的亲密度。同时保证失聪的老人和不断需要安慰、抚触的老人坐在照护者的两边，喜欢说话的老人坐照护者对面，这样安排有利于老人都能积极参与到活动中。

7. 会议。

在同样的时间和地点，小组至少每周举行一次会议，会议持续时间从二十分钟到一个小时，具体取决于小组的整体活力。小组会议由四个部分组成：会议开始、会议进行、会议结束以及准备下次会议。具体小组活动会议行程如下：

（1）会议开始。

按照小组的座位表坐好，由照护者主持会议，可以由音乐开场，唱歌或诗歌朗诵也有助于增加小组的活力，帮助构建成员间的亲密关系。照护者依次称呼并介绍每个成员，介绍时轻轻抚摸每个人，并弯下腰以便于目光接触。

（2）会议进行。

小组成员依次发言，领导能力型成员可协助照护者解决问题。活动结束后要总结这次互动，以便帮助成员间建立相互之间的信任关系。

（3）会议结束。

会议应营造出一种亲密的氛围，即使小组讨论的是令人愤怒或悲伤的话题，也要在高涨的气氛中结束。

（4）准备下一次会议。

会议结束后，照护者应该填写《认可疗法小组进展评估表》（参见表1-2-2）、《认可疗法小组总结表》（参见表1-2-3）。跟踪小组疗法的进展对于保证治疗效果很重要。

表1-2-2　认可疗法小组进展评估表

小组名称：　　　　　　　　记录人：

日期	姓名	评估内容					
		说话	目光接触	触摸	微笑	身体上参与（唱歌、跳舞等）	其他（个人行为、对下次会议意见和看法等）

备注：0分表示从不；1分表示几乎不；2分表示偶尔；3分表示经常；4分表示总是。

表1-2-3　认可疗法小组总结表

日期：　　　　　　小组名称：　　　　　　记录人：

反常反应记录：	
主要问题和事项：	
下次会议计划：	
建议和推荐：	

（陈节　黄艳）

五、失智村与失智镇

【案例情景】

马爷爷，确诊失智症5年，自患病后一直居住在养老院，每日与院里的老人在大厅一起坐坐、看看电视，饭有人做，衣服有人洗，无需自己动手，家人和马爷爷都很满意这里的服务。但5年过去，马爷爷现在很少说话，也很少行走，完全不认识家人，甚至连大小便都不知道，常常拉在身上。家人没想到老人病情恶化得这么快，觉得难过又无奈。

【什么是失智镇与失智村？】

失智镇与失智村是基于失智症老年患者对安全性、支持性环境的需求而建立的。疾病的特殊性使失智症老年患者更需要生活在相对稳定和亲切、温馨的环境中，得到悉心的照料。然而，住在传统养老机构的失智症老年患者，除了等着吃饭、吃药，几乎什么也不做。他们被局限住，等待他们的往往不是美好生活，而是压抑与死亡。在此背景下，荷兰于2009年创办了世界上第一个失智村——"霍格威失智村"。

失智镇与失智村是基于对失智症老年患者的照护原则为老人打造的适宜性生活环境，通过特定的空间设计与布局，将虚拟现实化，为老人打造出仅有失智症老年患者作为居民的镇（村）。

【如何通过失智镇与失智村实现对失智症老年患者的照护？】

"创造日常感"是失智镇与失智村的终极目标。在这里，没有传统养老机构随处可见的规章制度、身穿制服的护理员，更没有方方正正的标准房间。

这里有商店、餐厅、发廊、公园、电影院及超市等城市设施，老人可以在这里自由生活、交友、工作，不会有人用异常的眼光看待他们。他们可以自己购物，随意出行，不用担心走丢或遇上危险。而经过培训的照护者充当日常生活中的各种人员，如路人、店员、司机、园丁和邻居等。他们出现在老人的身边，不着痕迹地为老人提供服务与帮助，保障老人的安全。失智镇与失智村通过这种模拟真实世界的方式，建立了一个属于失智症老年患者的"乌托邦"，每天如情景剧一般上演着一幕幕生活常态，帮助老人保留社会属性，帮助他们继续自己的生活。这种"日常感"让老人真实感受到他们是被理解和接受的，自己与别人没有不同，自己也不是其他人眼中的"病人"或"疯子"，不需要同情。

而失智镇与失智村的居所也不再是千篇一律，有适合普通老人居住的现代化简约风格的房间，也有适合社会地位较高的老人居住的豪华贵族风房间，更有模仿老人年轻时住处建筑风格建造的房间，房间内放置着老人熟悉的家具、家人的照片、常看的书籍、未织完的毛衣等物品。通过点点滴滴的生活场景，唤醒老人残存的碎片记忆，让他们可以重温既往的生活，让他们的生活不再一片空白。针对"霍格威失智村"的调查发现，居住在那里的老人比在一般养老机构的老人药吃得少、饭吃得多，焦躁、忧虑情绪也有缓解，他们每天沐浴在阳光和快乐中，在 2009 年到 2014 年期间，仅有一位老人去世。

失智镇与失智村这种照护模式，可以让老人及家属不再惧怕失智症这个可怕的疾病。

（陈晓凤　黄艳）

第二篇
照　护

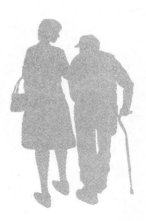

第一章　失智症老年患者的早、中期照护

第一节　失智症老年患者的日常照护

一、失智症老年患者的生活环境评估与改造

【案例情景一】

余奶奶，70岁，因"髋骨骨折3个月伴气紧、咳嗽、咳痰1个月"入院，经诊断确认患有糖尿病、骨质疏松、轻度失智等。余奶奶是一个喜欢花花草草的人，在自家入户花园里养了很多盆栽。近半年来余奶奶总是丢三落四，忘记事情，经常给花松了土、施了肥、浇了水后忘了把花放回花架上，或者忘记把养花使用的工具收起来。有一天余奶奶走到自家家门口换好鞋、按好电梯准备出门买菜，突然想起洗手间的灯没有关，为了不错过电梯，她慌忙返回家里关灯，路过入户花园时，没有注意到地上散落的工具，不慎跌倒。

【案例情景二】

李爷爷，78岁，3年前开始出现记忆力减退，性格开始改变。以前李爷爷是一个温文尔雅、不喜争吵的人，凡事跟家里人有商有量的。现在变得脾气暴躁，做事风风火火，凡事靠自己，想到的事情就要马上做到。一天儿女外出工作，叮嘱他缓慢行事，有事就打电话等他们回来解决。下午李爷爷突然想到了自己年轻时买的一对漂亮杯子，在家里到处找都没有找到。打电话给女儿，女儿告诉他杯子在家里厨房吊柜上面，等下班后回去给他取下来。挂了电话李爷爷就寻思着自己去取，由于吊柜太高，李爷爷踮起脚、伸长手才勉强可以拿到杯子，在拿起杯子的时候碰到了旁边的玻璃杯，几个玻璃杯纷纷从上面滑落下来，把李爷爷的头砸出血了。

> 照护知识

【什么样的环境适合失智症老年患者居住?】

环境可以直接或间接影响个体的生活和发展。相对于健康老人,患有失智症的老人由于感官功能、记忆力、判断力及学习能力等方面受损,在日常生活中各个方面都需要重新适应,所以对生活环境的要求更高。对于失智症老年患者来说,他们需要一个舒适、熟悉、温馨的环境。尊重失智症老年患者的决定,引导老人独立生活、自由活动,努力让老人在安全、舒适的环境中保持最大程度的自理能力,是照护的重要目标之一。另外,还要维护老人的尊严,注重对老人隐私的保护和对老人认知功能的维持。

【失智症老年患者环境适应不良的原因有哪些?】

失智症老年患者认知功能减退,其记忆力、学习能力、语言功能等均下降,加之视、听、触、嗅等感觉功能衰退,使其对环境或事件的适应力、反应力变弱,严重影响日常生活。

1. 记忆力下降。

失智症老年患者远期和近期记忆受损,对环境中事件的认知能力下降。其可能外出活动后对周围环境产生陌生感,记不住自家门牌号,从而导致走失、迷路等情况;在家里忘记自己常用物品摆放的位置,或者一直重复寻找相同物品;不记得衣柜、冰箱、茶几的位置;在找不到厕所等紧急情况下可能发生跌倒等情况,造成不必要的身体伤害。

2. 语言功能下降。

随着病程的进展,失智症老年患者的沟通能力和语言运用能力愈加匮乏,语言表达不清晰,少言寡语,词汇贫乏。在居家环境中发生身体碰撞或跌倒以及环境失火或漏水时有可能不会呼救和求救,从而错失抢救的最佳时机。

3. 心理障碍。

面对新的环境和事物,失智症老年患者可能会产生情绪波动,发生诸如冲动、暴怒、固执、刻板、淡漠、抑郁、失眠、焦虑和情绪低落等情况;还可能出现情感沟通障碍或拒绝沟通;对亲朋好友淡漠,导致失智症老年患者对生活环境的变化更为敏感,对陌生环境的适应能力迅速下降。

4. 视觉功能下降。

失智症老年患者视觉功能下降,看不清东西,若处在视线昏暗的居家环境中,过道地面上有油渍、电线等障碍物,老人经过时容易绊倒。或在厨房拿物件时，看错要拿的东西，误把刀叉错看为勺子，导致受伤。

5. 听觉功能下降。

失智症老年患者在听觉功能逐渐下降的情况下，可能会对一些警示、报警声感知不良，会出现听不见电话铃声、门铃声、开水烧开报警声和冰箱门未关警报声等情况。因此，很难预测下一步会发生什么意外状况，无法确保失智症老年患者的基本生命安全。

6. 触觉功能下降。

失智症老年患者触觉的敏感度下降，无法识别一些尖锐的物品，对热、冷的触觉感知下降，可能会造成刺伤、烫伤或冻伤。

7. 嗅觉功能下降。

失智症老年患者去厕所后，可能会忘记冲厕所，导致厕所异味；做饭后可能忘记关掉燃气，导致燃气泄漏。若是老人有嗅觉障碍，可能会造成严重的后果。

【怎样评估失智症老年患者的生活环境是否安全?】

在失智症老年患者居家环境中，洗手间的安全隐患最多，发生跌倒事件的概率最大。其次是厨房，厨房最容易发生燃气中毒、燃气泄漏、火灾等事故。环境的评估以失智症老年患者活动的范围为主，无障碍是基本原则。例如电梯、门、地板、窗、浴室及厕所等的安全质量要求必须达到，水电安全性、建筑物外设计、室内装修设计同样需要仔细评估，甚至对辅助用具的使用也应该进行评估。失智症老年患者生活环境安全评估要素表（表2-1-1）可用于失智症老年患者的生活环境评估。适宜的生活环境，应既能让老人感到自在与安宁，又能有适度的刺激作用和足够的活动空间。

表 2-1-1　失智症老年患者生活环境安全评估要素表

场所	评估内容	评估要素	评估结果	
一般居室	光线	光线是否充足，各种开关是否醒目，灯光是否柔和而明亮	是□	否□
	地面	是否平整、干燥、无障碍物；地毯是否平整、不滑动	是□	否□
	家居	放置是否稳定牢固，是否妨碍通道	是□	否□
	床	床高度是否合适，以坐床时脚跟正好着地为度，床身与床头的颜色是否和周围有明显的区别	是□	否□
	电线	是否安置妥当，是否远离火源、热源	是□	否□
	电话	紧急电话号码是否放在易见、易取的地方	是□	否□

场所	评估内容	评估要素	评估结果
厨房	地板	是否有防滑措施	是□ 否□
	燃气	天然气"开""关"的按钮标志是否醒目	是□ 否□
	橱柜	橱柜的高度是否合适(优选地面式橱柜)	是□ 否□
浴室	浴室门	浴室门门锁是否内外均可打开	是□ 否□
	地板	是否有防滑措施	是□ 否□
	便器	坐便器高度是否适宜,是否有扶手	是□ 否□
	浴盆	浴盆高度是否适宜,是否安置防滑脚垫	是□ 否□
楼梯	光线	光线是否充足	是□ 否□
	台阶	是否平整无破损,高度是否适宜,台阶颜色差异是否明显	是□ 否□
	扶手	是否有扶手,扶手是否牢靠	是□ 否□
出入口	门口	是否容易辨认,是否有标示性物件	是□ 否□

【失智症老年患者如何拥有良好的生活环境?】

1. 居家环境。

居家环境的布置,除了要注意老人的安全,建筑物外部须有醒目标识,或者在建筑物外面涂上明显不同于周围环境的颜色等,以利于失智症老年患者对形态、色彩的辨别,进而顺利回到自己的家。

家里面要视野开阔,绿植摆放固定且稳定。应保证安静、舒适的居家环境,忌有噪音、强光或玻璃反光等。同时要保证充足并合适的阳光,以促进老人对维生素 D 的吸收,提升睡眠质量,维持现存的认知功能。

2. 居家设施设备。

居家设施应便于失智症老年患者日常生活。

(1) 通道无障碍:若过道走廊、出入口有潜在危险的障碍物,例如地面电线、小板凳、聚集的家具等应清除。

(2) 家具及设施安全:首先居家生活中所有具有尖角的家具都应用厚布包裹;卧室床铺高度应以坐床时脚跟正好着地为度,便于老人上下床;对于烦躁不安的老人可适当使用榻榻米式低床,避免坠床事件发生;浴室门最好采用开放式,并设置紧急呼叫系统;厕所宜采用坐式马桶,夜间应有灯光指引,马桶旁应设有(横、竖)扶手架;地面要防滑,并保持平坦、干燥、无积水;水龙头用不同颜色区分冷、热出水口。

(3) 提供辅助设施及器具:失智症老年患者可能有需要补偿其衰退能力的需求,对行动不便者可予以轮椅等。人工智能的看护辅助系统,可通过红外人体传感器、温度传感器、摄像头等多种传感器来照看失智症老年患者。可设置程序提示在厨房、洗手间、卧室的相关活动的操作步骤。针对失智症老年患者的病情特点，专人定制；自动识别空间明亮度，温湿度；自动识别水、电、气未使用情况下是否为关闭状态，若未关闭，人工智能则识别危险，立刻自动关闭。

（4）日常用物摆放及明确标示：老人日常生活用品应放在其看得见、拿得到的地方；减少不必要的物品，最好有物品提示标示；在常用物品上贴上或写上显眼的名称，标示字号宜大，最好采用简单的文字，如漱口杯、牙刷、毛巾、洗发液、沐浴乳等；室内空间也要贴上标示，如厕所、厨房、浴室、卧室、电灯开关等。确保居家环境整洁、舒适、标示醒目。

照护技能

【失智症老年患者生活环境设计原则是什么？】

失智症老年患者长期照护服务体系需要长期建设和逐步完善。建立失智症老年患者照护支持网络，增加长期照护支持，以促进失智症老年患者身心健康，减少社会成本。失智症老年患者生活环境的设计原则见表2-1-2。

表2-1-2　失智症老年患者生活环境的设计原则

功能障碍	生活环境设计原则	作用
记忆力及学习能力下降	提高记忆的设施和装饰，运用图形化或感官刺激信息提示，如熟悉的门锁、扶手；相应场所设置清晰显眼的大标识，起提示作用；物品摆放固定整齐，家具稳定牢固、不妨碍通行，才是便利的生活环境	根据结果调整安全生活环境，保护和激发老人现存能力，引发记忆提示
人格、行为举止改变，睡眠紊乱，心理改变	休息空间可以根据老人喜好选择，宜宽敞、有花卉等；沿路多设置固定且稳固的座椅。在老人的房间摆放过去的照片、喜欢的用品、个人爱好的东西，使用室内色彩、家具合理搭配来营造令人安心的环境	根据感官刺激法、怀旧疗法、园艺疗法，接触自然，抚慰心理，唤起正面情绪
感知能力、理解能力下降	布局不出现"隐蔽区域"，门口、房间、洗手间、书房等均设置明显标志物，可添加老物件作为提示。使用简单的家具，保持老人一贯的生活方式，使用监测器监测各种危险物品	布局简明、入口强化、记忆提示

功能障碍	生活环境设计原则	作用
运动障碍、身体虚弱、体力有限、行动不便、有安全顾虑	无门槛障碍，路线直接，监督视线通畅，提供有趣、适宜活动的空间	空间细节体现可见性、可达性、视线通达性、舒适性，避免疲劳

【如何改造早、中期失智症老年患者的生活环境？】

1. 照护环境规划原则。

美国环境设计研究学会（EDRA）提出，失智症老年患者照护环境的规划需要遵循八条原则：

（1）提供无毒物、尖锐物、喧哗、惊吓的安全环境，以保证老人的安全。

（2）营造"家"的情景，让老人有家的感觉。

（3）设置怀旧元素或物件，允许老人携带自己的家具及居家装饰，以建立老人熟悉的环境。

（4）透过职能治疗活动与场所的安排，减缓老人能力退化。

（5）建立清晰的路径，有系统的线索与标示，可以看到户外自然景观，协助老人对方向与时间、季节进行辨识。

（6）运用有适度的纹理、色彩、有趣物件的环境刺激，激发老人的兴趣与好奇心。

（7）提供老人可互动的场所、可近距离观看活动的空间，以提供促进老人社交的媒介。

（8）避免容易产生幻觉的视、听觉环境，以减少老人攻击行为。

从上述八条原则可以看出，失智症老年患者的照护环境设计的前提是安全，只有在保证安全的情况下才能够实现舒适性、开放性等功能。如目前的居家环境不适合失智症老年患者居住，可依照上面提到的八条原则对现有居家环境进行适当改造，具体内容如下：

（1）进食环境改造：光线充足；地板加入防滑设施；餐桌上不放易燃、易倒、易碎的物品；餐桌离厨房和冰箱的距离适宜；必要时冰箱安装安全锁；煤气灶安装煤气泄漏监测器；尖锐的器具宜妥善保管，应放在有安全锁的橱柜中；选择落地式橱柜（符合老人身高、身形）；必要时可以将厨房加锁；定期检验报警装置是否正常运作。

（2）卫生环境改造：光线充足；洗手间地面保持平坦、干燥、无积水、无障碍物；地板加入防滑设施；使用夜灯，方便起夜上洗手间；在洗手间贴上醒目的标志；尽可能选择坐式马桶（符合老人身高、身形），马桶旁有颜色醒目的扶手架；在浴缸旁设置醒目的扶手架，可加装座椅；使用冷热水合一的水龙头，同时将热水调节在适当温度，以避免烫伤；老人的常用物品要放在随手可及处；设置紧急呼叫系统。

（3）睡眠环境改造：卧室尽量安排在1楼，若住在高楼层，应特别注意阳台、窗户等处需安装加高防护栏或活动锁，使窗户只能打开小部分，以避免老人意外坠落；床的高度应在老人膝下，与其小腿长度基本相符；对于下床不便的老人，可以将床垫放在地上睡觉，以防止跌倒事件发生；床上使用保暖器、电热毯等物品应严格控制温度，以避免烫伤。

（4）娱乐环境改造：活动场所应宽敞明亮，无障碍；设置回路，沿路可放置老人感兴趣的物品和可供休息的座椅；可种植无危险的植物和饲养无攻击性的宠物；照护者也可参与其中，分享欢乐，维持良好关系；随着病程的进展，需要对老人进行持续评估和调整。

（5）其他环境改造：楼梯间和出入口应宽敞（让轮椅有回转的空间）、明亮，避免太亮或反光；过道可加装扶手；楼梯间和出入口要及时清理，勿堆积杂物，保持通道畅通；出入口贴上防滑条，避免使用小地毯，以防止跌倒；门口放置辨认标志，最好安装门禁系统，门被打开就会发出声音（招呼语或音乐）。

（姬悦　李沙沙　周柯妤）

二、失智症老年患者的饮食与营养照护

【案例情景一】

张爷爷，65岁，独居，去年开始记忆力不好，有时会想不起钥匙、钱包放在什么地方，有时上厕所后会忘记冲水，有时会忘记到底有没有吃饭……半年后子女发现父亲日渐消瘦，究其原因是父亲患有失智症，时常不知道饥饿，忘记吃饭，有时一天只吃一顿饭，且进食量少，半年内体重下降8千克。

【案例情景二】

李婆婆，76岁，因"腹泻、纳差、体重下降3千克"入院，中度认知障碍，反应迟钝，食欲减退，食量减少，每餐不足50克。平时由于进食较慢，常常与家人分开进食，入院前1天李婆婆看见自己爱吃的罐头，顿时胃口大开，于是将其全部吃掉，2小时后出现腹痛、腹泻不适，之后女儿发现罐头已过期1年。李婆婆入院后病情加重，现无法自己进食，需陪护或家属喂食。

照护知识

【失智症老年患者的营养管理是什么？】

失智症老年患者的营养管理是指运用科学的理论、技术和措施，研究（评估）和解决失智症老年患者个人及群体的营养问题。主要从以下几个方面进行干预：食物的选择、饮食结构调整、进食行为纠正、家庭与社会支持、营养教育、营养性疾病预防、疾病饮食调理等。

【失智症老年患者营养不良的原因有哪些？】

导致失智症老年患者营养不良的危险因素很多，主要有：

1. 与失智症相关的改变。失智症引起的记忆力下降、认知功能下降等可导致老人的三餐不规律、饮食营养不均衡、饮食不合理、进食障碍等。

2. 与年龄相关的生理性改变。失智症老年患者随着年龄增长，牙齿缺损、脱落，咀嚼及吞咽功能减退，影响进食；渴感减退，引起饮水不足，严重时可导致脱水；嗅觉和味觉障碍，导致食欲下降；各种消化酶活性下降，影响食物的消化与吸收；胃肠蠕动功能减弱、胃酸分泌减少、胃排空延迟等导致消化、吸收功能减退。

3. 任何急性或慢性疾病均可影响失智症老年患者的营养状态。失智症老年患者合并其他疾病是营养不良的主要原因。疾病可通过影响机体的能量需求、摄入和代谢等环节导致营养不良，如脑血管疾病、关节炎、肺疾病、糖尿病、慢性肾病等。精神情绪异常也可影响失智症老年患者的营养状况，例如抑郁症、失眠、焦虑和情绪低落等。

4. 社会环境因素。失智症老年患者的社会经济状况、环境因素、家庭关系都会影响其营养状况，如孤独、寂寞、退休、丧偶、贫困与生活压力等。

5. 药物。失智症老年患者既容易发生营养不良、贫血、肌肉减少、骨质疏松等与营养缺乏和代谢相关的疾病，同时也是心血管疾病、糖尿病、高血压、慢性阻塞性肺疾病等慢性病的高发人群。失智症老年患者很多都是多病共存，长期服用多种药物，很容易造成食欲不振，影响营养素吸收，加重营养失衡状况。常见可造成营养不良的药物，例如降血压药物（利尿剂）、治疗甲状腺功能减退的药物（甲状腺素）、治疗呼吸道疾病药物（茶碱）、抗癌药物（顺铂）、抗惊厥药物（苯巴比妥、苯妥英钠）、类固醇激素和传统的抗精神病药物（安定）等可从不同方面影响老人的食物摄入与消化，最终导致或加重营养不良。

6. 不良饮食习惯。失智症老年患者常存在不正确的饮食习惯，如忘记吃饭时间、吃变质的食物、拒绝进食、素食主义者或限制饮食，这些都会引起营养不良。

7. 失能。失智症老年患者由于活动量减少，或活动能力有限，能量代谢和食物摄入量改变，引起相应的营养不良症状，例如肌肉萎缩、肌肉量减少、脂肪量增加；加上骨量丢失、关节及神经系统退行性病变等问题，身体活动能力减弱，对能量、营养素的需求发生改变。

【失智症对老人饮食能力的影响表现在哪些方面？】

1. 忘记吃饭时间、记不清楚吃没吃饭或忘记之前已经吃过饭，吃过还想吃。

2. 辨认食物困难，不知道什么东西可以吃，什么东西不可以吃，不知道吃多少食物是合适的，甚至有些失智症老年患者会去吃不是食物的东西。

3. 无法准确表达饥饿和口渴。

4. 容易分心，不能专注地吃饭。

5. 无法正常使用餐具，例如某些失智症老年患者不能像正常人一样用筷子进食、用勺子喝汤等。

6. 食欲不振，不想吃东西或拒绝吃东西。

7. 部分失智症老年患者还会出现吞咽困难，容易误吸。

【失智症老年患者五大常见的进食问题】

1. 进食过多。失智症老年患者由于记忆力下降、识别饥饿的能力下降，可能会不记得自己吃过东西，看到食物就想吃。

2. 拒绝进食或进食过少。失智症老年患者可能由于情绪不佳、抑郁、识别饥饿能力下降、身体因素、药物作用、食物不合口味、活动量减少等不想进食或拒绝进食。

3. 进食异物。失智症老年患者由于认知功能下降、脑部功能退化，常常有进食异物的表现，喜欢啃手指，抓住物品就往嘴里放，不论是可以吃的还是不可以吃的，例如吃肥皂或香皂，饮用清洁剂等。

4. 过度照护。照护者对失智症老年患者过早地进行喂食，剥夺老人进食操作乐趣，可能会造成老人对照护者过度依赖，导致老人进食的兴趣锐减。

5. 吞咽障碍。失智症老年患者由于衰老、疾病、药物、进食注意力不集中、进食食物种类选择不恰当、进食速度过快等原因易出现吞咽困难，导致误吸。

【选择什么食物可以满足失智症老年患者的营养需求?】

1. 增加蛋白质供给。

要保证失智症老年患者摄入充足的优质蛋白质,最好以动物性优质蛋白质为主,例如瘦肉类(猪肉、牛肉、羊肉、鸡肉和鸭肉等)、鱼虾、奶及奶制品。动物性优质蛋白质应占总蛋白质量的 50% 左右。因失智症老年患者胰岛功能受损、蛋白质利用效率下降,建议在每餐中摄入 25~30g 优质蛋白质,以刺激肌肉蛋白质合成。长期以素食为主的失智症老年患者,应补充黄豆以及豆制品(如豆腐、豆浆、豆腐脑、豆皮等),每天至少补充 60g 蛋白质。蛋白质应该三餐均匀分布,不应该仅在早餐或午餐才有。

2. 减少脂肪和蔗糖、果糖等碳水化合物的供给。失智症老年患者摄入脂肪应控制占总能量的 20%~25%(每天 50~60g)为宜,包括食物中所含有的油脂与烹调用油。失智症老年患者应食用含 Ω-3 脂肪酸的油类,如橄榄油、大豆油、亚麻籽油和玉米油等。一些研究表明,从食物中摄入更多 Ω-3 脂肪酸的人可能患失智症和认知障碍的风险较低。当然还需要进行更多研究来评定 Ω-3 脂肪酸对大脑的影响。所需要的碳水化合物应由营养丰富的全谷、蔬菜、水果来提供,碳水化合物应控制在占总能量的 55%~60%。

3. 增加维生素摄入。维生素 C 和维生素 E 为天然抗氧化、抗衰老的保护剂,维生素 D 为骨骼代谢及钙稳态调节剂,可维持骨骼健康、预防骨质疏松。B 族维生素参与三大营养物质的代谢,是多种重要酶的辅酶,失智症老年患者应增加这些物质的摄入量。日常生活中应鼓励失智症老年患者多吃新鲜的蔬菜和水果,增加维生素的摄入。

4. 减少钠盐的摄入,适当增加钙、镁等矿物质的摄入量。失智症老年患者应少吃盐和加工食品,如火腿、咸肉、午餐肉、炸薯片、奶酪、熏鱼、罐装鱼及盐焗坚果等。建议每天至少喝一杯牛奶,应多食用奶类食品、贝壳类海产品、豆制品、绿叶蔬菜、水果、坚果、谷类等。失智症老年患者钠的摄入量每天应不超过 1500mg。

5. 保证饮水。失智症老年患者每天的饮水量需达到 1500~2000mL。首选温热的白开水,也可根据其喜好准备饮品,如果汁、豆浆、牛奶、菜汤及茶水等。失智症老年患者每日饮水量(除去饮食中的水)应根据体重计算:每日每千克体重 25~30mL 水(每日不少于 1500mL 水)。

6. 其他。失智症老年患者应增加餐次,少食多餐,不暴饮暴食。食物烹调要注意色、香、味,尽量少放或不放味精。失智症老年患者应控制钠盐摄入,不吃或少吃油炸、油煎、烟熏食物,应以凉拌、蒸煮等低温烹饪方式为主，这样能最大限度保留食物中的营养，减少营养成分的流失。失智症老年患者应尽量做到不吸烟，不饮烈酒。对于进食量少的失智症老年患者，除三餐外可有两到三次加餐，或以正餐与茶点相结合的方式，以保证获得充足的营养。进食量小的失智症老年患者，应注意在餐前和餐时少喝汤水，少吃汤泡饭。

照护技能

【如何照顾好早、中期失智症老年患者的饮食？】

失智症老年患者随着病程的进展，会出现不同的进食障碍，其饮食习惯也有可能发生改变。饮食和营养息息相关。一旦饮食出现问题，老人就可能会出现营养不良，进而加重老人的认知障碍，导致身体虚弱，增加跌倒、感染等的风险，同时增加激越行为和出现精神行为症状的可能性。因此，在日常生活中，照护者必须加强对失智症老年患者的饮食和营养管理。

1. 餐前评估。

（1）首先要评估失智症老年患者能否自行进食，咀嚼和吞咽功能如何，饮食习惯怎么样，有无特殊饮食习惯，有没有进食异常的表现等，以便进行针对性处理。

（2）对有假牙的失智症老年患者，每次进食前照护者应检查老人的假牙是否佩戴合适，进食后老人能否自行做好口腔护理。

2. 选择合适的食物。

失智症老年患者饮食宜清淡，品种应多样化，要多吃蔬菜、水果等富含维生素、纤维素的食品，少吃动物性脂肪；食物要适合老人的口味；在烹饪方面，需做到色、香、味俱全，以提高老人食欲；应该合理安排饮食，提高老人生活质量。三餐要注意减少盐、糖的摄入量，食物以谷物、豆类为主，同时摄入足量优质蛋白质。乙酰胆碱有增强记忆力的作用，失智症老年患者可多吃一些富含胆碱的食物，如核桃、花生、燕麦、小米等。各种蔬菜烹调时少放或者不放味精，尽量使用玉米油、花生油、大豆油等，这些油类含有抗氧化物质，可以延缓衰老，同时可以供给充足的必需脂肪酸。

对于有特殊饮食习惯的失智症老年患者，应根据其意愿及饮食习惯，选择合适的食物，例如，从小在南方长大的老人，保持着南方的饮食习惯，照护者就要多为老人提供米饭、米粥这样的食物。对于生活在四川的老人，喜欢川菜，就可以多提供四川的特色菜，如回锅肉、麻婆豆腐、宫保鸡丁或鱼香肉丝等。

对于视觉、嗅觉和味觉减弱的失智症老年患者，可以用调味料提高食物的风味，可选择颜色鲜艳的食物，盛食物的餐具最好与食物形成反差色，以利于区分。

对于咀嚼能力和吞咽功能差的失智症老年患者，必要时可将食物切成小块，烹调的时间可适当长一些，让食物变得软一点，以利于老人的吞咽。这类失智症老年患者主要以软食或半流质饮食为主。

对于温度不敏感的失智症老年患者，他们无法判断食物的温度是否合适，照护者应为老人把好关，给老人准备温度适宜的饭菜，防止饭菜过冷引起胃肠不适或过热引起烫伤。

对于丧失饥渴感的失智症老年患者，照护者需提醒老人饮水，确保老人维持饮水量在 1500~2000mL。水分的摄入可以灵活多样，可以从温开水、豆浆、牛奶、菜汤到水果茶等。鼓励失智症老年患者白天大量饮水，晚饭后尽量少喝水，以减少夜间上厕所的次数。

对于食欲不振、不想吃东西的失智症老年患者，需了解其原因，帮助刺激食欲，鼓励其进食。为了增加老人饥饿感，可以在饭前 1 小时鼓励老人做力所能及的事，包括主动或被动活动；调整食物中的调味品以适应老人的味觉变化，可以在用餐时才揭开食物上的盖子，以释放浓郁的香味，刺激老人的嗅觉；也可以让老人在香味芬芳的厨房进餐或在吃饭前深吸气来闻食物的香味，这样可以提高饥饿感。

对于判断力低下的失智症老年患者，照护者要定期检查家里存放的食物是不是已经过期或变质，要及时清理已经过期或变质的食物，避免误食而造成不必要的伤害。

3. 准备适合的餐具。

（1）照护者应先评估失智症老年患者使用餐具的能力，为老人选择合适的就餐用具。失智症老年患者适合使用容易持握、便于使用的餐具。例如，已经握不稳筷子的老人可以改用勺子。如果老人要用手抓，就可以把食物做成能直接用手拿着吃的形式，如寿司、饭团等。

（2）为失智症老年患者选用的碗和盘子的颜色，要和餐桌桌面和食物的颜色有明显的区别。失智症老年患者往往存在视觉障碍。如果餐具的颜色和桌面或食物的颜色相似，老人可能就会出现混乱，不知道应该夹哪儿、吃什么。在大多数情况下，纯白色的碗和盘子就是不错的选择，老人可以比较容易分辨出哪儿是食物、哪儿是装食物的容器、哪儿是餐桌的桌面，可以提高对食物的注意力。

4. 选择适宜的就餐环境及进食体位。

（1）失智症老年患者无论生活在家里还是养老机构，照护者每天应安排老人在相对固定的时间、地点、座位进行用餐，尽量安排老人与家人或朋友一起进餐；就餐前30分钟应减少人员走动、停止室内打扫，进食环境一定要温湿度适宜，通风良好、安静、安全，避免老人在进食过程中分散注意力，导致老人呛咳或中断进食、不愿意继续进食等；用餐环境一定要光线充足，失智症老年患者分辨食物的能力和视觉空间感通常已经发生退化，一个明亮的用餐环境能够让老人更好地看清楚食物，选择自己喜欢的东西吃。餐桌的布置要尽量简单，只放吃饭需要的餐具，不要放置花瓶、装饰品、调味瓶、多余的餐具等不必要的物品，避免老人分心和迷糊。餐桌桌布的图案要简单，最好选择纯色的桌布。照护者要确保老人使用的餐椅结实、牢固，不会产生平衡问题。

（2）舒适的姿势是老人顺利用餐的一个关键因素，应帮助失智症老年患者选择正确的进食体位。条件允许时，尽量取坐位或半坐位进餐，即上半身直立90°，头部向前倾斜15°。卧床者床头摇高60°，病情不允许时可取右侧卧位进食；将食物及进食所需用物置于餐桌易取处，鼓励老人独立完成进餐，必要时可给予协助。

5. 鼓励失智症老年患者自行进食。

失智症老年患者可能不能像正常人一样自如进食，他们吃东西的速度要比正常人慢，照护者应该理解、鼓励和帮助老人，留给老人足够长的吃饭时间，而且要提醒老人细嚼慢咽，别着急，慢慢吃。照护者不能为了自己方便就剥夺老人自行进食的权利，应鼓励能自己进食的老人尽量自己进食，不要过早地进行喂食。失智症老年患者进食时将食物弄到衣服上、餐桌上或者地板上时，照护者不要责骂老人，应找出原因，帮助其选择合适的就餐用具，例如对于用筷子夹菜不稳的老人，我们可以选择用勺子或叉子，或者选择一部分不需要使用餐具的食物（例如玉米、馒头、包子、花卷、披萨、寿司、红薯等），让他们可以直接用手抓食物进食。对于需要照护者喂食的老人，在喂食的过程中，照护者应动作轻柔，每一口的喂食量不要过多，并且要留给老人足够的咀嚼时间，要确保老人第一口全部吞下后再喂第二口，以防止发生噎呛。

6. 其他。

照护者应给予失智症老年患者充足的进食时间；应使其注意力集中，可关闭电视、收音机、音响等设施设备，不宜谈论令人不愉快的事情，尽量避免打扰老人就餐，让老人能够专注地吃饭；帮助老人调节就餐心理，使其保持良好的情绪，老人情绪不稳定时禁止进食；告知老人用餐时不要狼吞虎咽，避免一次进食过多，宜少食多餐、细嚼慢咽，少吃辛辣、刺激的食物；不要给老人吃坚果、爆米花这类食物，吃鱼时，要选择剔除了骨刺的鱼肉，避免老人被噎住或被骨刺卡住；多选择一些适合老人的易咀嚼、易吞咽、易消化的食品；食物温度应适宜，温度过热可致黏膜烫伤，温度过低易导致腹泻，食物温度在40℃左右为宜；对于缺乏食欲者应刺激食欲，对暴饮暴食者加以控制，以维护老人正常的消化功能；最好有人陪伴老人进餐，以防发生窒息；用餐过程中要注意观察老人的食欲和进食情况，有异常时应及时采取措施，必要时就医；指导老人养成进餐后漱口的习惯，以去除口腔残渣，保持口腔清洁。

【照护者在早、中期失智症老年患者饮食护理中的作用有哪些?】

1. 鼓励有自理能力的老人自行进食，当进食太少时，可以在其自行进食基础上适当喂食。

2. 给老人创造良好的用餐环境，根据老人需求准备食物和合适的餐具。

3. 帮助老人养成良好的饮食习惯。

4. 协助老人采取舒适的进食体位。

5. 在允许的情况下陪同老人一起进餐。

（阮顺莉　吴驭　余姣）

三、失智症老年患者的清洁照护

【案例情景一】

周婆婆，70岁，因"记忆力减退1年，肺部感染加重10天＋入院"。一年前周婆婆开始记忆力不好，有时会想不起是否关门，常常忘记与邻居约好的时间，经常忘记家里常用物品的位置，有时上厕所后会忘记冲水，半年前因不慎摔倒而长期卧床。以前周婆婆是非常爱整洁的人，现在照护者说老人对洗漱特别反感，强烈拒绝，从而导致老人身上气味难闻，身上皮肤搔抓明显，头发脏乱不堪，口臭难闻。

【案例情景二】

泉爷爷，80岁，与儿子、儿媳生活，儿媳实在不能忍受公公身上的味道向老公抱怨说："爸爸已经很久没有洗澡了，说话时口臭难闻，身上还有一股难闻的气味，现在天气开始热了，真怕爸爸身体有什么状况，以前爸爸是很爱干净的人，现在却变得不愿洗澡了。"泉先生晚饭后，与父亲在看电视的时候，问父亲要不要洗澡，他父亲却说，"我昨天才洗的，今天就不用洗了，也没有出汗。"父亲的回答让泉先生丈二和尚——摸不着头脑，究其原因才知道是父亲患有失智症，经常记不住事情。

照护知识

【失智症老年患者的清洁照护内容有哪些?】

　　清洁是失智症老年患者的基本生活需要，也是促进老人身体健康的重要保证。定期清洁头发，经常梳理头发，可帮助疏通筋络，促进血液循环，从而获得保健效果。定时刷牙、漱口或者口腔护理，可以清洁口腔，避免口腔内局部炎症、溃疡、口臭及其他并发症。定期清洁皮肤（如沐浴），不仅能清洁皮肤上的污垢，而且能缓解疲劳，并能观察皮肤的情况。清洁可以使老人身体舒适、心情愉快，满足其自尊需要。与此同时，老人到达一定的年龄时，身体的免疫力会严重下降，这时候很容易发生阴道炎及泌尿系统感染，因此平时注重清洗，注意外阴的清洁尤为重要。

【失智症老年患者清洁差的原因有哪些?】

　　失智症老年患者清洁差的原因很复杂，主要包括下列几方面。

　　1. 清洁概念缺乏。由于失智症老年患者脑神经退化，影响到认知及记忆功能等，导致老人很有可能不记得怎样沐浴，或者抵触沐浴、清洁头发以及清洁口腔，缺乏清洁概念。

　　2. 衰老。失智症老年患者随着年龄增长，身体状况及自理能力日益下降，对很多清洁可能都力不从心，如肩关节功能下降者，可能存在上背部的清洁困难；肥胖和腰部功能下降的老人，可能存在脚部清洁困难。

　　3. 急性或慢性疾病。任何急性或慢性疾病均可影响失智症老年患者的清洁状态。失智症老年患者合并其他疾病可通过影响机体的活动导致老人自理能力下降。老人不仅饱受疾病困扰，还因日常生活活动能力的丧失而无法独立完成个人清洁活动。

　　4. 环境因素。失智症老年患者的社会经济状况、环境因素、家庭关系都会影响老人的清洁状况。老人居住环境中卫浴设计要合理，如洗漱台面高度应根据老人的实际情况来设计。

　　5. 与生理、心理、生活经验、隐私有关。失智症老年患者有时记不得清洁口腔、头发和身体是为了什么，从而导致没有耐心。或老人在过去的成长过程中有与水有关的负面记忆，例如曾经溺水、被水呛到等；不能保持平衡、害怕摔倒或清洁的方式改变等也与老人清洁差有关。

　　6. 照护者因素。照护者在长期照护的过程中，往往会面对失智症老年患者出现的各种精神行为问题，进而产生照护压力与负担。照护者切勿过度协助，剥夺老人自行操作的机会，应尽可能让老人做一些力所能及的事情，以锻炼和保护其残存的功能。照护者与老人互动时需要注意不要与老人起争执，多给予老人耐心和理解、鼓励和支持。

【失智症老年患者常见的清洁问题有哪些？】

1. 拒绝或者抵触个人清洁。

失智症老年患者由于认知功能下降，对于个人卫生感到陌生，甚至可能会感到不愉快或觉得受到威胁，从而可能会出现具有攻击性或反抗性的行为，例如尖叫、抵抗或者打人。

2. 忘记是否进行了个人清洁。

失智症老年患者在生理上，因为脑神经退化，可能出现记忆功能下降，有时老人不记得个人清洁是为了什么，记不清楚是否进行沐浴、洗头和口腔护理，或者认为自己已经清洁完毕，有的甚至找不到浴室在哪里。

3. 忘记清洁步骤。

失智症老年患者由于记忆功能下降，有可能忘记挤牙膏、上下刷动、漱口等一些小细节；也有可能在沐浴时忘记是先放水还是先擦沐浴液；或者完全忘记怎样进行个人清洁。

4. 无法正确使用清洁物品或清洁器具。

失智症老年患者因脑部神经退化，可能无法辨认香皂、洗发水、毛巾、牙刷、牙膏等；不知道眼前的清洁物品是用来干吗的，它们的作用分别是什么，浴室里的浴缸、沐浴用的花洒应该怎样使用。

5. 无法感知水温或对水产生恐惧。

失智症老年患者由于全身本体感觉减退，平衡感变差，敏感度下降，对水温感知能力下降。此外，失智症老年患者可能存在错认、幻觉等迫害妄想等状况，从而对水产生恐惧。

【照护者在早、中期失智症老年患者清洁护理中的作用有哪些？】

1. 预先营造安全、舒适的环境。如使用暖炉使浴室内温度适宜、做好防滑措施、遮盖镜子（如果害怕镜子）、准备好温度适宜的浴室水、调亮光线（减少错觉产生）、播放老人喜欢的音乐等。

2. 及时发现老人需要的帮助，并根据老人失能程度，提供督促、辅助用具或者帮助清洁。

3. 帮助老人养成良好的清洁习惯。

4. 多鼓励、少责备、少催促，老人不能完成时给予协助或帮助完成，完成时立即鼓励，并给予赞美。

5. 在沐浴过程中，应重视老人的隐私与舒适度，动作应温和。

【如何正确满足失智症老年患者对个人清洁的需求？】

1. 了解老人清洁能力，及时发现老人清洁需要帮助，明确哪些方面需要帮助，根据老人失能程度，提供督促、辅助用具或者帮助清洁。

2. 提供舒适、熟悉、安全的清洁环境。可先播放轻柔的音乐，让老人放松心情。在老人沐浴时切记不要紧闭浴室门，让空气保持流通，浴室内不设置镜子，有的老人看到镜子里的自己可能会误认为陌生人而害怕。浴室门宜开口大一些，以方便轮椅出入或者搀扶老人进出。浴室地面和其余空间不要有高度差，防止老人发生磕绊。浴室地面铺上防滑垫，以免老人在沐浴过程中摔倒。浴室门不要装锁，以免老人在浴室发病时门打不开，导致救援人员无法进入。洗漱台高度应根据老人的身形设计，适合老人的洗漱台高度以 65~85 厘米为佳，洗漱台下方进深可适当增加，以方便坐轮椅的老人腿部进入，方便其自行洗漱。

浴缸深度不可大于 50 厘米，长度应在 150 厘米以内，靠背应有一定缓坡，以防溺水。较高的浴缸应配有座椅或者台阶，方便跨进、跨出。浴缸的底部需要做防滑处理或者加设防滑垫，以保证老人在使用过程中的安全。

3. 采用老人喜欢的清洁方式。细心了解和观察老人以往的洗浴习惯，是喜欢盆浴、淋浴还是擦洗；口腔护理时的习惯，头发清洁时的变化，并据此选择相应的清洁方式。

4. 提供老人喜欢的清洁用品。在失智症老年患者情绪稳定时，准备好老人喜欢的清洁物品，包括洗发液、沐浴乳、海绵、干净的毛巾、牙膏等。

5. 其他。对失智症老年患者的清洁不必急于一次完成，可先让老人接受清洁这件事，再进一步让其接受完整的清洁过程，且头发也不必每次洗。唯有以合适的方法、耐心、敏锐应变力、爱心来帮助老人清洁身体，才能帮助老人保持个人清洁，保持愉快的心情。

照护技能

【如何做好早、中期失智症老年患者的清洁？】

对失智症老年患者来说，做好个人清洁，可以降低疾病的发生率和保持良好的形象及心情。清洁是每一个老人的基本需要，也是老人身体健康的重要保证。日常生活照护中，照护者提醒、协助、帮助失智症老年患者清洁尤为重要。

1. 清洁前评估。

（1）首先要评估失智症老年患者是否能自行清洁口腔、头发、身体，是否能找到浴室，是否能看得清楚，是否能保持平衡，是否能伸展胳膊，是否能记住清洁的步骤，是否能知道不同物品的用途，是否能感知水温。

（2）对有假牙的失智症老年患者，每次清洁前照护者应检查老人是否能自行取下假牙，能否做好口腔清洁。

（3）评估及了解失智症老年患者对于清洁的态度是否拒绝或排斥。

2. 皮肤清洁。

失智症老年患者日常生活中要注意保持皮肤清洁，沐浴可清除污垢，保持毛孔通畅，预防皮肤病的发生。失智症老年患者大多患有记忆障碍，因此很有可能不会沐浴，这就要求照护者要把皮肤清洁的程序简化，若老人记不住也不要责怪，默默地帮助他们就可以了。如果老人不知道浴室是做什么的，就可能抵触在浴室里脱衣服，即使面对家人也可能紧张，更不要说外来者，这时候需要照护者提醒一句家里的浴室是安全的，如此他才可能放心。对于无法独立完成沐浴的失智症老年患者，照护者可以陪同他一起清洁皮肤，以消除他的不安全感。当照护者帮助老人沐浴时，应保持尊重、耐心和冷静，动作应轻柔，不要在沐浴时谈论为什么需要沐浴，可以告诉老人沐浴前应做什么准备，帮助老人提前做好准备，确保在沐浴之前已经将所需要的物品都准备好了。无法站立的老人沐浴时可以使用沐浴凳子，照护者在老人沐浴时让老人坐着，帮助其清洁皮肤。为了保证老人在浴室的安全，浴室内要准备防滑垫。

在帮助老人进行皮肤清洁时，不要强制老人沐浴，应根据老人之前的生活习惯，如喜欢盆浴还是淋浴，喜欢在早上还是晚上沐浴，选择一天中老人最平静和最愉快的时候安排沐浴，并使其养成习惯。有阴道炎或泌尿系统感染的老人禁止盆浴。盆浴及沐浴时保持浴室内通气；洗澡前调节好水温，用手试试水温，水温最好调节在 40℃，室内温度调节在 24℃～26℃；如果老人怕冷，那就要提前给浴室加温，或者准备一个干毛巾和浴袍。沐浴时间以 10～15 分钟为宜，时间过长易引发胸闷、晕厥等。应在餐后至少 1 小时后再沐浴，因为饱餐后立即沐浴会影响消化和吸收，而饥饿时沐浴，可能会发生低血糖，甚至虚脱或昏倒。沐浴前要询问失智症老年患者是否需要上厕所。

多病共存的失智症老年患者沐浴时，特别是有心血管疾病的，应有人陪伴、扶持，且动作宜慢，避免滑倒。沐浴时选择弱酸性的硼酸香皂及沐浴液，选择老人喜欢且熟悉的味道，沐浴使用的毛巾应柔软，洗时应轻擦，以免损伤皮肤，建议每周沐浴 2 次，夏季则可每天温水洗浴，也可预防性地在晚间热水泡脚后用磨脚石去除过厚的角质层，再涂护脚霜，避免足部皲裂。对于已有手足皲裂的老人，可在晚间沐浴后，涂上护手、护脚霜。

3. 头发清洁。

失智症老年患者头发与头部皮肤的清洁卫生很重要。老人的头发多干枯、易脱落，做好头发的清洁和保养，可减少头发脱落。根据老人的喜好，准备合适的洗发用品，头皮和头发干燥者清洁次数不宜过多。定时陪老人理发，头发干后可涂以少许润滑油。

4. 口腔清洁。

老人牙缝通常较大，容易残留食物，如不及时清理，则会侵蚀牙齿。刷牙时针对老人的生理特征，选择老人喜欢的牙膏及洗漱用品。定时刷牙与漱口或者用棉球擦拭口腔，可减少细菌在口腔的生长繁殖，避免发生口腔内局部炎症、口臭及其他并发症。刷牙方式要正确，力度应适当，不要因为老人不会刷牙或者动作缓慢就快速帮他完成，有时他只是忘了其中一个步骤，照护者只要在一旁稍加提醒，就能让他自己完成。要及时发现并治疗老人的口腔疾病。

（1）刷牙与漱口：早晚刷牙，饭后漱口。鼓励可以自理的失智症老年患者自己刷牙，对于半自理的老人可以辅助老人取坐位或者半坐位刷牙，对于牙齿稀少或者牙齿脱落的老人，应协助其每次进食后进行漱口。

（2）清洁牙齿表面：早期失智症老年患者可以使用牙刷刷牙，1 个牙刷使用时间不超过 3 个月。佩戴义齿的老人，吃饭前后要漱口，饭后清洁义齿，并且每天清洁舌头和口腔黏膜 1 次，然后按摩牙龈根部。义齿取下后要用清洁的冷水浸泡保存，每半年或者一年到医院复查，以防义齿变形或者破损，影响佩戴的舒适度。

鼓励老人少吃含糖的食物，减少甜食的食用次数，戒烟、戒酒，不嚼槟榔和不吸烟，不吃刺激性的和太烫的食物；督促老人每半年进行一次口腔检查，若存在缺损或者松动的病牙应尽早到正规医院治疗。保持口腔卫生对于老人身体健康而言非常重要。

5. 外阴部清洁。

失智症老年患者是一个较脆弱的群体，自身抵抗力降低，阴道炎及泌尿系统的感染发病率很高，因此外阴的清洁至关重要。对于能自理的老人，可根据老人的习惯，让老人自行清洗。对于不能自理的老人，照护者需要每天帮助其清洁外阴，把外阴尿渍及污垢清洗干净，并用柔软的毛巾把水渍擦干，保持外阴清洁、干燥，并帮助老人养成良好的习惯，勤换内裤，不穿紧身的裤子，穿棉质柔软的贴身衣裤，从而使老人有一个健康的身体。

（李慧2　陈茜　古红）

四、失智症老年患者的仪容仪表修饰

【案例情景一】

倪爷爷，72岁，与儿子、儿媳同住，平时喜欢在公园散步，与朋友聊天。一年前开始记忆力下降，经常忘记是否吃饭、吃药，忘记东西放哪里等；后来开始不梳头、不洗脸、不刷牙，穿衣服也不爱整理，还留了一脸胡须，给人一种邋里邋遢的感觉。公园里的朋友看倪爷爷这副模样，便减少了与他交往，甚至有些人不愿意与倪爷爷说话，导致倪爷爷的社交范围缩小、对过往的生活环境感觉陌生，这让他很不适应。半年过去了，倪爷爷失去了说话的朋友，儿子、儿媳也不愿跟他有太多的接触，他越来越暴躁，性格变得更加固执了。

【案例情景二】

李奶奶，66岁，与女儿、女婿同居，一年前被诊断为轻度失智。由于李奶奶特别喜欢打扮，所以一开始她便告诉女儿，如果自己忘记梳洗打扮，乱穿衣服，一定要提醒她。一年的时间里，李奶奶每天出门前家人都会提醒李奶奶梳头、洗脸、刷牙，有时候李奶奶还要画个淡妆，穿的衣服也是干净整洁，显得特别精神。有时候走在楼下或者坐在公园里，一些李奶奶已经不记得的老朋友还是会很耐心地拉着她的手，告诉她自己是谁，然后一起开心地回忆往事。回到家中，女儿、女婿也是每天帮着李奶奶梳洗打扮，一家人过得其乐融融。

> 照护知识

【什么是仪容仪表？】

仪容仪表主要是指一个人的发型、容貌、穿着、姿态和个人卫生等，主要展现的是一个人的精神面貌。仪容仪表的基本要求是干净、整洁、美观、卫生、身体无异味、着装适宜。

【为什么要帮助失智症老年患者整理仪容仪表？】

帮助失智症老年患者整理仪容仪表，保持老人面部清洁、头发干净整齐、口腔清洁无异味、身体清爽无臭味，对男性老人还应该每天帮助剃胡须，让老人保持一个良好的仪容仪表能使老人身心愉悦，拥有良好的心态，积极面对生活。

【仪容仪表修饰主要包括哪些方面？】

1. 头发的清理：进行头发的清洁、梳理和养护，头部的按摩，吃有益于头发的食物等。

2. 面部清洁：包括脸、鼻子、口腔、耳朵的清洁，还有男性老人胡须的清理。

3. 手部清洁：包括洗手、修剪指甲和护理手部皮肤。

4. 衣着适宜：包括服装、袜子、鞋子的选择。

5. 身体清洁。

照护技能

【如何帮助失智症老年患者对面部进行清洁？】

1. 洗脸。

（1）失智症老年患者洗脸的水温不能过高也不能过低，太冷或者太热的水对老人的皮肤都会造成伤害。

（2）一定要保证洗脸水的清洁，清洁的洗脸水能让老人有舒适的感觉，也可以防止疾病传播。

（3）洗脸毛巾和脸盆要经常用开水烫一烫，以消毒、杀菌。

2. 鼻子的清洁。

（1）准备用物：纸巾、热毛巾、棉签、鼻毛专用剪。

（2）步骤：首先，用热毛巾湿润老人鼻子周围的皮肤，使鼻子周围皮肤的温度慢慢升高，这样鼻涕才容易流出来。如果有鼻涕流出来，就用准备好的纸巾让老人将鼻涕擤出来。其次，用沾了橄榄油或者热水的棉签，或者是搓成条状或棍状的纸巾，把鼻腔清理干净。一定要特别注意用力大小，力度过大容易造成鼻出血。最后，用鼻毛专用剪修剪一下鼻毛，以保持鼻部的美观。

3. 男性老人胡须的清理。

为男性失智症老年患者剃胡须时，应一手绷紧老人面部皮肤，一手拿剃须刀，按照从左至右、从上往下的顺序，顺着毛孔的方向剃刮，避免刮伤老人。如果老人胡须比较坚硬，可以用温热的毛巾敷 5~10 分钟再进行剃刮。

4. 口腔的清洁。

5. 耳朵的清洁。

为失智症老年患者清洁耳朵时一定要先和老人沟通，让老人取坐位或者侧躺在床上。操作前应充分准备好清洁耳朵的用物，例如蘸甘油或者植物油的小棉棒、掏耳勺、纸巾等。为失智症老年患者清洁耳朵前，一定要取得老人同意，不能在勉强老人的情况下进行，以免对老人造成伤害。

【如何帮助失智症老年患者进行手部清洁?】

1. 洗手。

(1) 俗话说"病从口入",在"病从口入"的过程中,我们的双手起着至关重要的作用。不管是干净的手拿取了被污染的食物,还是被污染的手拿取了干净的食物,都会导致病毒和细菌通过我们的双手直接进入口中。失智症老年患者本身抵抗力就比较弱,如果再不注意手卫生,就很容易生病。

(2) 七步洗手法:在使用洗手液或肥皂的前提下,在流动水下进行冲洗,冲洗时间应大于 15 秒。具体步骤:①掌心相对,手指并拢相互揉搓;②手指交叉,掌心对手背沿指缝相互揉搓;③手指交叉,掌心相对沿指缝相互揉搓;④弯曲手指关节在掌心揉搓;⑤拇指在掌心揉搓;⑥指尖在掌心揉搓;⑦揉搓手腕、手臂,即"内外夹弓大立腕"。

2. 修剪指甲。

(1) 修剪指甲的注意事项:①修剪指甲的时候,指甲剪应平着修剪,切忌将指甲剪硬塞进指甲缝里修剪。②指甲周围的肉刺不能强硬拔出,应用指甲剪将肉刺齐根剪断,以免造成周围皮肤损伤。③人的指甲以平均每周 0.7 毫米左右的速度生长,手指甲建议一周修剪 2 次,脚指甲生长速度比手指甲慢,可以每个月修剪 1~2 次。

(2) 错误修剪指甲的危害:①频繁修剪指甲会导致指甲向肉里生长,形成嵌甲,严重的会导致骨质发炎甚至溃烂。②如果剪到皮肤,可能导致皮下组织化脓性感染,并引起其他一系列的炎症。③指甲修剪过短,容易使指甲两侧的皮肤褶皱向中间生长,也会形成嵌甲,同时还会使指头失去保护。④盲目地拔倒刺会导致指甲周围皮肤或皮下组织受损,导致创面增大、流血、继发细菌感染,还会导致甲沟炎或甲周炎等。

(3) 修剪指甲小妙招:①手握圆形物:为失智症老年患者修剪指甲时,老人容易手抖,不安全。可以让老人在手里握一个圆形的物体,这样就可以将手臂和手指的力量汇集在物体上,从而不再手抖。②温水泡手:失智症老年患者会有手指甲又厚又硬的情况,可以让老人将手在温水中浸泡 15~30 分钟,这样可以使指甲变软,方便修剪。如果指甲实在太硬,可以在浸泡的水里加少许醋,这不仅能软化指甲,还能起到消毒、杀菌的作用。

3. 护理手部皮肤。

对于失智症老年患者的手部一定要做好皮肤护理。首先,应做好手卫生,勤洗手,但不能过于频繁地洗手,也不要长时间把手浸泡在水里。水温应该适中。如果手部比较脏,可以使用洗手液,洗干净后及时擦干。其次,日常生活中，应尽量避免让手部受伤。尽量避免双手骤冷、骤热，注意手部皮肤的保湿及保暖，以促进血液循环。最后，在日常的生活中，应适当地涂一些护手霜，以防止手部皮肤皲裂。

【如何帮助失智症老年患者选择合适的穿着?】

1. 服装的选择。

(1) 失智症老年患者的服装特点。①实用：衣着应有保暖、防寒的作用，达到"冬衣求保暖，夏装能消暑"的作用。②舒适：衣着应轻便、柔软、宽松、合体，以利于老人活动，尽量选择纯棉质地的衣裤。③整洁：干净、整齐能给人舒适的感觉。④美观：根据老人的自身文化素养、品位等，选择适宜的服装，但仍应以简洁明快、方便穿脱为宜。

(2) 失智症老年患者的服装禁忌。①领口紧：易出现头晕、头痛、恶心等症状，尤其是患有高血压、糖尿病、冠心病等的老人。②腰口紧：易引起腰部疼痛或不适，腰口过紧还会影响腰部的血液循环和营养供给。

2. 袜子的选择。

对于失智症老年患者，袜子应具备维持体温、保持脚部清洁，甚至是保健的作用。脚掌上分布的汗腺和手掌上的一样丰富，所以应选择纯棉质地的袜子，袜口不宜过紧，以舒适为原则。袜口的位置对应的是脚踝，这是脚部血液循环的"关口"。对于失智症老年患者而言，若袜口太紧，不仅会使脚踝部出现勒痕，而且会使静脉血淤积在脚踝部，从而使心脏负担加重。如果是在夏天，袜子的选择应以单薄、透气、吸湿、排汗性好为原则。

3. 鞋子的选择。

为失智症老年患者选择鞋子应该注意以下几点。①透气是关键：因为湿气如果滞留在鞋内大于4~5小时，散失的热量就会增加，从而导致着凉的机会增加。②材质要柔软、舒适：硬底软垫，有一定硬度的鞋底和鞋后帮可以抗挤压，给予后跟更大的承托力。③鞋底防滑、摩擦力大：鞋底不防滑容易导致老人摔倒，尽量选择带防滑纹鞋底的鞋，以防走路打滑。通过增加鞋底与地面的摩擦力还可以减少老人腿部肌肉的紧张。④鞋跟高度以2~3厘米为宜：鞋跟越接近地面稳定性越好、越不易滑倒。但完全平跟也不合适，选择2~3厘米左右的鞋跟，可以提高老人足底的抗震能力，还有保护脊椎椎间盘的作用。总而言之，为失智症老年患者选择鞋子，应以减震、防滑、排汗、柔软、轻巧、安全、舒适、大小适宜为原则。

【如何帮助失智症老年患者整理仪容仪表？】

1. 能够自理的失智症老年患者。

（1）穿着：对于能够自理的失智症老年患者，可以让他们自行选择衣裤以及鞋袜，当老人自己穿好衣裤、鞋袜以后，照护者可以检查一下老人的穿着是否适宜。

（2）清洁：对于能够自理的失智症老年患者，若他们可以自己进行头、面部以及身体的清洁，照护者只需要在老人进行清洁前协助其准备好用物即可，但为保证老人的安全，在老人清洁身体时应在一旁陪同。

2. 不能自理的失智症老年患者。

（1）穿着：对于不能自理的失智症老年患者，照护者可以询问老人的意愿，为老人选择适宜的衣裤和鞋袜，并协助老人穿好衣裤和鞋袜。

（2）清洁：对于不能自理的失智症老年患者，照护者应准备好清洁时所需要的环境和用物，与老人进行沟通，取得老人同意后，协助老人进入浴室进行身体的清洁。

（古红　陈绍敏　李慧2）

五、失智症老年患者的排泄照护

【案例情景一】

王爷爷，72岁，轻度失智，平时由保姆照顾，最近两个月开始不愿外出，不愿与人交流，保姆发现王爷爷有时在原地转圈圈，主动询问王爷爷后，才知道他是想上厕所，但一时想不起厕所在哪里。

【案例情景二】

张奶奶，70岁，中度失智，偏瘫，由保姆照顾，儿女每个月来看张奶奶1次。由于喜欢吃肉，很少吃蔬菜，再加上缺乏活动锻炼，张奶奶出现了便秘的情况，每周只排便1或2次，且每次排便时间大于20分钟，最近便秘情况加重，需要每隔2天使用1次开塞露，以及每天口服缓泻剂帮助排便。

照护知识

【失智症老年患者排泄问题有哪些？】

1. 失智症老年患者失去对大小便的控制能力时，可能会出现尿裤子或是拉裤子的情况，如大小便失禁。研究发现大小便失禁常见于晚期失智症老年患者。

2. 老人便秘是指排便次数减少，同时排便困难、粪便干结。正常人每天排便 1～2 次或 1～2 天排便 1 次，便秘者每周排便少于 3 次，并且排便费力、粪质硬结、量少。便秘是老人常见的症状，约 1/3 的老人会出现便秘，严重影响老人的生活质量。

3. 尿潴留是指膀胱内充满尿液而不能正常排出。急性尿潴留起病急骤，表现为膀胱内突然充满尿液而不能排出，老人十分痛苦。慢性尿潴留起病缓慢，病程较长，下腹部可触及充满尿液的膀胱，老人不能排空膀胱，但老人可无明显症状。

失智症老年患者随着年龄的增加，因身体的调节能力逐渐减弱，或者因为疾病原因，常常出现排泄功能障碍。排泄异常不仅会影响生理功能，还会对心理造成很大的影响。排泄是人的正常生理需要，在失智症老年患者的照护中，排泄护理是相当重要的。

【失智症老年患者如厕困难的原因有哪些?】

1. 失智症老年患者由于不同程度的认知障碍，或者行动不便，可能无法及时如厕。

2. 记忆严重丧失时，许多失智症老年患者会忘记厕所在哪里或者忘记生理上要上厕所的感觉，忘记如何用语言表达上厕所的需要，因此，可能出现失智症老年患者在墙角、床边等地方随地大小便的现象。

3. 有时失智症老年患者碍于面子，不愿意别人帮助，但自己也处理不好。

【失智症老年患者便秘的原因有哪些?】

失智症老年患者因智能减退，与人交流困难，不能准确表达自己的需求，缺乏自主活动，加之胃肠道功能减弱，极易出现便秘。失智症老年患者便秘的原因如下：

1. 饮食：进食量少或过于精细，食物残渣相对减少，大便量也减少，不能有效刺激肠蠕动。

2. 药物不良反应：一些老人由于肠蠕动减弱，长时间便秘，经常通过服用缓泻剂来刺激排便，使便秘越来越严重。

3. 心理因素：老人会出现一些心理问题，如焦虑、紧张等，焦虑可增加盆底肌群的紧张度，从而引起排便相关肌肉不协调运动，导致便秘。

4. 忽视排便信号：老人由于治疗或环境因素，当出现便意时有时因不能立即排便而进行克制或忍耐，久而久之会使排便反射逐渐减弱甚至消失。

【便秘对失智症老年患者有哪些影响?】

大便排出不畅时，过度用力屏气的话，会增加腹压，同时使血压升高，可以诱发心绞痛、心肌梗死、脑出血、猝死等。

【失智症老年患者尿潴留的原因有哪些?】

1. 尿道病变,包括炎症、异物、结石、肿瘤、损伤、狭窄以及先天性尿道畸形等;或膀胱颈挛缩、纤维化、肿瘤、急性前列腺炎或脓肿、前列腺增生、前列腺肿瘤等。

2. 脊髓或马尾损伤、肿瘤,包括盆腔手术损伤支配膀胱的神经以及糖尿病等,可造成神经性膀胱功能障碍。阿托品、溴丙胺太林、东莨菪碱等松弛平滑肌的药物偶尔可引起尿潴留。

【尿潴留对失智症老年患者有哪些影响?】

1. 尿路感染:尿液不及时排出容易使细菌生长繁殖,进而发生尿路感染,出现尿频、尿急、尿痛及血尿等症状,感染后难以治愈,且容易复发。

2. 肾积水:尿潴留可以使膀胱内压力升高,尿液沿输尿管向上返流,造成肾积水,继而影响肾功能,严重者可导致慢性肾功能衰竭甚至尿毒症。

3. 其他:如诱发泌尿系统结石、导致膀胱破裂等。

【如何协助失智症老年患者如厕?】

1. 卫生间外应有明显的文字或图片标识,将门打开,以使老人容易找到。夜间卫生间的灯应保持常亮,使老人可以看到卫生间的方向。前往卫生间的通道处应做明显的指示标志并经常强化老人的记忆,使其能认识标志。前往卫生间的通道应保持通畅,避免杂物堆积,防止老人跌倒。

2. 给老人穿容易脱下来的裤子,例如松紧带裤子。

3. 照护者协助老人用可以活动的手抓住扶手,老人站稳后尽量让其自己动手脱裤子。如果老人自己无法做到,照护者可以代劳。照护者在协助老人移向坐便器时,身体要和老人贴紧,便于转移。

4. 照护者协助老人利用惯性,慢慢坐在马桶上,注意动作轻柔。

5. 为保护隐私,待老人坐稳后,照护者应站在门外等待;告诉老人,如有需要,可以叫"你","你"会及时提供帮助。

6. 给老人足够的如厕时间,鼓励其尽量排净大小便。

7. 老人用如厕后,照护者需要检查厕所,看老人是否已经大小便。

8. 照护者协助老人从马桶上站起时,动作要慢,并询问其有无头晕或其他身体不适。

9. 照护者协助老人穿好衣服,到相应位置坐好。

10. 将物品归位,废弃物收好,及时处理。

【如何引导失智症老年患者如厕?】

1. 心理护理:不要嘲笑老人,不要责怪老人,要维护老人的自尊,转移老人的注意力,解除老人的心理压力。

2. 照护者应学会辨别老人有尿意的讯号,留意非语言的信号,例如揪衣服、坐立不安、发出不寻常的声音或做出不寻常的面部表情、来回踱步、行走的步调不同、突然沉默或躲在家具后面等。

3. 照护者可以安排老人在固定时间去卫生间(白天每 2 小时 1 次),使其养成定时排便的习惯。或者在卧室放一个便携式的马桶或尿壶,以备夜间使用。将可能会被误认为是马桶的垃圾桶、花盆等物件挪走。每餐前和餐后引导老人如厕,晨起时和临睡前提醒老人如厕,晚间可固定时间安排老人起夜 1～2 次,外出前也要提醒老人如厕。

4. 白天多饮水,睡前控制饮水量。老人可能害怕出现尿失禁,白天也有意识地控制饮水量,这增加了尿路感染的几率,因此,应解除老人的顾虑,使其白天喝足量的水,夜晚控制饮水量。

5. 帮助老人保持会阴部清洁、干燥,及时更换衣物,清洗会阴部。

【如何照护尿潴留的失智症老年患者?】

1. 老人出现排尿不畅或夜尿增多时,照护者应尽早带老人去医院检查,查出原因后要给予相应的治疗。如有前列腺肥大,可根据医嘱使用坦索罗辛、非那雄胺等药物,缓解排尿问题。

2. 对于有尿潴留的老人,照护者为老人热敷下腹部时,应注意温度不可过高,防止烫伤。

3. 老人出现尿潴留时,照护者可以利用条件反射,让老人听流水声或用温水冲洗会阴部,诱导排尿。

4. 尿潴留严重的老人可使用留置导尿管,照护者应做好尿管的护理,每日清洁,并用聚维酮碘消毒尿道口两次。

【如何照护腹泻的失智症老年患者?】

1. 为了避免腹泻,老人在饮食方面应注意少食多餐,宜吃无油、少渣、易消化的食物,如藕粉、粥、面条、面片、面糊等,勿食生、冷、坚硬及含粗纤维多的食物,禁吃油炸、油煎食品。另外,如牛奶、豆浆等应少喝,以免引起腹胀。

2. 将柔软、透气性好的一次性尿垫铺在老人臀下,及时更换,避免污染衣物和床单。腹泻严重的老人可用卫生棉条塞肛,照护者应注意,棉条上的外留线不要剪掉,应留在老人肛门外,以方便取出棉条,及时更换。

3. 保持肛周皮肤清洁、干燥，一旦发现有大便，用柔软卫生纸擦拭后，再用温水冲洗皮肤，最后用干毛巾擦干水渍，照护者要动作轻柔，让老人保持舒服的体位，水温应合适；也可用电吹风吹干，注意电吹风的温度和距离，以免发生烫伤。可涂油膏于肛门周围皮肤，防止发生皮疹。

4. 如果老人出现腹泻，照护者应带老人及时就医，遵医嘱用药，避免发展为慢性腹泻。出现腹泻时还应注意腹部的保暖。

【如何照护便秘的失智症老年患者?】

1. 照护者要协助老人养成按时排便的习惯，告知老人有便意时不要控制不去排便，要及时去排便，否则容易发生便秘。照护者要减轻老人的心理负担，以利于老人养成按时排便的好习惯。

2. 排便最好是采取坐位，对于长期卧床的老人，照护者应协助老人取坐位排便。

3. 老人可在照护者陪同下进行适当运动，例如散步、做操、腹肌训练等。也可以用手在距脐周 3 厘米处顺时针按摩腹部，以促进肠蠕动，增加便意。

4. 当老人发生严重便秘时，照护者可带上橡胶手套，给老人使用开塞露，同时在橡胶手套上涂上润滑剂，沿老人尾骨慢慢抠出粪块。帮助排便后，照护者要观察老人的身体情况和排便情况。

5. 饮食的原则：多食用含粗纤维的食物，如粗粮、蔬菜、水果等；产气的食物，如豆类、薯类、马铃薯、萝卜、洋葱、豆芽、韭菜等；润肠通便的食物，如蜂蜜、芝麻、核桃、酸牛奶等，可刺激肠壁，促进肠道蠕动，使粪便易于排出。每天要有充足的饮水量，至少 1500mL，晨起喝一杯淡盐水或温开水，也能起到刺激肠蠕动、软化大便、使粪便排出的作用。忌食刺激性食物及饮料，如辣椒、胡椒、咖啡、浓茶、可乐等。

6. 当便秘无法得到改善时，照护者应带老人及时就医，遵医嘱用药。

（李沙沙　余姣　吴驭）

六、失智症老年患者的睡眠照护

【案例情景一】

李奶奶，73 岁，最近她的老伴发现李奶奶不如从前那样喜欢热闹了，以往喜欢去邻居家串门聊天、约朋友打麻将的李奶奶如今总是"宅"在家中，反应也变得迟钝，整天昏昏沉沉，看电视老是打盹，常常在家里来回踱步，有时经常开灯、关灯，用衣服擦桌子，做一些以前不会做且让人无法理解的事。而到了晚上，李奶奶睡到凌晨一点就再也睡不着了，自己一个人嘀嘀咕咕，或吵着闹着要换房子。家人都没办法正常休息，不知道怎么办才好。

【案例情景二】

"小周的报表又没有交上来，我来不及汇总给老板，又得挨训了，哎，他最近怎么回事嘛!""是啊，他最近看起来真的很不在状态，整天胡子拉碴的，我看老板对他已经很不满了!"临近年终，同事们又开始议论纷纷。小周到底因为什么变得如此狼狈呢?原来是小周的父亲最近天天半夜三更不睡觉，在家里翻箱倒柜，转来转去，行为怪异。有时候小周凌晨两点听到锅碗瓢盆的声音，父亲说要给一家人做早饭了;而到了白天，父亲反而变得懒惰，成天窝在沙发里，像是有睡不完的觉。前几天，老人上厕所时又不小心摔断了腿，小周白天上班，晚上还要照顾父亲，实在是精力不足。

> 照护知识

【什么是睡眠障碍?】

睡眠障碍是指人在正常的睡眠周期中，出现了与正常睡眠节律不同步的现象。睡眠障碍大致可以为两大类:睡眠过程中的异常行为和睡眠量的不正常。我们有时睡觉中会说梦话、做噩梦、磨牙，或者感到肌肉突然不自主地"跳"了一下，甚至少数人睡觉中突然起来活动，过了一会儿又睡下，也就是我们说的梦游症，这些都属于睡眠过程中的异常行为，是睡眠障碍的一种。另外，睡眠量的不正常，也属于睡眠障碍。失眠是常见的睡眠量不足，是指一个人主观上感到睡眠时间和睡眠质量不能满足其日间的社会功能要求，通常整夜的睡眠时间少于 5 个小时，可能表现为入睡困难、早醒、易醒等。但睡眠量的异常不仅仅表现为睡眠时间的减少，还可能表现为睡眠时间过度增多，例如内分泌异常、代谢障碍引起的嗜睡、昏睡和脑病变引起的发作性睡病（一种慢性的睡眠障碍，原因不明，表现为老人在短时间内出现不可抗拒的睡眠发作，睡眠时间一般不足十五分钟，常常可能导致跌倒等严重后果）。为失智症老年患者提供良好的睡眠照护，创造舒适的睡眠环境，做好充分的睡前准备，是帮助失智症老年患者提高其睡眠质量、改善健康状况必不可少的。

【失智症老年患者睡眠障碍有什么表现?】

存在神经系统退行性疾病的老人睡眠障碍的发生率较正常成年人有明显的增高。往往神经系统退行性病变越严重，其导致的睡眠障碍的表现就越严重。失智症是临床上常见的神经系统退行性疾病之一，其导致的睡眠障碍主要表现在以下几方面。

1. 睡眠紊乱。

几乎世界上所有的生物体，都在存在生物节律，就是我们常说的"生物钟"。人的睡眠周期由大脑及延脑中的网状神经核控制。在我们劳作一天后，到了晚上，大脑皮层由兴奋转为抑制，让我们感觉到困意并且想要入睡；休息调整八个小时左右后，延脑发出觉醒信号，大脑皮层便重新兴奋起来，使人从睡眠中觉醒，开始新一天的工作。规律的"生物钟"是我们维持体力和活力的基础。而睡眠紊乱就是指睡眠周期处于不正常状态，常常表现为夜间睡觉时多梦、易醒，醒后不易入睡。也就是我们常说的，该睡的时候睡不着，不该睡的时候老想睡。有时，工作和学习的压力会使我们发生睡眠紊乱，但经过一段时间的调整能很快恢复过来。失智症老年患者的睡眠问题主要表现为白天嗜睡和晚上失眠。其中，失智症老年患者失眠的发生率为45%。失眠的失智症老年患者表现为夜间难以入睡，或睡眠极浅、易惊醒，觉醒时间长，造成睡眠碎片化，睡眠效率低。且睡眠障碍与失智症病情发展呈正相关，症状越严重，睡眠紊乱程度就越高。睡眠障碍反过来又会导致病情加重，影响老人的生物节律，不利于老人的疾病发展。

2. 睡眠呼吸障碍。

睡眠呼吸障碍是睡眠相关的呼吸异常，即失智症老年患者在夜间睡觉的时候出现呼吸低通气或是呼吸暂停等情况，是失智症老年患者睡眠障碍的另一主要表现。研究发现，失智症老年患者的睡眠呼吸障碍发生率是相似年龄认知正常个体的5倍，其中最常见的类型为阻塞性睡眠呼吸暂停综合征，患有这类疾病的老人会出现夜间睡觉打鼾、呼吸暂停时响亮的鼾声突然中断以及白天嗜睡。出现睡眠呼吸障碍时，失智症老年患者可能会反复出现呼吸道阻塞、通气不足，造成间歇的缺氧、高碳酸血症以及睡眠结构紊乱，还可能导致高血压、冠心病、心律失常、脑血管病、认知障碍等，使得老人的基础疾病进一步加重，加快神经退行性疾病和认知障碍的进展。但如果我们在早期对这类老人进行有效的干预，改善其睡眠呼吸障碍症状和睡眠质量，将有助于延缓失智症的进程。

3. 睡眠－觉醒周期紊乱。

睡眠－觉醒周期紊乱是指睡觉和觉醒的周期变得杂乱无章，毫无规律可循。失智症老年患者常常在夜间频繁觉醒，或夜间持续保持觉醒的状态而白天频繁感到困倦，睡眠时间延长。睡眠－觉醒周期紊乱常在失智症早期就开始出现，其程度与老人认知障碍的程度相关，中度失智老人的睡眠持续时间在轻度失智的基础上进一步下降，而重度失智老人日间绝大多数时间处于困倦状态，且夜晚的睡眠时间延迟，甚至出现昼夜颠倒，这类老人家属常常发现老人总是在白天昏睡，做什么都提不起精神、没有兴趣，而到了晚上却精神振奋，甚至做一些常人不能理解的事情，这也是照护者照护难度增加的重要原因。持续的睡眠-觉醒周期紊乱可导致记忆力下降和信息处理速度减慢，加快疾病进程。而加强睡眠护理，改善失智症老年患者的睡眠状况有利于延缓认知障碍的进展。

4. 日落综合征。

部分认知障碍患者在黄昏时分会出现情绪混乱和焦躁不安的行为改变，患者的攻击性变强，喜欢胡思乱想、疑神疑鬼，没有目的地徘徊游荡，称为日落综合征。

【导致失智症老年患者出现睡眠障碍的因素有哪些?】

1. 疾病治疗因素。

疾病治疗阶段因长期的检查、治疗、活动受限等，大多数失智症老年患者卧床时间增多，而日间活动减少，日间睡眠增多，失智症老年患者夜间没有疲倦感和困意。且出于安全的考虑，大多数家庭和医院限制了失智症老年患者的活动范围，一些生活完全不能自理的老人的日常活动更是受限于房间内甚至是病床上，这使老人接受的日光照射时间明显减少，加重了生物节律的紊乱。这些疾病治疗因素都是加重老人睡眠障碍的重要因素。

2. 环境改变。

环境改变是导致失智症老年患者睡眠障碍的主要因素。失智症老年患者习惯于固定的生活环境，而一些家庭为减轻生活负担，也希望老人有一个更方便、更安全的治疗环境，选择将老人送到医院或社区的养老机构度过晚年。但失智症老年患者的接受和适应能力差，当来到医院或社区养老机构等陌生的环境时，往往对病房的设施、工作人员、病室内的其他病友，甚至病房的气味、光线、温度感到陌生甚至恐惧。且医院大多在 21:30—22:00 熄灯，可能超过了或还未到老人在家的休息时间，而老人在没有困意的情况下卧床，反而会加重睡眠障碍。在一项调查研究中，有 76.6% 的失智症老年患者对新环境适应差，这是影响他们休息和睡眠的重要因素之一。

3. 不良情绪。

睡眠障碍不仅与外界环境有关，也与失智症老年患者的心理状态息息相关。发病的初期是老人心理变化最复杂的时期，焦虑、多疑、固执、暴躁等是早期失智症老年患者常见的心理问题，少数老人还会出现兴奋或有间断的妄想与幻觉。由此，失智症老年患者常常处于较一般人更明显的孤独、恐惧、陌生感之中，难以平静入睡。

4. 医源性因素。

失智症伴睡眠障碍的老年患者往往睡眠很浅，易惊醒。而医疗机构中的一些操作性的治疗、医生护士查房和病房外的讲话声等不可避免的医源性因素，往往会导致老人入睡困难或惊醒。

【睡眠障碍对失智症老年患者的影响有哪些?】

失眠和白日嗜睡预示着失智症老年患者睡眠－觉醒功能开始明显减退，而睡眠与记忆存在着明显的相关性，睡眠在记忆的形成、转换与巩固中发挥着重要的作用。睡眠障碍在多个水平影响着大脑的可塑性，影响老人的学习能力和长时间的记忆巩固，可导致老人的认知障碍和行为能力退化进一步加重，免疫力降低，神经－内分泌系统失调，使老人出现严重的焦虑、烦躁，甚至一系列的并发症，加快失智症的病程进展。

```
照护技能
```

【如何改善失智症老年患者的睡眠质量?】

睡眠障碍会加大失智症老年患者的看护难度，加快衰退进程，可以从以下几个方面改善失智症老年患者的睡眠质量。

1. 帮助养成良好的作息。

良好的睡眠卫生习惯可以改善老人的睡眠质量。根据老人的病情、治疗情况和活动能力，个体化建立活动和休息时间表。督促老人每天按时起床，白天尽量让老人在固定的时间做一些力所能及的事情，把一些复杂的事情拆分成简单的步骤，指导老人完成，减少老人日间睡眠时间。还可以帮助老人选择自己感兴趣的活动，如做保健操、打太极拳、室外散步等，以减少日间的困倦感，使晚上睡眠时间更为集中。在安排日常活动时，需要注意的是：（1）尽量减少对老人的干扰，使他们集中注意力。（2）随着病情的发展，老人完成一件事情的难度和时间会随之增加，在这个过程中老人容易出现不安、烦躁和自责的情绪，照护者应给予及时的安慰、鼓励和适当的帮助。（3）日常生活的安排尽量规律，减少不必要的变化。经常变化的生活可能使老人有情绪波动、烦躁和挫败感，不利于病情的好转。在老人准备入睡时，避免剧烈的体育运动，避免抽烟、饮酒、饮含有咖啡因的饮料或吃油腻食品。老人入睡困难时，照护者可以采取一些适当的措施促进其睡眠，如让老人听舒缓的音乐，协助老人洗个热水澡，让老人喝一杯热牛奶等。

2. 创造良好的睡眠环境。

尽量给失智症老年患者创造一个安静、舒适的睡眠环境，减少外界环境对老人视觉、嗅觉、触觉等的不良刺激。按照老人的喜好适当调整房间的温湿度，一般冬季16℃～20℃为宜，夏季25°～28℃为宜，湿度保持在50%～60%；床褥不宜太软，以免增加老人翻身的困难；对于不便于下床的老人，应将尿壶、便器以及眼镜等必需品放于老人伸手能及的地方。对于在医院或养老院疗养的老人，照护者应尽量避免在睡眠时间内实施影响老人睡眠的操作，必须进行的治疗和护理操作应穿插于老人的自然觉醒时进行；对于居家的老人，照护者也不能影响老人正常的睡眠，作息尽量与老人保持一致，以减少对老人自然睡眠周期的干扰。

3. 帮助重建睡眠行为。

督促失智症老年患者在睡眠时间减少与睡眠无关的行为活动，严格按事先约定好的时间作息，建立一个规律的睡眠－觉醒模式。在病情允许的情况下，监督老人只在有困倦感时才上床，在卧室和床上不能进行阅读、娱乐或工作。督促老人缩短在床上的时间，尽量使躺在床上的时间与有效睡眠时间一样长，如果上床10～15分钟不能入睡或没有困意，应离开卧室，在有困意时才返回，重建卧室与睡眠间的联系，通过周期性调整卧床时间达到适度的睡眠时间，使老人易于入睡并增加睡眠稳固性，提高夜间睡眠质量。

4. 加强心理照护。

失智症老年患者大多伴有情感障碍症状，表现为性情怪异、固执、多疑等。照护者在与老人接触的过程中应保持亲切、礼貌的态度，主动给予心理安慰和支持，使老人感到自己被注意着、关爱着，消除他们的陌生感和恐惧感，使他们尽快适应环境。同时，老人自我保护能力差，在情绪激惹、意识模糊的状态下，可能发生自杀、伤人、走失等各种意外，一定要加强日常尤其是夜间的看护和防范。照护者可结合老人的具体情况教老人一些自我调适的技巧，如鼓励老人积极参加文体活动、寻找业余爱好和伙伴等，帮助老人控制自己的情绪，疏解内心的郁闷。同时，可以适当地满足老人的心理需求，满足他们的喜好，让老人愉快地接受治疗和护理，这对改善老人睡眠障碍有着积极的作用。

5. 饮食照护。

根据失智症老年患者的治疗和习惯合理安排老人的饮食时间，制订营养丰富且全面的饮食计划。饮食宜清淡、易消化，以优质的高蛋白饮食为主，高蛋白饮食有助于营养脑细胞。另外，营养丰富的核桃、枸杞、黑芝麻也能帮助老人改善智能、增强体质、预防并发症的发生。

6. 药物护理。

用于失智症相关睡眠障碍的治疗药物包括镇静催眠药、抗抑郁药、典型或非典型的抗精神病药物等，如使用不当，有加重失智症老年患者神智错乱和认知障碍的风险。对于服药老人，照护者应该清楚老人用药的名称、治疗作用、服药时间、可能出现的不良反应以及正确的服药方法等，例如，镇静催眠药常见的不良反应包括眩晕、疲倦、恶心、呕吐等。要督促老人每日按时、按剂量、遵医嘱服药。服药时需要注意：（1）由于老人常常忘记吃药、吃错药、错服过期的药物或药物服用过量，照护者应陪伴在老人身边，协助老人正确地服药，避免因为错服或漏服等造成不良影响。（2）对有不良情绪例如抑郁、有自杀倾向的老人更应该严格管理药品，照护者应将药品放置在老人拿不到的地方。（3）对于有些不承认自己有病，拒绝服药的老人，照护者不应该强行要求老人服药，而应该耐心劝说，或者将药捣碎混在饭中，确认老人服下。（4）对于有吞咽困难和卧床的老人，照护者应将药物捣碎后溶于水中，服药时注意老人有无呛咳。另外，无论是居家疗养还是住院疗养，照护者都应将老人睡眠障碍的情况、用药后的效果和不良反应及时与医生进行沟通，从而帮助医生根据老人病情选择最恰当的药物。

（杨子敬　陈茜　杨雪2）

七、失智症老年患者的有效沟通

【案例情景一】

王爷爷，85岁，因"短期记忆力丧失1月，伴言语障碍1周"入院。近2年来王爷爷记忆力下降明显，言语减少，经常丢三落四，家人与他交流困难，经常需要反复叙述才能理解，而且不能正确表达自己的想法、不能理解以前能听懂的话，即使简单的指令也不能正确执行。经检查后诊断为：①失智症；②高血压；③糖尿病。

【案例情景二】

李婆婆，88岁，1年前开始出现无明显诱因记忆力下降，记忆力减退较以前加重，但家人仍未重视，直到最近李婆婆因"腹胀、腹痛1月伴食欲减退2周"入院。入院后拟行胃镜检查，在第一次告知李婆婆检查注意事项时，老人未能充分理解所交代的注意事项，后经医务人员反复询问、交代注意事项及确认老人是否充分理解，老人告知已全部理解并表示配合。然而胃镜检查当日，老人早晨起床觉得饥饿，进食了早餐，故当日不能行胃镜检查及相关治疗。

照护知识

【为什么要与失智症老年患者进行有效沟通？】

达成有效沟通必须具备两个条件：一是信息内涵被清晰地表达；二是信息发送者能根据信息接收者的反应及时修正信息传递，避免误解，两者缺一不可。而由于失智症老年患者记忆力退化导致记忆障碍，以及判断力、理解能力、智力减退，人格改变等，常常导致难以与其实现有效沟通。照护失智症老年患者，良好、有效的沟通非常重要，是增进护患关系的金钥匙，一方面可以给患者提供切实的帮助，更好地帮助患者表达情感和需求，让其能理解照护者所传达的信息和情感，让其得到安全感，提高其生活质量；另一方面可以有效减少患者的问题行为，减轻照护者的负担。但对于失智症老年患者来说，仅有语言沟通是不够的，下面将重点介绍与失智症老年患者沟通的技巧，使失智症老年患者感受到家人及外界对其的关爱和支持，从而减少无助感或挫败感。

【失智症老年患者沟通能力下降有哪些具体原因？】

1. 记忆障碍。

早期失智症老年患者病症隐匿，多表现为短期记忆障碍，记不清楚最近发生的事，经常丢三落四。中期失智症老年患者会普遍存在短期记忆丧失（忘记刚刚发生的事），却对很久以前的事情记忆犹新，并有失眠、沟通困难、定位障碍等问题。晚期失智症老年患者记忆力下降表现更为明显，有时甚至连多年养成的习惯、爱好都会忘记，如做饭时的口味、喜好等。

2. 语言功能受损。

失智症老年患者听、说、读、写出现障碍，可能无法思考同义词、说话断断续续、语法和用词错误，晚期可发展到无法用语言和他人沟通，通常沉默以对，或只能说简洁的单字。

3. 缺乏获取与记忆新的信息的能力。

失智症老年患者对信息的接收、理解和思考时间延长，例如重复问问题或谈话、忘记个人物品放置的位置、遗忘事件或约定、迷失在原本熟悉的路线中。

4. 对人名、时间、地点、事物回顾发生困难。

失智症老年患者可能会分不清时间、地点，例如就在家附近却找不到自己家门；突然叫不出人名或一时性回忆某一事物困难，混淆使用同种类的名词，例如把"女儿"叫成"儿子"。

5. 命名困难。

忘记物品名称，不能为物品命名，而以描述该物品的性质和用途来代替，如想要讲"笔"却只能说出"写字用的东西"，逐渐发展为用字的能力和频率下降，命名能力退化，如无法说出实物的名称，而以"那个""这物品""它"来代替。命名困难可以分为产词性命名不能、选词性命名不能及词义性命名不能等。

6. 思维能力障碍。

失智症老年患者判断力下降，容易误解事物，产生疑心或妄想；理解能力下降，无法理解对方的说话内容。

7. 视觉与空间能力受损。

失智症老年患者可能无法识别人脸、定位物品、操作简单器具、穿戴和整理衣物以及将常用物品放置在正确的位置。

8. 人格行为改变。

伴随着智能衰退，失智症老年患者会出现多种心理和行为异常，早期表现为困窘，变得多疑、糊涂、害怕以及过度依赖等，情绪起伏不定，如情绪激动、冷漠、缺乏能动性、对以往感兴趣的事失去兴趣，晚期出现恐惧、愤怒、退缩、强迫行为以及出现社会所不能接受的行为。

9. 依从性差。

由于失智症老年患者遵从口头指示难度较大，照护者通常必须配合运用肢体语言来表达或直接以动作引导患者。

10. 注意力无法集中，阅读能力和认知出现障碍。

失智症老年患者可能出现眼神呆滞，无法集中注意力，对日常生活不感兴趣等，例如连续数小时发呆、呆坐在电视机前或长时间昏睡等。

【为提高沟通效率，与失智症老年患者沟通前需要做什么准备工作?】

1. 评估失智症老年患者的机体状况。

与失智症老年患者沟通前应充分评估其思维能力、语言能力、定向能力，还需要评估老人的文化程度、语言沟通能力、心理状态、记忆力、听力、视力等情况，以了解老人的思维能力及生理功能，如与存在听力障碍的老人交流，可建议老人佩戴助听器或适当提高说话音量。根据老人的受教育程度、认识水平、理解力、判断力、推理事物的过程、心理状态，选择合适的沟通形式与语言表达，确保有效沟通，例如选择老人所熟悉的方言沟通，可更好地被接受。

2. 针对失智症老年患者的情况提供适宜的沟通环境。

失智症老年患者的交流能力及对外部刺激的反应能力存在缺陷，应为其创造一个适宜的沟通环境，光线、温度、湿度、整洁度、隐蔽性等都应适宜。舒适、安全、安静、整洁、相对固定、相对独立的环境，有利于保护老人隐私，有利于护患之间的沟通，反之，则不利于有效沟通。另外，尽量选在老人正前方视觉和听觉可及之处与之交谈，避免在老人背后呼唤或者打招呼，进行沟通的距离应该保持在50~100厘米。

【与早期失智症老年患者沟通的技巧有哪些?】

1. 与老人沟通时，应主动与其交谈，注意其表情、态度，要多讲最近发生的事，可以先从当天发生的事情、参与的人物、地点、天气等开始，然后慢慢地开始向老人提问一些基本的问题。主动招呼老人，增加互动次数。保持良好的眼神交流，让老人感受到对其的关注。

2. 谈话时采用简短易懂字句，掌握顿挫节奏，用语要准确、严谨，语言要精练，尽量避免使用专业术语。

3. 与老人交流过程中注意交流的方式方法，避免使用刺激性的语言，避免提出让老人感到不舒服的问题，当老人出现表达困难时，可以给老人一些提示或转换话题。

4. 纠正老人错误观念或习惯时，不宜马上纠正，以免令老人难堪，不能使用命令性语句，要掌握恰当的时机婉转劝说。提问时应营造轻松、愉悦气氛，在双向交流中进行。

5. 适当地使用书面沟通，对性格内向、有识字能力的老人可起到提醒的作用，可增加老人的安全感和对健康教育的依从性。例如运用小标签或留言条小卡片，将老人每天需做的事情写在上面贴于显眼地方提醒老人，以防止遗忘或记错。注意需要使用较大字体并与背景色有明显对比，用词应浅显易懂，尽量避免使用专业术语。

6. 对老人保持尊重，在老人讲话的时候照护者需要停下手中的事，仔细听他们想要说的话，并及时给予反馈。不要用对待孩子的方式与老人交流。

7. 尽量避免在老人面前与他人谈论老人，若确实无法避免，也要顾及老人的感受，不能够对老人视而不见。

【与中期失智症老年患者沟通的技巧有哪些?】

失智症早期与中期的界定依据是老人是否能进行简单的日常生活。在失智症中期阶段，老人的记忆力下降会进一步加重，对时间和地点都将失去有效认知，对周围的世界表现出迷茫。与中期失智症老年患者沟通需要倾注更多的精力。

1. 每天都要和老人保持交流，不能让老人感到孤独进而引发自闭。

2. 对"健忘"的老人可用举例的方法来说明、解释问题，给予老人充裕的时间思考问题。鼓励其反复记忆，以加深记忆，并耐心、反复交代，当老人实在回忆不起时应及时提醒，并请老人复述，以达到加深记忆的效果。

3. 一次只问一个问题，然后保持耐心，等待老人回答。尽量使用封闭式提问，老人只用回答是或否即可。老人回答完问题后，要及时给予反馈，例如点头认可，回复"对的""真棒"，然后再提出下一个问题。应注意眼神的相互交流，密切观察老人的表情；尽量避免可能引起老人情绪激动或使老人伤感的话题，如有应及时转换话题。

4. 当老人语言沟通能力逐渐下降或沟通困难时，非语言的沟通则凸显出其重要性。老人的肢体语言可以帮助照护者更好地了解老人想要表达的内容。有时尽管没有语言交流，通过肢体语言也可以很好地体会到老人的感受。

5. 对照护者来说，适当的手势、温柔的触摸和微笑等也有助于传递所要表达的意思。日常生活中能有效强化沟通内容的肢体语言有：竖起大拇指称赞、挥手问好或表示再见等。应避免双臂交叉抱在胸前这类防御性动作，因为这可能会让老人感受到紧张、生气，甚至害怕。

6. 适时的沉默。语言沟通固然重要，但并不是所有的时机都适合。当老人不愿意说话或者受到打击时，照护者最正确的做法是默默守在老人身边，让老人将内心的压抑、痛苦情绪宣泄出来，以减轻其心理压力。适时的沉默能表示出对老人的关心与尊重，使老人从中获得慰藉，起到无声胜有声的作用。

7. 合理利用音乐。音乐是一种超越语言的交流方式，照护者可以通过音乐与歌声同老人进行情感的沟通。

到了失智症中期，即使是最亲近的子女和配偶，老人都可能忘记，反应变得迟缓，与周围只能维持低互动度，还可能出现忧虑、焦躁、持续性易怒等情绪，甚至会出现妄想或幻觉。这些不利因素都将使老人的沟通能力遭到严重的损害，且老人很难或不能用语言来与他人交流，照护者需要尤其注意。

需要说明的一点是，失智症老年患者的病情发展和沟通能力的衰退很大程度上是同步进行的，不同阶段的沟通技巧是交叉运用的，并非完全分离。

【与失智症老年患者沟通需要注意些什么？】

作为照护者，要支持和理解失智症老年患者，学会用心沟通。

1. 保持微笑，频频回应。

交流时和蔼可亲，细心，周到，全程保持微笑，尽可能保持面对面的交流。

在交流之前先说明自己身份，以便于沟通。交流时将彼此目光维持在同一物理平面，以便于进行眼神交流。要经常性地进行自我介绍，并且每次问候都需要叫老人的名字。要注意使用老人惯用的名字称呼他，但须征得本人同意。

2. 保持耐心。

耐心聆听老人说话，不要打断老人，也不要催促，并且给予对方充裕的思考时间，尽量让老人明确他们真正想要表达的意思。可重复提出信息或问题，假如老人没有回应，稍等片刻后再次提出问题。

3. 充分了解老人。

做好与老人家属的交流，老人的第一手资料来源于家庭监护人和近亲属，了解老人的个性、生平与家庭可以为照护者即将面临的照护困难提供预见和解决方法。重视观察、倾听，通过耐心细致的观察和倾听尽可能多地了解老人，从而利用自己对老人的了解去理解老人。

4. 学会换位思考。

善于从老人的角度去思考，领悟老人可能的想法和感受，再联系老人的只言片语，从而真正理解老人。

5. 多表达肯定。

要多表达自己对老人的赞同，让老人知道你已经明白他所想传递的思想和情感，切忌与老人争辩或表达反对意见。假如老人无法流畅地表达自己的想法，照护者应该告诉他，他现在已经做得很好了，并鼓励他继续表达自己的想法。

6. 保持良好心态。

护理是一个持续的过程，照护者必定会出现疲惫期，需定期或不定期地疏导自己内心的抱怨和不安情绪。例如有些老人可能喜怒无常，可能毫无征兆地出现情绪波动，作为照护者需要对此有心理预期，并要及时对自己进行心理疏导，避免因受挫而灰心丧气。

（杨雪2 周柯妤 阮顺莉）

第二节 失智症老年患者的常见精神行为症状照护

一、游走行为

【案例情景】

李爷爷，70岁，退休财务工作人员，一个月前妻子离世后与女儿居住，患有慢性阻塞性肺疾病、前列腺增生、高血压及轻度失智，生活部分自理。李爷爷原本性格外向，但自从妻子离世后变得沉默寡言，整日无精打采，近日开始夜间睡眠差，夜间醒后难以入睡，在家漫无目的地徘徊或反复开关门，甚至有时候找不到家里的厕所及自己的卧室。一天前李爷爷入院，入院后情绪激动，易激惹，睡眠紊乱，夜间难以入睡，在病房内来回踱步，随意到其他病房串门，甚至侵占护士站，不愿回病房。

照护知识

【什么是游走行为？】

痴呆性游走（Dementia-related Wandering）是一种失智症相关运动行为综合征，以重复性、频繁性、短暂无序性及空间定向障碍为特点，其主要表现为来回踱步、绕圈等，其中一部分患者在无陪护时，可能发生潜逃、迷路。60%失智症老年患者会出现游走行为，并且游走行为出现的频率随着认知功能下降而增加，以致跌倒、受伤、走失，甚至死亡等安全问题和社会问题。游走患者中有40%会出现走失，若走失后24小时内未找回，超过50%的患者会遭受严重伤害甚至死亡。

【哪些失智症老年患者容易出现游走行为？】

1. 出现疼痛的失智症老年患者。疼痛是导致行为紊乱的重要因素，轻度至中度失智患者虽然能较可靠地报告疼痛，但患者往往不会主动告知照护者，导致疼痛持续存在，诱发其行为紊乱。

2. 想要完成某项任务或事情的失智症老年患者。部分失智症老年患者游走是想要完成某项事务，但是其思绪混乱，无法理清头绪，从而出现徘徊。

3. 孤独的失智症老年患者。失智症老年患者因独处而感到被困、有压迫感，想要通过徘徊让自己感到安心。

4. 有睡眠障碍的失智症老年患者。部分失智症老年患者生物节律紊乱，白天活动量减少，很容易打盹，造成白天睡眠过多，夜间难以入睡，从而引发游走行为。

5. 居住环境发生改变的失智症老年患者。熟悉的环境发生改变，使失智症老年患者感到恐惧、不安，难以入睡，导致游走。

【游走行为主要有哪些表现？】

1. 持续行走：表现为整天不停漫步，来回踱步。

2. 潜逃行为：如老人要求外出，但照护者害怕老人因外出发生意外或者走失，便将其关在家中，认为老人在家中更安全，但对老人而言，这个"安全的家"已经成为他们无法逃脱的"牢笼"。这种不良刺激，可能激发失智症老年患者的潜逃行为。

3. 迷路：失智症老年患者可能在熟悉的环境或家中迷失方向，如找不到厕所、走错卧室、外出找不到回家的路等。

4. 尾随：失智症老年患者如影随形地跟随长期照料的人员或家人，甚至上厕所、洗澡也要跟随。

照护技能

【怎么预防游走行为的发生？】

1. 制订个体化活动与作息计划，帮助养成健康、规律的生活习惯，分时间段安排，如晨起时鼓励老人独立洗脸、刷牙、穿衣、进食；上午让老人收听时事新闻、阅读报纸、下棋等；下午让老人参与公共活动，散步，聊天；晚上让老人看新闻联播、听音乐等。

2. 创造舒适的睡眠环境，保持环境舒适，温湿度适宜。室温以 24℃～26℃为宜，湿度 50%～60%，可适当通风保持空气新鲜，睡前拉上窗帘，关闭室内照明灯。

3. 建立良好的睡眠习惯，可进行睡前引导。睡前协助老人用热水泡脚，让老人喝热牛奶、听轻音乐等。

4. 合理安排治疗时间，减少夜间治疗。避免打扰老人入睡准备，影响睡眠。

5. 杜绝随意改变失智症老年患者居住环境及更换照护者，以减少不良刺激。

6. 协助失智症老年患者进行认知及定向训练，必要时可咨询专业医生或康复师，维护其认知功能。

【哪些措施能改善游走行为？】

1. 积极治疗患者存在的疾病和疼痛，缓解老人不适。

2. 询问患者需求并提供尽可能的帮助，建立良好的信任关系。

3. 失智症老年患者出现潜逃行为时，应避免过度限制，要给予老人适当的自由，过度限制反而会适得其反。

4. 失智症老年患者的尾随行为源自对照护者的过度依赖及内心的不安全感，照护者应鼓励其适当参与社交活动，使老人从照护者以外的人员身上获得信任及安全感。

5. 当失智症老年患者出现游走行为时，可让其进行适当的锻炼及社交活动，照护者应尽量陪同老人一起散步，将老人置于视线内，以防止发生意外，还要确保老人身上带有身份识别资料及照护者联系方式。若不便于外出散步，可在室内开展老人喜欢的活动以消耗老人的精力。

6. 进行定向训练，反复给患者介绍居住环境及设施，必要时可在患者房门上做明显的标记，例如花、照片、风铃等，以提高患者对环境辨别能力，减少游走行为的发生。

（刘秀）

二、幻觉与妄想

【案例情景一】

丁奶奶，77 岁，曾于 1 年前出现走失，找不到回家的路，家属于家附近将其找回，后家属给患者戴上了定位器。10 个月前，患者出现自言自语，说自己在和母亲对话，且常常对家人说胡话。7 个月前，患者再次走失，并于家附近被家属找回。1 个月前，患者出现激惹，常因小事向家人发火，也会无原因地骂家人，激动时甚至会拉扯家人。患者自诉最近自己和母亲在家中休息，有时母亲会带自己出去玩，自己常常给母亲做饭。

【案例情景二】

刘奶奶，73 岁，3 年前在大女儿意外去世后精神受到刺激，情绪变差，时常哭泣，之后偶尔无故发脾气，日常生活活动能力变差。刘奶奶儿子注意到以上情况后便带她到医院就诊，其被诊断为"脑萎缩"。最近一年来，患者上述情况加重，记忆力也变差，时常丢三落四，甚至找不到回家的路，有时被周围的人送回家中；自理能力也变差，变得不会穿衣，甚至偶有不分场合随地大小便的情况出现；还时常在家发脾气，家人感到患者逐渐变得幼稚，并总认为有人偷了自己东西。患者夜间不眠，反复起床要上厕所，并说一些家人无法理解的话，例如说自己女儿来找自己、老家的东西还没收拾完等。有一天，刘奶奶质问他的老伴陈爷爷："你刚刚对着一个女人笑，是不是你的相好？"陈爷爷委屈地说："刚才那个是你的妹妹呀，她来探望我们。"刘奶奶很生气地说："你是骗不了我的，我的妹妹在老家给她女儿带孩子，不可能是刚才那个人，你给我交代清楚。"

```
┌─────────────┐
│  照护知识    │
└─────────────┘
```

【什么是幻觉?】

幻觉是在视觉、听觉、触觉等方面,产生的对外界不存在的刺激的一种虚假感觉,是没有客观刺激而产生的知觉体验,是虚幻的,不是真实存在的。例如在四周都没有人的情况下,患者看到某人或听到有人谈话的声音,实际是不存在的。但就患者自身而言,这种视觉或听觉上的感受是真真实实的。幻觉属于知觉障碍,常与妄想同时存在。幻觉有各式各样的表现形式,常见的有听幻觉、视幻觉、嗅幻觉、味幻觉、触幻觉、内脏性幻觉。其中以听幻觉最为多见,患者往往听到有人讲话,内容多数是批评、谴责、辱骂、讥讽、威胁或命令,其情绪与行为会因此受到影响。

【什么是妄想?】

妄想是指患者对实际发生的事件产生了奇怪的、不真实的想法,是思维变态的一种表现,往往是希望达到某个目的而想象,是患者意识清楚的情况下出现的病理性歪曲现象。妄想的内容多种多样,有被害、与现实不符的关系、夸大、罪恶、嫉妒、钟情、疑病等。妄想的内容常由患者的经历、社会文化背景所决定,随时代发展而有所变化。

失智症老年患者最常见的是被害妄想,患者通常沉浸于妄想自己正被迫害、被密谋算计或可能被伤害,例如患者一直坚持认为有人要害他,或偷他的东西。患者可能会有某种程度的情绪困扰。在极端情况下,患者可能会对那些他们认为会威胁或伤害自己的人采取暴力行为。

【哪些失智症老年患者容易出现幻觉和妄想?】

1. 存在脑器质性病变的失智症老年患者。脑萎缩、脑血管病变、颅内感染、颅脑损伤等,可导致幻觉和妄想的产生。

2. 患有慢性病的失智症老年患者。患有糖尿病、高血压、冠心病、高胆固醇、肥胖、慢性阻塞性肺疾病等多种慢性病的患者是幻觉及妄想的高危人群。

3. 有不良生活方式的失智症老年患者。例如缺乏锻炼、吸烟或接触二手烟、嗜酒、睡眠不足、高脂饮食、久坐不动等不良生活习惯可能可会增加幻觉和妄想的发生风险。

4. 高龄失智症老年患者。失智不是正常衰老的表现,但随着年龄的增长,患者的精神行为症状会逐渐加重。

5. 严重的突发事件中受到刺激的失智症老年患者。这类患者容易产生幻觉和妄想。

6. 服用某些药物的失智症老年患者。多药共用可能会导致药物不良反应的发生率增高，其中很多药物可能会引起幻觉及妄想，例如激素类药物及某些抗抑郁药等。

7. 有睡眠障碍的失智症老年患者。入睡困难、睡眠浅、早醒等导致睡眠不足，可使患者出现脾气暴躁、幻觉、妄想等异常精神行为。

8. 存在感染的失智症老年患者。肺部感染、上呼吸道感染以及身体其他部位的感染都可能使患者出现意识障碍，从而出现幻觉和妄想。

9. 营养障碍的失智症老年患者。进食量少、营养摄入不足、电解质紊乱都可使患者出现幻觉和妄想。

10. 生活环境不良的失智症老年患者。生活环境不良，如阴暗潮湿、噪音大、强烈的阳光、缺氧等都可能导致患者出现幻觉及妄想。

照护技能

【哪些措施能改善失智症老年患者幻觉与妄想症状？】

1. 减少环境中的异常刺激。尽量给失智症老年患者营造理想的环境，生活环境应该相对比较固定。居室中的设施应该尽量简单，光线要充足，室内环境应较为舒适，尽量不要安装镜子和玻璃窗户。

2. 为有听力障碍的老人佩戴助听器，为有视力障碍的老人佩戴眼镜，保证其听觉、视觉的清晰。

3. 如果失智症老年患者经常说"看见"自己心爱的亲人，照护者可以陪伴患者一起回忆往事。

4. 设法将失智症老年患者注意力引向听音乐、谈话、吃小食品或者患者感兴趣的其他活动。

【失智症老年患者出现幻觉与妄想应该怎么处理？】

1. 应密切观察失智症老年患者的言语、动作、姿势及情感反应，及时发现幻觉出现的征兆，并根据幻觉的内容，采取适当的处理措施。如果患者出现斥责、侮辱、命令性幻听或看到可怕的场面，会有相应的情感及行为反应。对此，照护者应以温和的态度引导患者，以缓解症状。照护者要先耐心听患者的倾诉，体会并理解患者隐藏在幻觉背后的真实感受，帮助患者减少顾虑。

2. 当失智症老年患者出现幻觉、冲动行为时，照护者可尝试身体接触、拥抱，并保持眼神的交流。和患者交流时，视线应与其保持在同一高度，不要让患者觉得你居高临下。说话要慢而清楚，不要大声喊叫，以免让患者觉得你在嫌弃他，从而加剧抵抗。

3. 一定要注意安全防护，防止患者在幻觉支配下发生意外。例如当患者说听见有人和他说让他拿刀切掉自己的手指时，应密切观察患者的异常行为举止，保管好刀、剪、绳子等危险物品。

4. 当患者做错事情时，不要责备或者表示不赞成，要尊重其想法，避免使用"蠢""笨"等词语。要根据患者的心理特征采用安慰、鼓励、诱导等方法与其增进交流，建立信任关系。例如患者解便后没有冲厕所，不要责备，要耐心地告知。

5. 对于入睡前出现幻觉的患者，应设法为其创造良好的休息环境，避免外界因素的干扰。对于受幻觉支配而出现危险行为的患者，应限制其活动范围，加强护理，以防意外。

6. 试着去聆听、安慰，并理解和引导患者，与患者建立良好的关系，通过给予患者支持来改变他的某些行为。

7. 白天让患者进行读书、看报、听音乐、散步等活动，避免其卧床睡觉。晚上让患者按时上床睡觉，睡前可帮助其用热水泡脚、让其听舒缓的音乐等。

（赖娟）

三、猜疑

【案例情景】

周爷爷，70岁，轻度失智，有糖尿病、高血压、冠心病史，基本日常生活能自理。平日和老伴一起居住，子女离家比较近，周末休假时会去探望，老人平时生活起居由保姆照护。周爷爷以前性格、脾气很好，和邻里的关系也特别和睦，但近两年，周爷爷记忆力下降，经常记不住刚刚说过的话及做过的事情，脾气也变得暴躁、易怒，多疑。近日，周爷爷总是找不到东西，坚信是家里的保姆偷了他的东西，并与之争吵。家人认为换了保姆情况会好一些，前前后后换了3个保姆，可问题还是没有得到解决，家人为此非常苦恼。

```
照护知识
```

【什么是猜疑?】

猜疑是没有根据地怀疑别人，对人或者事不放心，对他人的言行过分敏感、多疑，怀疑别人对自己有不好的意图。当患者无法找到某些东西时，可能会指责别人偷了他的东西。当患者忘记把东西放在哪里时，也可能会认为它已经被别人拿走。

【对失智症老年患者而言，哪些因素容易诱发猜疑?】

1. 大脑器质性病变：例如脑萎缩、大脑炎症和脑动脉硬化等。

2. 生活环境的改变：居住地的迁移、卧室的更换、房间物品的更换或摆放位置调整等可使患者不适应而烦躁、易怒、猜疑。

3. 照护者频繁更换：照护者的频繁更换可使患者不适应而出现猜疑。

4. 周围人的不良态度：照护者的不耐心，态度不友善，可能使患者敌对、猜疑。

【猜疑的主要表现有哪些?】

1. 记忆力下降，无端猜疑。找不到东西时，要么怀疑被谁藏起来了，要么怀疑家里进了贼，三天两头和家人吵架，埋怨家人看管不力。

2. 脾气固执，不听劝，喜欢藏东西。

3. 听到家人背着自己说事情，就坚定认为是在议论自己，例如儿女说了一句不顺耳的话，老人可能就会胡思乱想。

4. 猜疑还经常伴有妄想，例如妄想别人在自己的饭菜里下毒想要加害自己等。

5. 无端怀疑配偶对自己不忠。

照护技能

【怎样预防失智症老年患者发生猜疑?】

1. 平时多陪伴老人，给老人安心的感觉。

2. 老人的日常生活要有规律，尽量简单，避免增加不良刺激。

3. 维持相对固定的生活环境。固定居所对老人非常重要，尽可能不要随意改变老人的生活环境和生活习惯。如果需要搬家或装修，尽量保留一些老人熟悉的东西，如照片、生活用品、小件家具、装饰物等。

4. 有的老人在人多嘈杂的环境容易激动，要避免带老人出入这类场所。

5. 引导老人做一些益智游戏。例如做计算题、看书、看报或玩纸牌游戏等。

6. 陪伴老人做他喜欢做的事情。例如听音乐、购物、散步、逛公园，一起翻看以前的老照片，回忆以前的大事或关系亲密的人。

7. 家人之间谈话尽量落落大方，不要躲躲闪闪，以免引起老人无端猜疑。

8. 对老人态度应和蔼、诚恳、坦率。对老人怪诞的言语不要与之争辩，更不要责怪或训斥，以免老人产生对抗情绪。

9. 不能随便答应老人办不到的事情。有人像哄小孩似的以许诺和谎言取得老人暂时的信任和安宁，但日后不能兑现，反而使老人疑心更重。

10. 多鼓励和表扬。在老人做错事时，不要总是纠正和指责，尽量不要与老人争执，否则会让老人产生过多的挫败感。

【失智症老年患者发生猜疑该怎么处理?】

1. 可尝试转移失智症老年患者的注意力，让老人注意力集中到其他事物上，而不是反复地陷在负面情绪中。

2. 尽量不与老人争执，避免老人有太多的挫败感，可顺着老人的话继续说并以温和的态度帮助他。

3. 要理解、宽容、给予爱心。用诚恳的态度对待老人，耐心倾听老人的诉说，对老人的唠叨不要加以阻拦或指责。

4. 尽量满足老人的合理要求，对于不能满足的要求应耐心解说，切忌使用伤害老人感情或损害老人自尊心的语言，使老人受到心理伤害，导致低落情绪，甚至产生攻击行为。

（赖娟）

四、淡漠

【案例情景】

李奶奶，70 岁，儿女定居国外，1 年前丧偶，长期在家由保姆陪护，有糖尿病、高血压、冠心病史，基本日常生活能自理。李奶奶性格内向，轻度失智，很少外出活动及与人交流，对周围的人和事物都表现出无所谓的态度，也不关心，经常自己一个人坐着，精神也不好。最近儿女通过电话聊天，发现李奶奶情绪低落，记忆力减退，甚至不愿与儿女交谈，只会单纯地回答一些简单的问题，也不关心儿女的生活与工作。

> 照护知识

【什么是淡漠?】

淡漠是指对与之无关的外部事物漠不关心或缺乏认识和兴趣的状态，可能是极度伤心的时候表现出的一种厌世态度。在任何情况下，淡漠都是一种消极的一系列情绪状态和表现。

【哪些失智症老年患者容易表现淡漠?】

1. 合并抑郁症的失智症老年患者。

2. 近期丧偶或有其他家庭变故的失智症老年患者。

3. 生活环境不良的失智症老年患者。阴暗潮湿、噪音大、缺氧、光照过亮等都会使老人易表现淡漠。

4. 患有脑梗死、帕金森病、运动神经元病、认知障碍等多种心理及躯体疾病的失智症老年患者。

5. 有锥体外系反应的阿尔茨海默型失智症老年患者。

【淡漠主要有哪些表现?】

1. 对外界任何刺激均缺乏相应情感反应。

2. 对亲人情感淡漠,对周围人或物漠不关心。

3. 对能引起人悲伤或愉快的事情无动于衷。

4. 讲话声音平淡,样子呆板。

5. 对学习新鲜事物的兴趣减少,对自身问题缺少关心。

6. 缺乏日常活动精力。

> **照护技能**

【哪些措施能改善失智症老年患者的淡漠症状?】

1. 家人多与老人沟通,陪伴老人读报、看书、看电视、看老照片、聊往事。

2. 多带老人去户外,让老人多与人交流,适当运动。

3. 尽量让老人保持良好的睡眠,早睡早起。

4. 保持环境的温湿度适宜,光线柔和。

5. 选择老人以前生活中喜欢的物品,让其慢慢接触,激发其好奇心,改善其淡漠的症状。

【失智症老年患者表现淡漠该怎么处理?】

针对失智症老年患者淡漠的处理主要包括药物治疗和心理疏导,这里主要介绍心理疏导的相关方法。

1. 了解情况,找到老人淡漠的根源问题,寻找合适的方法去解决。

2. 学会换位思考,对老人的思想、感觉、心态、处境等进行观察。

3. 尊重和帮助老人,耐心倾听老人的叙述,鼓励老人参与集体活动,多

与其沟通交流

4. 音乐疗法。音乐能调节人的情绪，在心理治疗中，使用听音乐来治疗老人淡漠的情绪是可行的，特别是听具有年代感的音乐。

（梅可乐）

五、重复行为

【案例情景一】

王爷爷，78岁，确诊失智症5年，有高血压、冠心病、睡眠障碍史，2年前丧偶后入住养老院。近一年养老院工作人员经常向子女反映：王爷爷最近夜间睡眠较差，白天打瞌睡，不怎么出门了，以前喜欢做的事也不想去做，就一个人呆坐，嘴里老反复地说"老伴不要我了"，不说话的时候就开始双手不停地搓来搓去，有些地方都磨掉皮了。子女听完也没觉得有什么不妥，就觉得老人嘛，这些应该也没什么，就没再继续关心。直到某一天子女到养老院探视才发现：王爷爷看上去好像变了个人似的，和他说话也不爱搭理，情绪低落，目光呆滞，偶尔回答一句也答非所问，就一直反复地说："老伴不要我了。""是不是嫌弃我了？"还不停地搓手。子女解释并回答他的问题，然而就相同问题王爷爷可以问无数遍。这种异常行为让子女感到很烦恼，也很无奈，只能选择将其送往医院就医或送至长期照护机构照护。

【案例情景二】

王奶奶，75岁，确诊失智症3+年，同女儿生活，年轻时对自己的外在形象很在意，爱美，追求完美。随着年龄增长，王奶奶在生活中更加追求美，每天起床，都会反复梳头发，穿衣后反复照镜子，不满意又重新换一套。1年前开始出现猜疑，走在路上时，总觉得别人在看她，觉得自己是不是衣服又有哪儿不合适了，于是又开始不停地购买各类衣服，而且每天将衣服从衣柜里拿出来又叠回去无数次。女儿劝说也没用，反而遭到王奶奶的谩骂。女儿这才发现王奶奶脾气也古怪了，于是女儿也生气，偶尔也会发生争吵，可王奶奶的这些行为不但没有改善，反而更严重了。

> 照护知识

【什么是重复行为？】

重复行为是失智症老年患者中一种常见精神行为症状，是异常运动行为的一种表现形式。由于认知功能下降，失智症老年患者容易出现无目的的、重复的行为活动。患者总是不可抑制地去想，或重复某种活动或说同一句话、问同一个问题等，如反复搬移物品、收拾衣物、徘徊、鼓掌、计数等。有重复行为的大多数患者都是因为缺少舒适感、熟悉感、安全感。重复行为严重影响了患者的生存质量，同时也成为照护者主要的照护负担和压力来源。

【哪些原因容易导致失智症老年患者产生重复行为？】

1. 环境刺激：环境的突然改变、照护者的更换、人际关系的不和谐等，都容易刺激患者产生重复行为。

2. 合并抑郁、焦虑、强迫、幻想等精神疾患的患者更易产生重复行为。

3. 近期丧偶或有其他家庭变故的患者，可能因为情感丢失而感到被孤立、没有归属感，从而产生重复行为。

4. 日常生活活动大部分依赖他人，很少外出，与外界交流减少，只有照护者陪护，日常生活不能被很好地安排，感到无所事事。

5. 睡眠障碍：夜间入睡困难、觉醒次数大于2次、早醒等，使患者白天出现精神不振、疲乏、易激惹、困倦、注意力不集中和抑郁等，这些都能诱使患者产生重复行为。

6. 药物不良反应：精神活性药物中毒和戒断反应也可导致患者产生重复行为。

【重复行为主要有哪些表现？】

1. 做简单的重复性动作：如接触任何物品后都要反复洗手，穿衣服后反复检查纽扣是否扣上，反复搬移物品、收拾折叠衣物等。

2. 刻板重复语言：常自言自语，说同一句话，问同一个问题。

3. 不可抑制地反复计数：如走路时反复计数路边的车辆、行人、台阶等。

4. 走动增多且缺乏指向性，按固定路线反复走动或尾随他人等。

照护技能

【如何预防失智症老年患者产生重复行为？】

1. 避免或减少环境对患者的刺激。

（1）保持患者居住环境的稳定和照护者的相对固定。

（2）确保家居环境舒适、整洁、安全，避免过于艳丽的色彩搭配。

（3）如果不可避免地要搬家或装修，可以鼓励患者根据自己的喜好和生活习惯参与到家居布置中，如保留老照片、老旧家具等，同时可在墙面、地板、门上添加指示方向牌等。

2. 调节患者的生活节奏。

（1）日常生活尽量简单、规律，避免增加不良刺激。

（2）根据患者的喜好，安排个性化的日常生活活动。

（3）鼓励患者自己的事情自己做，帮助完成力所能及的家务事，这既有助于维持患者的日常生活活动能力，也能让患者感受到自身存在的价值，保持愉悦的情绪，缓解焦虑和抑郁情绪；对患者不能完成的事及时给予帮助，避免增加患者的压力和心理负担。

3. 改善睡眠。

（1）合理安排患者白天的日常活动，避免其白天卧床睡觉。

（2）鼓励患者睡前用热水泡脚，喝一杯热牛奶，听 10～20 分钟轻音乐，睡前避免饮用咖啡、浓茶或口服利尿药物。

（3）夜间应使用合适的照明设施。

4. 尊重患者。

（1）患者渴望被关注和尊重，照护者应主动服务、关心、照料患者，保持平和心态，理解患者的行为。

（2）适当予以鼓励和表扬，要有同理心，照护过程中不能过于急躁，坚决不采用责备、强行制止、约束等方法干预患者的重复行为，避免争吵、争论，因为那样不仅不能纠正重复行为，反而会增加重复行为的发生频率。

【产生重复行为后该如何进行照护?】

1. 积极治疗患者原发病和出现的急性问题，如疼痛、睡眠问题、便秘等。

2. 做好持续性观察和记录工作。

（1）记录患者重复行为的表现形式。

（2）记录患者重复行为的发生时间和持续时间。

（3）记录患者发生重复行为前的活动和当时所处的环境。

3. 改善患者认知。

照护者通过在日常生活中安排简单而有规律的训练，提高患者的认知功能。可以对患者进行时间、地点、人物的定向训练，例如利用大指针的时钟、以日期为分页的日历，通过对空间、时间的问答刺激患者区别上下、左右、地点、时间等，从而提高其日常生活活动能力，以减少重复行为的发生频率。

4. 患者重复问同一个问题、说相同的话、做相同的事时，照护者不应表现出厌烦的情绪，应耐心聆听并予以解答，不应使用禁止或命令性的语句，过多的批评和指责只会加重患者的重复行为；可以分散患者的注意力，将其转移到一些无关的、愉快的事情上，这样可以更好地阻断患者的重复行为。

5. 对于徘徊的患者，不要试图去纠正，甚至约束，作为照护者，可在患者徘徊空间摆放桌椅等以供患者休息；应提供安全的徘徊路径，去除行走空间的障碍物，将物品摆放整齐，避免患者跌倒。怀疑服用的药物有诱发徘徊的可能性时，应及时安排患者到医院就诊，调整用药。

6. 按摩与抚触。当言语不起作用时，可以通过按摩、抚触、揉捏等方式来平复患者不安的情绪，减少其焦虑，从而减少其重复行为的发生频率。

7. 情感支持。有重复行为的患者多会感到孤单、没有归属感，应倡导亲属多陪伴，同患者多交流沟通，如回忆往事、看老照片、听音乐等，鼓励患者说出自己的内心想法，亲属应予以回应。

8. 合理用药。咨询医生，了解可能引起重复行为的药物，遵医嘱用药。

（刘定春）

六、睡眠障碍

【案例情景】

张奶奶，66岁，轻度失智，儿女定居国外，1年前丧偶，长期在家由保姆陪护。有糖尿病、高血压、冠心病史，日常生活基本能自理。张奶奶性格内向，很少外出与人交流，白天在家常有打瞌睡的习惯。夜间睡眠质量差，入睡困难，入睡时间长，而且容易醒，醒后难以再次入睡。醒后会反复起床，在家活动，保姆担心出意外，必须陪着张奶奶，基本上也不能睡觉。儿女通过电话聊天，发现张奶奶情绪低落，记忆力减退，言语无逻辑性，还经常说头晕、头痛等。

照护知识

【什么是睡眠障碍？】

睡眠障碍是指睡觉的有效时间异常，或在睡觉的过程中产生某些临床症状，包括影响入睡或保持正常睡眠能力的障碍，是睡眠和觉醒正常节律交替混乱的表现。睡眠障碍可由多种因素引起，常与躯体疾病有关。由于老人大脑皮质功能减退，新陈代谢减慢，体力活动减少，老人的睡眠时间比青壮年少，一般为每天5~7小时。随着年龄的增长，睡眠改变的表现为：夜间觉醒次数增加，睡眠潜伏期延长，早醒，睡眠时间明显减少。例如白天打瞌睡，对很多事情都不感兴趣，与人交流减少；夜间睡2~3小时就处于觉醒状态，再次入睡困难；或由于自身疼痛、气紧等无法入睡。

【睡眠障碍对失智症老年患者的危害是什么?】

睡眠障碍会损害老人的认知功能,加速失智症的进展。睡眠障碍是失智症老年患者常见的临床症状之一,它可以导致老人的认知障碍和行为能力退化进一步加剧,免疫系统、神经-内分泌系统失调,从而使老人出现严重的焦虑、烦躁,甚至出现一系列的并发症,加快衰退的进程。并且,持续的睡眠障碍可导致思考力及记忆力减退,警觉力和判断力下降,免疫力低下,内分泌紊乱,焦虑,烦躁,最终导致其他疾病的发生,如可能引起高血压、心脑血管疾病、情感性精神病。睡眠障碍还会加重与年龄有关的慢性病的严重程度,严重影响老人及照护者的生活质量。

【哪些失智症老年患者容易发生睡眠障碍?】

1. 患有糖尿病、心脏病、骨关节炎、慢性阻塞性肺疾病等多种躯体疾病的失智症老年患者是睡眠障碍的高危人群。

2. 生活作息不规律的失智症老年患者:患者白天活动量减少,很容易打盹,可造成白天睡眠过多,夜间难以入睡。

3. 合并抑郁症、焦虑的失智症老年患者。

4. 长期过度疲劳的失智症老年患者。

5. 身体肥胖的失智症老年患者。

6. 生活习惯不良的失智症老年患者,如有抽烟、喝酒等不良嗜好的失智症老年患者。

7. 长期使用药物的失智症老年患者:很多药物都会引起睡眠障碍,如甲状腺素、某些抗抑郁药物等。

8. 生活环境不良的失智症患者:阴暗潮湿、噪音大、缺氧、光照过强等都会导致睡眠障碍。

9. 缺乏锻炼的失智症老年患者。

10. 近期丧偶或有其他家庭变故的失智症老年患者。

【睡眠障碍主要有哪些表现?】

1. 睡眠时间、睡眠深度及体力恢复不足,常表现为入睡困难(入睡时间>30分钟)、维持睡眠困难(夜间觉醒次数≥2次)、早醒、睡眠质量下降和总睡眠时间减少(通常<6小时),导致白天出现精神不振、疲乏、易激惹、困倦、注意力不集中和抑郁等日间功能障碍。

2. 睡眠周期性肢体运动、不宁腿综合征、夜间发作性肌张力障碍、磨牙等。如失智症老年患者主诉在休息或夜间睡眠时双下肢出现蠕动感、蚁行感、瘙痒、烧灼感甚至是疼痛感等,为了缓解症状患者就会在夜间起床活动,如来回蹚步、摩擦双下肢、伸展肢体等。

3. 夜晚睡得早，清晨醒得早。特征是患者晚上 6 点至 9 点睡觉，凌晨 2 点至 5 点醒来，患者会抱怨下午或傍晚出现持续性的和难以抑制的思睡感，从而影响整个下午的活动。不合时宜的睡眠习惯会造成失智症老年患者的社会功能进一步下降。

照护技能

【哪些措施能预防睡眠障碍?】

1. 改进睡眠习惯的措施。

（1）养成良好的睡前习惯，如保持睡前 30 分钟的放松期，睡前 90 分钟洗热水澡。

（2）保持卧室宁静、舒适。

（3）只有困倦时才上床。

（4）睡前 2 小时避免剧烈运动。

（5）睡前避免服用咖啡因、尼古丁、酒精饮料等。

（6）避免在卧室运动，让卧室仅用于睡觉，不要在床上看电视或者工作。

（7）如果睡不着就离开卧室，只在有困意时返回。

（8）保持固定的上床时间和起床时间。

（9）避免白天打盹，如果确实需要打盹，应限制时间在 30 分钟以内，下午 2 点后应不再睡觉。

2. 认知行为对睡眠的干预。

（1）正确认识不合适的睡眠：失眠患者往往过分夸大了睡眠对其生活的影响，他们可能认为需要更多的睡眠才能恢复精力。这种不正确的认知可能促使他们更加担心失眠带来的影响，且产生不切实际的期望。

（2）睡眠卫生：建立固定的睡眠形态，减少夜间打扰。

（3）刺激控制疗法：美国医学会认为刺激控制疗法是治疗慢性失眠的一线行为干预措施。慢性失眠可导致患者产生床和睡眠之间的消极联想，认为在床上很难放松。

（4）睡眠限制疗法：许多失眠患者试图睡更多时间来弥补睡眠不足，而睡眠限制通过部分睡眠剥夺来增加失眠患者在床上的实际睡眠时间，最终目标是打破失眠循环。

（5）放松训练：对以"不能放松"为特征的患者（或伴有躯体疼痛不适

者），放松训练最为合适，包括渐进性肌肉放松、腹式呼吸、冥想。

3. 日光照治疗。

日光照治疗可帮助患者重新调节生物钟，对治疗睡眠-觉醒周期障碍有较好的效果。

4. 呼吸机治疗。

对于存在睡眠呼吸暂停的失智症老年患者，持续气道正压通气能有效减少睡眠呼吸暂停及低通气事件的发生，纠正缺氧及呼吸障碍相关的微觉醒，改善日间嗜睡症状，提高认知能力、记忆力和注意力，还可降低心脑血管并发症如脑卒中、冠心病、心律失常等的发生率，甚至还可以逆转导致原有心力衰竭加重的高风险因素。

【如何改善失智症老年患者的睡眠状况？】

1. 认识失智症老年患者睡眠紊乱的原因，积极治疗原发病。若由躯体疾病引起，应积极治疗相关疾病；若是心理因素，应采取心理治疗。

2. 有些失智症老年患者会把白天和夜晚混淆，所以需要清除所有让他们觉得和白天有关的东西。例如可以把白天穿的衣服藏起来，以免他们在夜间醒来时以为是白天而起床穿衣。

3. 如果失智症老年患者夜间醒来后无法入睡，影响到家人的休息，应该耐心地告诉他们"现在是睡觉的时间"，而不应该呵斥他们，更不要和他们争吵，以免激怒老人，反而让他们更加清醒。

4. 可以鼓励失智症老年患者白天多参加一些简单且运动量不大的活动，如让老人一起去购买日用品，也可以陪他们散步，以此来减少他们白天休息的时间，维持正常的作息规律。

5. 使用协助入睡的方法，如试着让失智症老年患者听轻柔的音乐、喝热牛奶、用温水泡脚等。

6. 改善失智症老年患者睡眠的环境，避免嘈杂。如果老人因为怕黑而入睡困难，可以使用小夜灯，等他们睡着后再把灯关掉；如果老人想换个房间或者到其他床上睡觉，那就顺从他们的意愿，但要注意安全。

7. 限制失智症老年患者摄取含咖啡因的饮料，如茶、可乐及咖啡等。控制好老人晚餐进食量，勿过饱或者过少。

8. 如果上述方法都无法改善失智症老年患者的睡眠情况，那就该带老人去医院就医，让医生提供改善睡眠的方法，遵医嘱服用药物，并监测效果。

（宋怡）

七、进食障碍

【案例情景一】

王大爷，68岁，轻度失智，有糖尿病、帕金森病、右侧肢体偏瘫、肺气肿。日常生活部分自理，和老伴一起生活，每天基本在家不出门，活动量少。近年来，老伴发现患者右侧肢体乏力较前加重，出现咳嗽，进食时不能很好握持餐具，饭菜还未送到口就掉落，情绪变得低落。老伴甚至还责怪患者，说些"怎么这么没用""菜都夹不住"之类的话语，使得患者更不愿意进食；有时进食还出现气紧、呼吸困难，进食汤水时发生呛咳，一年前曾因误吸而住院治疗。老伴电话告知儿女，感觉照护很有压力，不知该怎么应对老伴在进食方面出现的问题，想让儿女提供帮助，但儿女都不是医学相关专业人员，面对父母面临的问题，也感到很无助。

【案例情景二】

李奶奶，75岁，中度失智，伴有老年抑郁症、类风湿关节炎。去年老伴去世后同女儿一家生活在一起，生活部分自理。女儿说李奶奶近1个月体重下降3千克，进食前出现呆坐、久坐，说饭菜有毒，拒绝进食；有时进食时注意力不集中，常常唉声叹气，无法完成一次正常进餐。时间久了，女儿感到很无奈，不再和患者交流，直接强行喂食。最近一次喂食时，患者出现剧烈咳嗽、面色青紫、口唇发绀，女儿才将其送至医院就诊。

```
照护知识
```

【什么是进食障碍?】

进食是人类的一种本能活动，是机体为维持个体生存、保障各器官功能，以及维持日常活动所需进行的有序的摄入能量和营养物质的过程。国外有学者将进食定义为顺利把食物从就餐工具移至口中进行咀嚼、吞咽并到达小肠的过程，这一过程中出现任何问题都会导致进食障碍。进食障碍主要包括5个部分：开始时进食困难、无法维持进食注意力、摄取食物困难、咀嚼困难、吞咽困难，也包括由于精神障碍所致的进食行为异常，如饮食习惯改变、拒食等。

【进食障碍带来的不良影响有哪些?】

长期存在进食障碍可导致患者营养不良、日常生活活动能力下降、吸入性肺炎、电解质紊乱等，也可合并感染、压疮等，甚至导致窒息死亡，严重威胁患者生命和生活质量，同时使照护者身心备受煎熬，使照护者的生活质量和照护质量也受到影响。

【哪些失智症老年患者容易发生进食障碍?】

1. 记忆力衰退的患者:进食需要他人提醒才能完成。

2. 味觉、嗅觉功能受损的患者:容易出现食欲减退或拒食等。

3. 合并肢体偏瘫、帕金森病、口咽部疾患、呼吸道疾病、胃肠消化功能障碍的患者。

4. 有精神疾病的患者:如有抑郁、焦虑、幻觉、妄想症、强迫症等的患者容易出现食欲减退、拒食等。

5. 日常生活活动能力受损、活动量少的患者。

6. 多药联用的患者:多药联用使药物不良反应增加,如抗精神类药物的使用,容易引起患者食欲减退。

【进食障碍主要有哪些表现?】

1. 开始时进食困难:患者注意力不集中,自觉没有食欲;进食前呆坐,不会自己准备餐具;需要提醒才会进食;久坐而不愿进食。

2. 摄食困难:不能完成手部精细动作,如出现手的握力不足、不能很好地使用餐具,导致食物不能送至口中。

3. 咀嚼困难:大部分患者由于口咽部疾患,如口腔黏膜损伤、牙齿缺失、唾液分泌减少等,咀嚼费力,不能将食物嚼至可以吞咽的状态。

4. 吞咽困难:指将食物从口腔运送至胃的过程发生障碍,可出现呛咳、误吸。

5. 进食行为异常:由于精神障碍导致患者出现异常进食行为,包括饮食习惯突然改变、拒食、贪食、异食等。

(1) 饮食习惯突然改变:开始进食以前不喜欢的食物,如以往不喜欢吃甜食,现在变得十分爱吃。

(2) 贪食:患者摄食欲望强烈,呈发作性的,一旦产生进食欲望便难以克制,出现发作性地大量进食;有的患者不知饥饱,一餐吃很多,或刚吃过饭却说没有吃,吵着还要再吃。

(3) 异食:患者到处找东西吃,尝试进食一些不属于食物的东西,如纽扣、钥匙、针,甚至自己的粪便等。

照护技能

【如何预防和改善进食障碍?】

1. 进食前准备。

(1) 环境准备。保持环境安静、安全、整洁、舒适,温湿度和光线适宜,避免强光刺激,避免过暗的灯光,关闭电视、收音机;固定患者的餐位和进餐地点,尽量让患者和家人一同进食,给患者提供模仿进餐的机会,进餐时可简单聊些愉快的事情,营造良好的进食氛围。

(2) 食物准备。根据患者的具体情况提供个性化的食物,或者让患者参与食物的选择与制作,应根据患者的喜好提供食物。对于有味觉障碍的患者,可使用调味料增加食物味道,如在米粥里加糖;对于有视觉障碍的患者,可提供有颜色的食物,如在白粥中添加小葱或绿色菜叶,或者直接更换为南瓜粥。食物种类应避免太多,以免给患者造成选择障碍,因不知如何选择而出现进食迟疑。

(3) 照护者准备。照护者备好色、香、味俱全的食物,准备进餐所需的物品,以及需要随餐服用的药物。选择大小、形状合适的杯子、筷子、碗、盘子,避免使用易碎的陶瓷类、玻璃类餐具,可选择木质或不锈钢材质餐具,并可配有图案,以增强患者食欲;可在患者胸前系保护性围巾。

(4) 患者准备。患者应保持清醒状态,照护者协助患者佩戴好辅助用具,如义齿、眼镜、助听器等;进食前避免患者过多摄入液体;鼓励两餐之间进行适量的运动,减少久坐时间,以利于下一次进餐,避免餐前 30 分钟内进行剧烈运动;让患者饭前如厕、洗手,听舒缓的音乐,保持心情愉悦。

为患者选择舒适又安全的体位,建议最好采用 90°端坐位,保持头部端正,上身前倾 15°,不能维持坐位 15 分钟及以上患者,不能取坐位进食,可取半卧位,抬高床头至少 45°方可进食,进食后至少保持 20 分钟才能变换体位。

2. 进食中的护理:对于能自行进食的患者,鼓励自行进食,照护者应全程陪伴,在必要时提供帮助;对于不能自行进食的患者,由照护者喂食。

(1) 对于偏瘫患者,可指导患者用健侧肢体使用餐具,协助患者将患侧肢体摆放好位置;对于伴有视力障碍的患者,应为患者将碗筷摆放在适当的位置,并告知当餐的食物名称。

(2) 控制进食的量,避免一次进食过多。喂食时尽量将食物送至患者舌根部,每次喂食量约 1/3 汤匙,待患者完全咀嚼、吞咽后再进行下一次喂食。

(3) 避免进食过程中大量饮水、喝汤,如需饮水、喝汤,应使用浅口杯。

（4）进食时注意集中患者的注意力，避免其看电视，不催促其进食。

3. 进食后的护理：协助患者漱口，对于有义齿的患者，帮助其取下义齿进行清洁，帮助清理口腔残留食物；餐后可进行散步等活动，以帮助消化，但要避免剧烈运动；应做好患者进食记录，包含进餐时间、食物名称及量，进餐时有无呛咳、面色青紫或突然失语等。

4. 进行个性化的功能锻炼。

（1）针对肢体乏力患者或偏瘫患者，做"夹豆子"训练，以活动手腕部，强化手部精细动作。

（2）吞咽功能训练：在餐前或餐后 2 小时进行训练，每日 2 次，每次 20～30 分钟，具体可根据患者情况调整。

①面部肌肉训练：皱眉、鼓腮、吹哨、张口、龇牙等动作。

②舌肌训练：伸舌，使舌尖在口腔内左右用力顶两侧颊部，并沿口腔前庭沟做环转运动。

③软腭训练：张口后用压舌板或勺子压住舌头，用冰棉签于软腭上快速摩擦，以刺激软腭；指导患者发"啊""喔"的声音，使软腭上抬，以利于吞咽。

5. 使用药物：合理用药，遵医嘱服药，较少或避免使用可能会引起胃肠道反应的药物。

6. 心理照护：如果确认患者是由精神因素所致的拒食、贪食、异食，照护者应做到不强行喂食或置之不理。照护者要调整心态，尊重患者，平等对待，不歧视、不辱骂，要耐心解释，安抚患者不良情绪，待患者情绪稳定后再进行语言引导。食物不应准备太多，可少食多餐，鼓励患者自行进食，自行进食失败后，照护者不应责备患者，应鼓励患者，有更多耐心，等待患者下一次就餐，必要时可寻求精神科医生帮助。

（刘定春）

八、不洗澡

【案例情景一】

王奶奶，78 岁，确诊失智症 3＋年，日常生活大部分自理，可以自己独立完成洗脸、洗澡、穿衣，如厕需要一定的帮助。保姆发现王奶奶自从上一次洗澡发生跌倒后就开始变得不爱洗澡，以往每周至少一次，现在都快半个月了，还不愿意洗澡，而且衣服也不换，现在身上都有异味了。子女和保姆一起劝说均无效，就强行将王奶奶带入浴室洗澡，洗澡过程中王奶奶反应很激烈，出现尖叫、反抗、打骂行为，又差点发生跌倒。对于王奶奶的不洗澡行为，子女和保姆都感到很苦恼。

【案例情景二】

李大爷，80岁，确诊失智症2+年，子女居住国外，一直与老伴一同生活，衣、食、住、行以及个人卫生均由老伴料理。上个月老伴突然发生中风，治疗后生活仍不能自理，于是老两口住进了养老院，从此李大爷的生活起居均由养老院工作人员料理。李大爷很排斥老伴以外的任何人，与其他老人也很少交流，今天按例李大爷该洗澡了，可不管工作人员如何解释，李大爷就是不同意洗澡，嘴里说着"我怎么能脱光衣服暴露在陌生人面前呢？""你们不会想趁洗澡时害我吧"之类的话。

> ## 照护知识

【哪些失智症老年患者容易出现不洗澡的情况？】

1. 日常生活活动能力退化、记忆力下降的患者，往往会出现忘记为什么要洗澡、该怎么洗澡、洗澡需要准备哪些东西等情况。

2. 有情绪障碍的患者，当情绪低落时，患者会找各种理由拒绝洗澡，如"我今天有点咳嗽，不想洗澡了。""我女儿答应要来帮我洗澡的，怎么没来呢？我还是不洗了。"

3. 发生过跌倒事件的患者，可能因为害怕再次跌倒而减少洗澡次数，甚至不愿再洗澡。

4. 对洗澡环境产生恐惧的患者，洗澡环境的密闭，洗澡时产生的水蒸气，均可能使患者产生心慌、胸闷、头晕等不适，继而产生恐惧。

5. 自觉照护者让自己洗澡别有动机或是自觉隐私得不到保护的患者。

【失智症老年患者不洗澡主要有哪些表现？】

1. 不爱洗澡。不主动洗澡，洗澡次数明显减少。

2. 抗拒洗澡。洗澡过程中不配合照护者，出现激越行为，如尖叫、反抗、谩骂，甚至拳打脚踢等。

> ## 照护技能

【哪些措施能够改善失智症老年患者不洗澡情况？】

1. 全面评估患者。

(1) 洗澡前评估患者日常生活活动能力，哪些事患者能自己完成，哪些事需要帮助才能完成，以及需要何种程度的帮助。

（2）了解患者洗澡的习惯，如洗澡的方式（淋浴、盆浴、椅子浴）、洗澡的频次、喜欢的衣服等。

2. 环境准备。准备安全、舒适、便利、整洁的洗澡环境，浴室内墙面上应有扶手、地面应有防滑垫，应有隔帘可以保护患者隐私等；冬天洗澡应提前开启加热设备，维持室温在 24℃～26℃；条件允许的情况下可播放舒缓的音乐，以平复患者情绪。

3. 患者准备。帮助患者理解洗澡的必要性，同意配合照护者完成洗澡。患者往往穿脱衣物缓慢，照护者应提供足够的准备时间，做到不着急、不催促、不埋怨，更不能有暴力行为。

4. 洗澡过程中对患者多鼓励、少责备、少催促，对其不能完成的事情及时给予帮助；对患者能自行完成的部分，应及时给予鼓励和表扬。不能让患者在洗澡时产生恐惧和不安。

5. 洗澡过程中注意保护和尊重患者隐私，可以让与患者关系亲密和其信任的人参与；洗澡时动作应轻柔，让患者感受到照护者对他的关爱和尊重；可以使用大小合适的浴巾包裹其隐私部位，以减少患者内心的抵触。

【失智症老年患者不洗澡该怎么处理?】

1. 应寻找患者不洗澡的原因，只有找出行为背后的原因，才能采取相应的应对措施。

2. 洗澡前取得患者的信任，用平和、友好的语气与患者沟通。

（1）尽可能详细地告知患者为什么要洗澡、洗澡的步骤、洗澡的注意事项，如避免空腹洗澡，因为空腹洗澡容易导致低血糖；也要避免饱餐后洗澡，因为餐后立即洗澡会加重心脏负担。患者宜在餐后 1～2 小时再洗澡。

（2）征求患者意见，鼓励患者参与。可询问患者今日想选择何种洗澡方式，一起挑选洗澡后想穿的衣物。

（3）交流时注意观察患者情绪变化，若患者心情不好，不要勉强患者，要多倾听患者的想法，尊重患者。

3. 消除患者对洗澡的恐惧心理，如对于曾经发生过跌倒或担心跌倒的患者，应详细向患者讲解浴室内配备的防跌倒设施，并告诉患者，会有人全程保障他洗澡的安全，洗澡过程中有任何不适，都可以说出来，以消除患者恐惧心理。

4. 同患者沟通后仍无法取得配合的，照护者不要急躁，要循序渐进，可以先为患者泡脚，慢慢过渡到清洗下肢部分，再到全身洗澡或擦澡，以达到基本清洁的目的。

（刘定春）

九、焦虑

【案例情景】

王奶奶，70 岁，1 年前被诊断为失智症，以前她习惯每天早上起床后听听京剧，下午写写毛笔字，饭后同老伴李爷爷散散步，最近半个月，老伴李爷爷发现王奶奶京剧不听了，毛笔字不练了，也不愿意出门走动，有时在家还会坐立不安，嘴里念念叨叨的，甚至会因为芝麻小事与他争吵，并且王奶奶精神也不好，食欲不振，偶尔还会出现胸闷、心悸等症状。

> 照护知识

【什么是焦虑？】

焦虑是人对现实或未来事物的价值特性出现严重恶化趋势时所产生的情感反映，是指个人对即将来临的、可能会出现的危险或威胁所产生的紧张、不安、忧虑、烦恼等不愉快的复杂情绪状态。

【焦虑主要有哪些表现？】

1. 易激惹，经常无缘无故地感到心烦。

2. 出汗过多，脸红或口干。

3. 肌肉紧张（主观上的一组或多组肌肉不舒服的紧张感，严重时有肌肉酸痛，多见于胸部、颈部及肩背部肌肉），有的还会出现肌肉震颤。

4. 难以入睡、多梦、睡眠浅、易惊醒。

5. 胸闷气短、心悸、头晕、尿频、恶心或腹泻。

6. 运动性不安（搓手顿足、不能静坐、不停地来回走动、无目的的小动作增多）。

7. 总是感到心神不宁，过度担心一些小事。

> 照护技能

【失智症老年患者焦虑的处理原则是什么？】

对于有焦虑症状的患者，过度的药物治疗可能对疾病的发展产生不利影响，传统的抗精神病药物的使用可能与患者的认知能力快速下降有关；使用非传统的抗精神病药物则存在易导致发生跌倒、运动障碍等危险。因此，非药物治疗手段的干预尤为重要。

【哪些措施能改善失智症老年患者的焦虑症状?】

1. 查明引起焦虑的原因，多与患者沟通，多陪伴患者。

2. 保持家庭和谐，让患者在与他人愉悦交往过程中感受到幸福，拥有健康的心理状态。

3. 多带患者去户外活动，让患者多与他人交流，并适当运动。

4. 营造良好的睡眠环境，使患者保持良好的睡眠习惯。睡前不宜进食刺激性食物或者饮料。

5. 可以让患者听听音乐，以达到放松的目的。

【照护者针对失智症老年患者的焦虑具体应该怎么做?】

照护者要了解患者出现的精神行为问题并非其故意为之，而是由疾病所致，应该设身处地地了解患者的感受。

1. 解决源头问题，排除诱因，例如环境因素等。

2. 维持一个固定且有规律的日常生活作息。

3. 照护者应与患者建立良好的关系，不要责骂或惊吓到患者；不要直接纠正患者的行为，而是要多给予正向的鼓励；避免与患者争辩。

4. 有耐心地安抚患者，让其安心并分散其注意力。有时药物有助于缓解这些情绪，但是只有患者极度焦虑时，才可以尝试药物治疗，并且要密切关注药物的不良反应。

5. 试着简化患者身边的事物，避免让他的大脑负荷过重。

【哪些措施可以帮助失智症老年患者预防焦虑的发生?】

1. 让患者进行适当的有氧运动或者不剧烈的运动，例如打太极拳、跳广场舞等。

2. 让患者保持乐观心态。

3. 让患者平时做深呼吸，听听音乐。

4. 拓宽患者兴趣范围，转移其注意力。

5. 帮助患者养成良好的睡眠习惯。

（李媛媛）

十、抑郁

【案例情景】

王爷爷的老伴张婆婆今年 79 岁，确诊失智症 3 年多了，王爷爷发现最近大半个月以来，张婆婆像是变了一个人，之前虽然平时记性不大好，但至少每天还是有说有笑，早上要到公园晨练，下午也要打打麻将。可现在她什么都不想干，整天一个人坐在阳台上，甚至有时连饭都不想吃。倒是不怎么烦人，也不会一直不停地问问题，就只是一个人坐在那里，也不说话，基本上是王爷爷问一句她答一句，要是不找她说话，她可以坐在那里一整天不出声。有时候张婆婆也会一个人念念叨叨的，但听不清楚她在说什么。王爷爷说："两天前她的声音有点大，我听清楚了，她说：'活着真没有意思，什么事情都记不住，什么事情都办不好，干脆死了一了百了。'"这可把王爷爷吓坏了，担心要是在他不注意的时候张婆婆自杀了怎么办。

```
┌─────────────┐
│   照护知识   │
└─────────────┘
```

【什么是抑郁?】

抑郁是一种情感障碍，常常表现为不开心、没有精神、不愿说话、对什么都不感兴趣（包括以前的兴趣爱好）、难过、绝望、沮丧、流泪、哭泣，有的还有自杀的想法和行为，并且这种状态可能持续时间大于2周，经自我调节或他人开导仍不能使这种状态得到改善。

【失智症老年患者抑郁的特点有哪些?】

1. 疑病性。疑病内容可涉及消化系统症状，便秘、胃肠不适是此类患者较常见也是较早出现的症状。所以，当患者对正常躯体功能过度注意、对轻度疾病过度反应时，应该考虑抑郁的可能性。

2. 激越性，即焦虑、激动。患者可表现为焦虑、恐惧，终日担心自己和家庭遭遇不幸，以致搓手顿足、坐立不安、惶惶不可终日等。

3. 隐匿性。部分患者否认有抑郁体验，而反复强调身体不适，如胸闷、气促、肌肉疼痛等，致使情绪障碍很容易被家人忽视。

4. 迟滞性。

5. 妄想性。

6. 抑郁症性假性痴呆。

7. 自杀倾向。自杀的危险因素主要有孤独、罪恶感、疑病症状、激越、持续失眠等。

【失智症老年患者抑郁的表现有哪些?】

1. 原本性格开朗的人突然变得回避人群，懒言少语，精神萎靡，不喜欢做事情，喜静恶动，对什么事情都不感兴趣等。

2. 在平时的社交活动中，积极的情感和愉悦的心情越来越少。

3. 觉得别人都会故意避开自己，讨厌自己，感到自卑，有一种被孤立的感觉，好像自己就是一个局外人，觉得什么事情都已经和自己无关。

4. 食欲不好，不想吃东西，甚至是对以前特别喜欢吃的食物都感觉索然无味，对吃东西感到厌恶。

5. 入睡困难，但是躺在床上又不想起来，不知道自己在想什么，又好像什么都没想，总之就是睡不着。

6. 精神萎靡，哈欠连天，无论做什么事情都提不起精神，做什么事情都是慢吞吞的。有时老是重复同一种行为，做一些简单的动作。

7. 常听风就是雨，别人的无心之语都可能会导致患者独自哭泣，甚至觉得自己犯了大罪、对不起大家，而他所说的罪责在旁人看来都是些鸡毛蒜皮的小事或陈年旧事。或老是感觉别人在说自己或用异样的眼光看自己，疑神疑鬼。

8. 感觉自己做什么事情都很费劲，稍微运动即感觉精疲力竭。

9. 常常觉得自己的存在毫无价值，甚至已经成为家人的负担，经常会感到绝望或产生不恰当的负罪感。

10. 老是悲观地觉得自己活着没意思，还不如死了算了，有的患者可能会悄悄做死亡计划，有的患者甚至已经尝试过自杀。

【如何对失智症老年患者进行抑郁评估？】

老人抑郁短量表（geriatric depression scale short－form，GDS－15）可以帮助照护者在家中评估老人是否有抑郁倾向。以下的问题涉及人们对一些事物的感受，答案没有对与不对之分。

在过去两个星期内，您是否曾有以下感受。在每题后答"是"或"否"。

1. 您对生活基本上满意吗？

2. 您是否放弃了很多以往的活动和兴趣爱好？

3. 您是否觉得生活空虚？

4. 您是否常常感到厌倦？

5. 您是否大部分时间精力充沛？

6. 您是否害怕会有不幸的事情发生在您身上？

7. 您是否大部分时间感到幸福？

8. 您是否常常感到孤立无助？

9. 您是否宁愿待在家里，而不愿外出做些有新意的事情？

10. 您是否觉得记忆力比以前差？

11. 您是否觉得像现在这样活着毫无意义?

12. 您是否觉得生活充满活力?

13. 您是否觉得您的生活已毫无希望?

14. 您是否觉得大多数人比您强多了?

15. 您是否感到自己没什么价值?

评分标准:若回答"是"得1分,若回答"否",则得0分。总分<5分为正常,5~9分为有抑郁倾向,7~10分为可能有抑郁,>10分为抑郁。

照护技能

【应对失智症老年患者抑郁有哪些方法?】

1. 人生经历回忆疗法是现在针对老人抑郁情绪临床证实有效的干预方式。

2. 聊的话题内容要是他们过往人生中让其开心快乐的。如果他们开始不愿意开口,或者情绪很负面,那家人可以说说回忆里他们带来的快乐。

3. 等老人慢慢说得多了,找他以前亲近的老同事、老朋友来看望他,一次也不用太多。可以在阳光好的时候,在户外找个地方,泡壶茶,让他们一起坐下来聊聊过去的事儿。要先确认一下老同事、老朋友的状况,最好是相对社交活跃的,跟家中老人交情较好的朋友。

4. 经常表扬老人,赞美他们。

5. 了解老人近期有没有服用新的药物,或者有没有漏服什么药物。

6. 多给老人积极、正面的刺激,带动老人参与到家务中,让老人在日常生活中找到存在感。陪老人做他们以前喜欢做的事情,逐渐把他们的情绪带动起来。

(宋怡)

十一、冲动攻击

【案例情景】

王阿姨今年67岁,是一名退休的公务员,平日性格温和,深受同事们欢迎。前几年老伴突然病故后,王阿姨住进了儿子家,帮助儿子、儿媳带小孩、做饭等,一家人生活平淡但是很幸福。最近两年来,儿子、儿媳发现王阿姨变得爱唠叨了,天天在家嫌弃儿媳这个做得不好、那个做得不对,什么事都让她觉得不顺心,孩子们稍微反驳一下,王阿姨就会发脾气,甚至出现摔物品的行为,最可怕的是,有时候王阿姨很生气,还会伤害自己。儿子和儿媳都认为她变了，但又找不到原因，后来以为王阿姨可能单身时间长了，需要老伴陪伴。于是，儿子忙着给王阿姨张罗老伴，但儿子好不容易帮王阿姨张罗到了，对方都因为王阿姨的坏脾气而拒绝了。慢慢地，王阿姨的脾气也越变越差。

照护知识

【什么是冲动攻击?】

一般意义上的攻击行为是指以伤害另一生命的身体或心理为目的的行为，是对他人的敌视、伤害或破坏性行为。但失智症老年患者的冲动攻击是一种无意识行为，并不以伤害另一方为目的，仅仅是患者精神行为症状的表现之一。患者因为认知或感情障碍，经常在没有明显诱因的情况下发生攻击行为。这种攻击行为可能是语言上的，例如大呼小叫和骂人，也可能是肢体上的，例如打人和推搡。

【什么原因会使失智症老年患者产生冲动攻击行为?】

一般情况下，患者不会无缘无故地出现冲动攻击行为，导致冲动攻击行为的原因有很多，大致如下。

1. 脑部萎缩导致情感、人格改变，也可能是患者对自己的行为缺乏控制，例如无法自由选择日常活动或难以与人沟通，给他们造成压力与挫败感，从而使他们以冲动攻击的方式表达自己。

2. 患者可能因认知障碍出现精神错乱，如产生幻视、幻听、幻嗅等，变得疑心重重，在误以为自己遭受迫害或威胁时，进行自我保护而导致冲动攻击。

3. 环境因素。某种特殊的环境因素，例如噪音、强光、鲜艳的颜色、特殊的气味、嘈杂的环境，或是日常生活改变太大，如换到新环境居住，都可能导致患者产生冲动攻击行为。

4. 身体因素。某些药物的不良反应也可能导致患者产生冲动攻击行为。此外，当患者某个身体部位存在持续的慢性疼痛，而他们却无法表达时，也有可能产生冲动攻击行为。

5. 交流沟通障碍。如在与患者沟通交流时，问的问题或者说的话太复杂、难以理解，在短时间内问了多个问题，老是否定患者，或者对患者要求比较苛刻，又或者要求患者做他们不感兴趣、不愿意做的事情等，都可能会使患者产生压力和不安，从而产生冲动攻击行为。

【冲动攻击主要有哪些表现？】

冲动攻击主要表现为语言攻击和身体攻击，以骂人和打人最为常见。

1. 语言攻击。语言攻击有时是患者被其他人或某些护理活动激惹所致，但也有时是毫无原因的。例如为一些小事乱发脾气、经常抱怨、向别人大喊大叫、气愤地大声吵嚷或诅咒等。

2. 身体攻击。打人等身体攻击最常发生在日常生活护理时，如洗澡或更衣过程让患者感到烦躁或抗拒，非按自己的方式行事不可时患者可能出现使照护者很难应付的行为，如打人、吐口水、撕毁物品，以及猛烈地摔门、踢家具、扔东西等。

```
照护技能
```

【如何防范失智症老年患者的冲动攻击行为？】

1. 为患者提供近身护理时，最易引起他们的冲动攻击。例如在为患者换衣服、洗澡、换药及搀扶时，都要格外留意他们的情绪，是否特别忧郁或愤怒，这可以通过他们的面部表情来判断。若患者正在气头上，最好避免在此时与他们有肢体上的接触，尤其是不要从背后触碰他们，以免他们误以为有人要伤害他们而产生攻击行为。这个时候，照护者最好留在患者视线范围内，一边做自己的事一边从旁观察，这样可让患者随时找到照护者，知道有人在旁陪伴，从而让他们有安全感，有助于稳定情绪。

2. 接触患者时，要用温和、平静的语气和他们交流，最好是用患者平时熟悉的称呼叫他们，说话时语速不要太快，声调不要太高，内容不要太多，尽量简单明了。每次在做事情之前先介绍自己，告诉患者现在是什么时候，在什么地方，接下来要做什么事情。尽量取得他们的同意，或者至少要让他们知晓你将做什么事情。

3. 有两位及以上的照护者同时在场时，尽量避免同时说话，一次只需一位照护者与患者沟通。

4. 调节患者的生活节奏，让日常生活尽量简单、有规律，避免与他们之前的生活习惯和生活环境差别太大。

5. 有的患者在人多、嘈杂的地方容易激动，照护者要避免带患者出入这些场所，并避免让患者看到恐惧的电影画面。

6. 对患者不能完成的事情应及时提供帮助，不要勉强患者做能力范围之外的事情，否则会加重其心理负担和困惑，从而诱发冲动攻击行为。

7. 虽然患者各方面的能力随病情的发展而不断下降，但他们仍保存着一定的自尊心，渴望被人关注和尊重，所以照护者要注意避免伤害患者的自尊；要多鼓励和表扬患者，在患者做错事时，不要总是去纠正或指责，尽量不与患者争执，避免患者有太多的挫败感。

8. 提高患者自我价值感、存在感，增加患者与外界的交流，提高患者对现实生活的体验感，从而减少患者的冲动攻击行为。

【失智症老年患者发生冲动攻击行为后该怎么处理？】

1. 寻找原因。一般而言，失智症老年患者不会无缘无故地出现冲动攻击行为，经过耐心询问和仔细观察，通常能够发现患者出现冲动攻击行为的原因，然后可针对可能的原因对患者进行安抚。例如张婆婆一看到戴帽子的人，就会开始发脾气，乱骂人，所以接触她的人只要不戴帽子，应该就会没事，或者照护者尽量不要让张婆婆和戴帽子的人接触，以避免张婆婆产生冲动攻击行为。又如，患者如果是因为身体不舒服而产生冲动攻击行为，那就要尽量找出他们身体不舒服的原因并予以消除。

2. 转移注意力。可以根据患者的个人经历、成长环境和生活年代，寻找一项能够转移患者注意力的、轻松愉悦的活动。例如让患者观看喜欢的电视栏目，带他们一起运动，让他们练习书法、绘画等。如果患者是因为嘈杂的环境刺激而烦躁不安，可以将其安置于一个安静、轻松的环境中。

3. 安抚患者。有时候无论如何都找不到一个确切的原因，患者就是莫名其妙地骂人、打人，这该怎么办呢？首先，照护者不能和患者对骂，不能对患者大喊大叫，不能要求患者做出解释，不要同患者生气，或者对患者指指点点，也不要吓唬患者，不要让患者感受到来自照护者的威胁。其次，很多时候照护者需要退后一步，不要让患者伤到自己和他人。例如，迅速将患者能拿到的范围内的利器收起来，以免被当作攻击的武器。如果能走开，应立即走开，或离患者稍微远一点；若不能走开，则保持面带微笑，默默地看着患者，尽量保持平和的语气和态度，引导他们转移注意力，或将他们带离当前环境，使之平静下来。

4. 积极应对。当患者产生冲动攻击行为时，不要惊慌，也不要指责患者。如果照护者的声音或行为中表现出愤怒，可能会让患者的行为更加失控。要注意患者的感觉，考虑患者的情绪，尝试发现患者言语背后隐藏的原因。照护者要考虑患者的情绪，不要跟患者生气，患者并不一定针对某个人，而是因为疾病的关系，让他们无法理解或者产生误解，或是对自己失去某些能力感到愤怒的一种反应而已。

5. 耐心倾听。每个人其实都渴望倾诉，这些患者也是如此。如果照护者平时多花些时间鼓励他们倾诉，认真地听他们说话，即使很多时候可能并不清楚他们在说什么，但这也能渐渐让患者的情绪稳定下来，冲动攻击行为也会得到改善。对患者要温柔并经常安慰他们，用温和的语气跟他们慢慢交流。如果还是不行，那么就要找一个他们喜欢的照护者来跟他们沟通。除非情况紧急，否则尽量避免使用强制性的手段或约束性工具。

如果采取了以上处理措施，还是不能控制患者的冲动攻击行为，那么照护者应及时带患者就医。医生会对患者的相关表现进行综合评估，分析有没有可能引起患者攻击行为的潜在疾病或疼痛等，并结合患者的实际情况给出相对合理的、恰当的建议。

（张婷）

十二、激越行为

【案例情景】

新入院的患者王爷爷，是一个失智症患者，这次因为在家跌倒导致股骨颈骨折，术后转入老年病房。王爷爷来到病房后，刚开始是在病房里喋喋不休，后来又开始丢东西、拍打床头柜，陪伴的家属说王爷爷之前在家里也有类似情况，实在处理不了的时候，在家里就只能把王爷爷约束起来。

照护知识

【激越行为是什么?】

激越行为是指不能用患者的特定需求或是意识混乱来解释的某些不恰当的声音、语言或行为。

【失智症老年患者的激越行为有哪些表现?】

失智症老年患者的激越行为常常表现为各类偏离社会规范的言语或是肢体行为，例如发出不恰当的声音，不恰当地处理物品，藏东西，尖叫，谩骂，主要可以归纳为以下四个方面。

1. 身体攻击行为，如打人、咬人、丢东西等。

2. 身体非攻击行为，例如不恰当地处理物品、藏东西、徘徊、机械性地重复动作等。

3. 语言攻击行为，如谩骂、大声尖叫、侮辱或是骚扰他人等。

4. 语言非攻击行为，如抱怨，重复说某些话、词语或是问问题。

激越行为是失智症老年患者常见的、具有破坏性的行为之一。研究显示，80%～90%的失智症老年患者出现过激越行为。激越行为不仅会降低患者的生存质量，而且会增加照护者负担，包括经济的和心理的。

【失智症老年患者产生激越行为的原因及影响因素有哪些?】

1．大脑病理性改变。

2．环境改变。"需求驱动痴呆相关行为模式"注重患者需求，有学者和学术组织根据该理论，并结合马斯洛需要层次理论，归纳、总结了失智症老年患者常见的产生激越行为的 37 种常见原因。其中环境因素所占比重最大，包括居住环境及居住周围环境的改变（如周围噪音、天气变化等）、室内风格的改变、日常用物的更换或是放置位置的更换等。

3．人际关系处理不当。失智症老年患者对人际交往的需求依然存在，如果人际关系处理不当也会导致激越行为的产生，例如在照护的过程中，照护者和患者交流的语速过快、音量过高。

4．各类需求未被满足。失智症老年患者的各类生理和心理需求未被满足也是产生激越行为的重要原因，其中生理性因素包括饥饿、口渴、大小便、疼痛等；心理性因素包括家属探视或是关心少、食物不合胃口、照护者更换频繁等。

> 照护知识

【如何预防失智症老年患者产生激越行为?】

1．环境的控制。应该注重对环境的控制，尽量保持一致的风格，避免日常用物的更换，或者尽量降低更换频次。总而言之，尽量减少外界环境改变对患者的刺激，从而减少患者激越行为的发生。

2．人际交往。照护者既要关注患者的人际交往需求，同时也要做好人为因素的预防性控制。与患者交流时要注意语速和语调，并对患者的反应给予适当的回应。

3．其他。在临床护理实践中，照护者还要注意观察和记录患者的日常行为习惯和生活规律，及时、准确地评估患者的各项生理、心理需求是否得到满足，并及时给予有效干预。由于沐浴、如厕等行为可能会导致患者一定程度的暴露，容易导致患者产生激越行为，因此，在这些过程中要注意保护患者隐私，避免不必要的暴露。

【激越行为有哪些非药物干预方法?】

失智症发病隐匿，病程较长，目前尚没有特效药物。随着病程的进展，患者的激越行为会日益加剧，药物干预效果不明显，且药物不良反应较多。研究表明，非药物干预方法对失智症老年患者激越行为具有正向作用。非药物干预方法包括玩偶疗法、音乐疗法、宠物疗法、触摸疗法、芳香疗法等。随着人文科学在医学领域的应用和发展，保护性约束措施的使用越来越受到争议，有研究甚至发现采用了保护性约束之后，患者的激越行为反而会增多。

1. 玩偶疗法。玩偶疗法来源于 Bowlby 的依恋理论。该理论认为人具有为了得到安全感而寻求亲近另一人的心理倾向，其主要的依恋对象是一个人从孩提时代起其成长过程中的榜样，并且依恋与行为和情感紧密联系在一起。对于失智症老年患者，由于疾病导致的脆弱和无力感，依恋被认定为其基本的心理需求。使用的玩偶通常是婴儿般大小，有柔软的身体，重量轻，对患者安全。实施玩偶疗法应注意以下问题：

（1）如果同一个医疗单元或机构中有多例失智症老年患者在接受玩偶疗法，应提供风格不同的玩偶，以防止玩偶所有权混乱。

（2）玩偶应形象、逼真、有柔软的身体、重量轻，应避免使用会哭泣或闭上眼睛的玩偶。

（3）在与玩偶的互动方面，要让患者自主选择，应把玩偶放在患者视线能够捕捉到的地方。

（4）实施与玩偶疗法有关的精确护理计划时应监测患者疲劳的水平，防止患者照顾玩偶时过于劳累。

（5）如果患者给玩偶起名字，应该鼓励所有医护人员和家庭成员使用这个名字，如果患者认为玩偶是个婴儿，其他人也应顺从患者的这一想法。

（6）医护人员和家庭成员应该把玩偶看作一个活的婴儿，应该在安全的地方存放玩偶，勿将其放在盒子、地板或散热器上，因为患者可能会觉得玩偶处于危险之中。

2. 音乐疗法。

实施音乐疗法之前，首先要判断患者对音乐是否有兴趣，确认患者的音乐爱好。根据患者的喜好选择具有代表性的音乐，帮助患者采取一个舒适的姿势，在听音乐的过程中要避免外界的干扰，要确保音量足够，但要避免音量太高。

【失智症老年患者发生激越行为时照护者应该怎么办？】

激越发作时，患者的主要表现是严重的运动性不安，患者的全身骨骼肌紧张度增加和无明确目的的运动增加，具体表现为相对持续但无法有效交流的言语增加，肢体和躯干的肌肉紧张度和无规律运动增加。同时，激越患者还常有非常明确的焦虑和烦躁的内心体验。患者在激越发作时感到极度的恐惧、难以言说的痛苦和无助，还会伴有显著的自主神经功能紊乱的症状，如心动过速、呼吸急促、多汗等。了解这些临床表现，可以帮助照护者判断患者是否发生了激越行为。当失智症老年患者发生激越行为时，照护者正确的处理应该包括以下几点。

1. 进行环境控制和环境安全管理。尽量保证周围环境的安静，及时评估周围环境是否存在不安全因素，例如是否有热水瓶、锐器等，如果有，应及时移除，保证周围环境的安全，避免患者或照护者受到伤害。

2. 避免对患者的刺激。失智症老年患者发生激越时虽然攻击行为相对较少，但是语言激越行为却会让照护者感到苦恼。这个时候如果照护者采用强行制止等方法直接干预这些行为，会令患者激越行为持续或者以其他形式表现出来。此时，平静应对才是最好的应对方式。

3. 注意态度。照护者态度的不友善，没有耐心，会导致无法正确解读患者的意图，更加容易加重激惹程度。

4. 避免不恰当的约束。对于有躯体行为的激越患者，照护者如果采取不适当的约束，不但不能缓解激越行为，反而会使激越持续时间更长，此时应在保证安全的情况下，尽可能地避免不恰当的约束，减少对患者的刺激。

（吕娟）

十三、脱抑制行为

【案例情景】

刘爷爷，70岁，退休工程师，子女都在外地，同老伴居住，雇有一名保姆，患有高血压、糖尿病、冠心病，平时喜欢下棋、聊天、打太极，每日都要出门散步。两年前，老伴发现刘爷爷经常晚回家，而且满脸疲倦，问他做了什么，只回答外出散步、陪人下棋。半年前曾发生走失情况，被邻居发现送回。近日出现随地大小便、易激惹、当众暴露性器官、随意与陌生人攀谈，甚至谩骂别人等情况。刘爷爷老伴感到尤为担心，保姆感觉照顾困难。

> 照护知识

【什么是脱抑制行为？】

脱抑制行为是指个人行为的内部约束机制被解除的状态，是失智症精神行为异常、人格改变的一种，往往发生在失智症中期。

【哪些因素容易引起失智症老年患者发生脱抑制行为?】

引起脱抑制行为的因素有很多,包括大脑皮质功能及胆碱功能异常、药物滥用、酒精滥用、谵妄、精神病性症状等。

【失智症老年患者的脱抑制行为主要有哪些表现?】

1. 人格改变。患者往往表现为不修边幅,不讲卫生,若没人督促他们生活,可能出现不洗澡、不换衣服等行为;以自我为中心,自私自利,稍有不如意,则会暴跳如雷,出现冲动攻击行为,并且不理睬别人对自己的评价等。

2. 行为或举止改变。如患者的社会行为冲动、不恰当,与陌生人讲话自来熟,说话不顾及别人的感受,讲一些粗话等,有时表现为性欲脱抑制、行为有失检点等,例如在公共场所暴露性器官或公开用手抚摸自己或他人性器官。关于不当的性行为,研究数量有限,但为数不多的数据指出,几乎都是在男性患者中出现。

3. 饮食习惯改变。患者出现过度的口部活动、饮食过多,甚至出现异食癖。

【如何预防失智症老年患者发生脱抑制行为?】

1. 患者居住环境及照护者应尽量固定,以使老人感到安全、安心,周围环境应相对安静。

2. 合理安排作息时间:制订照护方案,合理计划老人休息及活动时间,帮助其养成规律的生活作息。

3. 鼓励患者自己穿衣、洗漱,帮助完成扫地、洗碗等简单家务,维持患者日常生活自理能力。

4. 鼓励患者保持爱好,通过看电视、听音乐、看报纸、看杂志等方式,接受听觉、视觉的刺激。

5. 引导患者进行记忆、判断的训练,以维持患者的大脑活动。

【失智症老年患者发生脱抑制行为该怎么处理?】

应改变患者注意焦点,分散患者注意力,避免刺激患者,具体措施如下。

1. 对于失智患者,首先采用非药物治疗,分析其出现脱抑制行为的原因,改善其生活环境,给予患者情感支持。尊重患者的人格,给予更多的同情心及耐心,结合使用语言沟通及非语言沟通技巧,给予患者关心及爱护。对于重症患者,增加药物的同时,应注重改善患者的生活环境,注意是改善生活环境,而不是改造老人熟悉的居住环境。

2. 对于出现行为脱抑制的失智症老年患者,进行反复的强化训练。例如,若患者出现随地大小便的现象,照护者应掌握患者的大小便规律,定时督促、提醒患者上厕所,帮助患者养成规律的生活模式。

3. 加强防护，防止意外发生。对于病情较轻的失智症老年患者，在其活动较多的时间应加强看护。对于病情重的失智症老年患者，应做到 24 小时持续监护。

4. 进行认知功能锻炼：（1）记忆力训练：陪伴患者看老照片、回忆往事，鼓励患者讲述自己的故事，以帮助其维持远期记忆；引导患者将不同类型卡片或者物品进行归类和回忆，以提高其逻辑推理能力；采取记数字、复述串联数字段的方式，提高其瞬时记忆能力；出示数种日常用品如手机、放大镜、钥匙等，5 分钟后让患者回忆之前所出示的物品名称，反复多次进行并逐渐延长间隔时间，训练患者延迟记忆能力。（2）定向力训练：将定向力训练融入患者的日常生活中，选择患者喜欢的、感兴趣的内容进行训练和强化。（3）语言交流能力训练：以患者能接受的方式进行交谈和互动，在交流过程中注意鼓励与表扬患者。

5. 禁止高声呵斥，或强行限制其行为，应转移或分散患者注意力。例如患者出现裸露生殖器官、脱衣服、拍打照护者臀部等情况时，应分散患者的注意力，引导患者进行其他手脑并用的活动，例如叠衣服、折纸等。

6. 应留心观察患者的行为表现，对患者进行反复的强化训练。照护者应掌握患者的行为规律，督促患者完成简单的日常生活活动。如定时督促患者上厕所，指导患者自己吃饭等，以逐渐改善患者的脱抑制行为。

（刘秀）

十四、病态收集行为

【案例情景】

王大爷，74 岁，确诊阿尔茨海默病 2 年，基本日常生活能自理，长期和儿子小王一家生活在一起。小王发现王大爷患病后经常从外面捡一些塑料瓶回家，后来逐渐发展为捡一些废旧报纸、别人丢弃的衣物，甚至其他杂物，导致王大爷的房间放不下甚至放到家里的客厅、阳台等地。小王反复劝说王大爷，让他不要把别人丢弃的东西捡回来，捡回来的东西一定要及时卖出去。王大爷不同意不捡也不同意把废旧物品卖掉，说这是他的劳动成果，甚至责怪小王好吃懒做，等等。小王媳妇忍无可忍，坚决要求小王将其父亲送至养老院。

照护知识

【什么是病态收集行为?】

收集行为在人群中很常见，很多收集行为都是人为了适应价值而产生的。

然而在某些情况下，收集行为可能会偏离合理的和可接受的范围，使收集的对象不仅是日常生活中不需要的，没有可识别的美学、情感和金钱价值，甚至是完全无用和不方便的，此种收集行为即病态收集行为。病态收集行为包括重复的和一般非选择性的收集行为，以及不愿丢弃物品的收集行为。一旦物品被占有，它们就会被患者忽略，只有当其他人试图减少或删除这些物品时，患者才会对收集的物品表现出一些兴趣。

【病态收集行为是如何产生的?】

大脑额叶与自我调节行为相关，凡是可引起相应大脑区域损伤的，都可能导致病态收集行为。各种类型的失智症老年患者都可能出现病态收集行为。

【失智症老年患者的病态收集行为与强迫症的区别是什么?】

失智症老年患者出现病态收集行为时，照护者首先要确认患者是否有认知障碍，在认知障碍的基础上出现的过度积攒物品行为，重点在于持续性地难以丢弃或离开所有物、存在与丢弃物品相关的显著痛苦，以及过度积攒物品。尽管失智症老年患者的不正常的收集行为，与强迫症患者强迫性囤积之间存在许多相似之处，但失智症老年患者的强迫性特征得分较低。

强迫症通常始于儿童期或青春期，持续终生，并且因其严重且呈慢性可导致机体功能大幅受损。若患者有典型强迫思维（如担心不完整或受伤害），并因此出现了强迫性囤积行为（如获得整套物品以得到完整感），应诊断为强迫症。

要鉴别病态收集行为和强迫症，可到心理专科门诊就诊，通过专科医师的病史询问、体格检查、耶鲁布朗强迫量表及精神检查等来进行区分。

【失智症老年患者的病态收集行为有哪些危害?】

有病态收集行为的患者因其过度囤积物品，可能导致生活区域拥挤混乱和细菌滋生，严重干扰患者的日常生活，并影响家人特别是家中弱势个体（如儿童或残疾人）的生活（如导致绊倒等）及健康。此外，过度堆积的物品有发生火灾、爆炸的风险，影响公共安全。

照护技能

【对于有病态收集行为的失智症老年患者，照护的一般原则有哪些?】

1. 寻求治疗。自知力差、无自知力或有妄想症的患者可能不会因囤积问题寻求帮助，与这些患者接触并让他们接受治疗很困难，此时让患者家属或其他重要人员参与会有所帮助。

2. 宣传教育。应评估囤积造成的风险，告知患者其相关病态收集行为可能导致的危害。

3. 提供保护服务。可能需要提供诸如住房、公共卫生或专业社工等社区服务来帮助维护患者的健康和安全,对高风险环境可能需要采取强制措施,例如定期搬走患者囤积的物品、更换住处等。

4. 处理其他合并疾病。评估有病态收集行为的患者是否合并其他精神障碍,特别注意有无焦虑、烦躁不安、情绪变化无常等情况,若有则应到医疗机构寻求药物治疗等。

【如何照护有病态收集行为的失智症老年患者?】

1. 通过对患者的想法和感受进行合理推测,了解其病态收集行为的动机,告知患者"你不喜欢那么做",通过将驳斥其不合理信念的信息呈现给患者来纠正引起其病态收集行为的不合理信念。

2. 对有病态收集行为且情绪激动的患者,宜采取顺其自然的态度,不要采用对抗或相反的态度,应该从侧面提醒杂乱物品的危害,鼓励其改善无序的环境,通过询问"为什么你认为杂乱无法解决"等方式,对其组织、决策和解决问题能力进行训练,让患者避免无序收集。

3. 为了帮助患者适应由丢弃或不获取物品引起的焦虑,应鼓励患者逐渐尝试感受不获取物品、分类和丢弃所有物引起的不适感。例如,首先可要求其专注家中的特定区域,如堆满了纸张和物品的咖啡桌。然后要求他们决定要保留什么以及扔掉什么。对于有过度获取问题的患者,可鼓励他们暴露于不断增强的触发获取的因素(如光顾跳蚤市场或商店而不购买任何东西,以学习忍受获取的冲动)。

4. 可采用认知重建练习来识别并修正思维错误。例如,在分类、丢弃和练习不获取物品时可以使用质疑性问题来帮助患者批判性思考,"我已经有了多少这类物品?""我打算用这个吗?""过去一年我用过这个吗?""我真的需要它吗?",等等。

5. 鼓励患者增加社交活动或保持积极的生活方式,参加集体活动,以建立新的兴奋点,抑制病态兴奋点。

6. 注意饮食合理,结构适宜,可适当增加鸡蛋、燕麦、深海鱼油等的摄入。

7. 定期进行心理科随访以观察精神行为变化,通过特定的认知行为疗法、认知矫正以及使用相关药物来改善患者的病态收集行为。

【具有病态收集行为的失智症老年患者出现哪种情况需要到医院就诊?】

1. 因过度堆积物品导致跌倒、骨折、感染等。

2. 伴有各种心理障碍或焦虑,影响患者或家属的日常生活。

3. 病态收集行为明显加重，并伴有其他不正常行为（如攻击行为、危害社会行为等）。

（何艳）

十五、性的问题

【案例情景一】

李爷爷，65岁，患血管性失智症半年，基本日常生活能自理，和保姆小刘（女，54岁）生活在一起1个月。近段时间小刘发现李爷爷经常有意无意地触摸她的胸部及臀部，说一些喜欢小刘之类的话，经常在家赤身裸体，晚上睡觉时要求小刘陪着他睡觉，甚至要求小刘帮他手淫等。小刘深感苦恼，打电话给李爷爷儿子告知其流氓行为并打算辞职。

【案例情景二】

王爷爷，72岁，确诊阿尔茨海默病半年，基本日常生活不能完全自理，和保姆小侯（女，60岁）生活在一起10多天。小侯照顾王爷爷时，王爷爷总是要求小侯帮他清洗会阴部，让小侯给他念一些淫秽内容，抓着小侯的手摸来摸去，一次小侯扶着王爷爷起身的时候，王爷爷抱着小侯非要亲小侯，还说小侯照顾他就该让他摸让他抱，就该给他清洗下身，不清洗的话就辞退小侯。

> 照护知识

【为什么要关注失智症老年患者的性行为？】

性是一个人一生中固有的自我意识，性行为不仅仅指身体行为，更广泛地包括身份、性别角色和取向、性欲、愉悦和亲密。它除了通过行为，还通过思想和感情来体验和表达。伴随正常衰老，生理上的性反应会普遍下降，年龄相关的性功能变化对性态度和性行为有不同程度的影响。65岁以后男性和女性的性行为频率普遍会降低，但是下降程度并没有想象中那么大。而在失智症老年患者中，大部分患者表现为性欲减退，但仍有8%～22%的患者表现为性欲亢进，甚至出现不当性行为，而有不当性行为者占15%～25%。而且，因为照护者可能羞于向临床医生报告，这一数据可能被低估，而在数量有限的研究中，这一问题几乎全都发生在男性身上。

【失智症老年患者为什么会产生不当性行为？】

不当性行为与大脑损伤的部位相关，随着认知缺陷的进展，失智症老年患者缺乏洞察力且普遍存在控制障碍，性抑制也随之解除，从而可能出现不当性行为，甚至形成冲动倾向行为。血管性失智症、阿尔茨海默病和其他神经变性性失智症均可导致不当性行为。不当性行为多发生在阿尔茨海默病的中、重度阶段，也可能出现在额颞叶痴呆的早期阶段。

【失智症老年患者的性行为有哪些?】

可观察到的失智症老年患者的性行为可分为三类。

1. 正常性行为，如亲吻配偶等。

2. 模棱两可的性行为，例如暴露生殖器官，可能是故意的，也可能是由于没有穿好衣服，部分患者神志混乱时可能会赤身裸体，或衣衫不整地在公共场所四处走动，这种状况可能是患者想如厕，却忘记厕所在哪里，也有可能是想上床睡觉，觉得衣物不舒服而脱掉等。

3. 不当性行为，包括不适当的言语（直白性言语）、身体上的异常行为（抓扯、脱衣服、暴露等）以及性行为（性接触、性挑逗和公共场所手淫）。通常还存在其他行为症状，如激越、攻击和（或）抑郁。

此外还可发生隐含性行为，包括公开阅读色情材料或要求不必要的生殖器官护理。

【不当性行为的危害有哪些?】

失智症老年患者有不当性行为时可能会对照护者提出过分的、不合理的要求，给照护者或其他人带来视觉上、心理上、情感上的不适以及苦恼，增加照护者的负担。如果患者的这些需求得不到满足，就可能导致暴力侵犯。此外患者的不当性行为还可导致性传播疾病的传播，影响患者、照护者的健康。而当患者出现不当性行为时，可能预示着失智症的恶化。

照护技能

【失智症老年患者发生不当性行为时照护者需要注意哪些方面?】

1. 照护者应接受性行为相关的教育和培训。医疗机构卫生专业人员或者失智症相关组织服务人员通过与照护者公开、舒适地讨论性相关问题，让照护者做好处理一般性问题以及不当性行为问题的准备。

2. 照护者需要冷静应对患者的不当性行为，特别是对罕见的不当性行为。训练不当性行为的早期识别、学习处理不当性行为的策略，以及鼓励开发适当的触摸和获得性快感的方法，对工作人员、患者和家属都是有帮助的。

3. 患者护理单元的工作人员需要有爱心，平等对待每一位患者，尤其当患者明目张胆地骚扰其他患者时。

此外，对于患者的不当性行为，照护者还应该关注其危险性、伤害性，是否出现攻击行为，是否合并其他精神行为症状（如激越、躁动、易怒、抑郁等）等，并及时告知患者家属及寻求医疗帮助。

【失智症老年患者出现不当性行为时应如何处理?】

1. 照护者在发现患者的不当性行为时，首先要明确患者的不当性行为史，明确不当性行为种类、发生频率、持续时间、症状以及产生症状的环境，寻找不当性行为的倾向指标，如性暗示的笑话等。但在一些患者中，这些不一定代表有性侵犯行为倾向，可能他们不能理解自己的话的意思。

2. 患者出现各种不当性行为时，照护者可首先尝试改变患者的注意焦点，分散其注意力，避免穿暴露衣服或出现其他刺激。

3. 当患者仅仅出现亲吻、抚摸等行为时，照护者可主动提醒患者你是谁、你们什么关系等，可适当地回应贴面亲吻或者抚摸，满足患者部分性需求，也可以让患者做其他力所能及的事情转移注意力，改变其注意焦点。

4. 当患者要求阅读一些淫秽内容或说一些色情话语时，应当告知患者这种行为是不正确的，可以引导患者看一些他喜欢的东西，或者干一些其他的事情（如出去散步等），转移其注意力。

5. 当患者要求反复清洗生殖器时，应当告知患者已经做了相应的护理，可对患者身体其他部位给予一定的抚摸，或引导患者做其他事情，以转移其注意力等。

6. 对于曾有过暴露、公开抚摸生殖器或自慰的患者，可尽量为其选择背部开口的衣服并分配手工活动，如折叠毛巾、叠衣服等。

7. 当患者要求明确的性行为时，可主动提醒患者你是谁、你们什么关系等，坚定而温和地确认并指出这种行为是不可接受的，告知患者违背意愿的性行为是违法行为，引导患者纠正不正确的行为。此外，可告知患者可通过适当的自慰来满足其性心理需求。

8. 当转移注意力、行为引导失败、患者出现攻击行为或者其他行为症状时，需要及时带其就医进行必要的药物治疗等。

【具有不当性行为的失智症老年患者什么时候需要到医院就诊?】

1. 严重影响照护者身心健康时。

2. 不当性行为通过行为干预不能得到纠正时。

3. 合并其他攻击行为或暴力倾向时。

4. 不当性行为导致性传播疾病发生等时。

（高艳玲）

第三节 失智症老年患者的安全照护

一、跌倒的预防与处理

【案例情景一】

李爷爷，86岁，与老伴一起居住，大部分生活自理，既往有高血压、糖尿病史，一直服用降压药和降糖药，血压和血糖控制较好。近段时间李爷爷经常出现言行紊乱，词不达意，老是忘记服药，几次都是老伴发现后才立即让李爷爷服药。一天，李爷爷老伴出门买菜，走之前忘记提醒李爷爷服药，等她回家时，发现李爷爷倒在地上不省人事。老伴见状，立马拨打120急救电话，测得当时血压为200/86mmHg，随后入某医院急诊，CT结果显示髋部骨折，颅内出血。事后，老伴才发现李爷爷当天又忘记服用降压药和降糖药。

【案例情景二】

冯爷爷，83岁，与保姆一起居住，既往有高血压、冠心病史。近段时间老是丢三落四，总觉得保姆偷了自己的钱，自己放的东西也经常不知道哪里去了。某日，保姆在厨房做饭，冯爷爷觉得无聊就往门外走去，在小区花园里转悠，结果路面不平，老人摔倒在地，不断呻吟，诉大腿疼痛难忍。路过的保安见状，立即通知冯爷爷家保姆，并拨打了120急救电话，将其送至某医院，CT结果显示左髋部骨折。

> 照护知识

【跌倒在失智症老年患者中发生情况如何？】

跌倒是失智症老年患者安全意外中最为常见的事件。据研究显示，失智症是老人跌倒最高危的因素，失智症患者跌倒发生率为35.5%，年龄越大，跌倒发生率越高。

【跌倒带来的不良影响有哪些？】

随着我国人口老龄化加剧，老人跌倒的发生率逐年升高，尤其在高龄老人中发生率更高。跌倒是造成老人伤残、失能的重要原因之一。跌倒可引起老人软组织损伤、骨折、脑外伤甚至死亡，还会给老人造成心理伤害，如因害怕跌倒而减少或放弃活动，使老人身体机能下降、并发症增加，跌倒后还可能因长期卧床发生压疮、肺部感染、深静脉血栓及肌肉萎缩等并发症。失智症老年患者发生跌倒后，疼痛、长期卧床等会导致患者发生谵妄，加重患者认知障碍。跌倒会严重影响老人的健康和生活自理能力，给社会和家庭带来巨大的经济负担和照护负担。

【失智症老年患者发生跌倒的原因有哪些?】

跌倒的发生是多种因素相互作用的结果，包括内在因素和外在因素。研究显示，导致失智症老年患者发生跌倒的内在因素主要有：步态异常、精神障碍、服用药物等，而环境不安全是导致其跌倒的重要的外在因素。患者跌倒多发生在室内，其中 1/3 的跌倒发生在卧室，其次主要在门口、洗澡间、厨房、楼梯和书房等。

1. 身体因素。随着年龄增长，老人会越来越衰老，维持肌肉骨骼运动系统等生理功能的能力均减退，造成步态的协调性、平衡稳定性和肌肉力量下降，另外，由于高龄患者的视觉、听觉功能及判断外在环境的能力严重下降，从而导致跌倒风险增加。

2. 病理因素。研究显示，失智症或精神障碍患者尤其容易发生跌倒。由于疾病原因，失智症老年患者会出现步态不稳、肌肉功能减退、震颤、肌强直、运动缓慢，甚至活动障碍。很多患者还可能伴有高血压、糖尿病、冠心病等，可能引起心、脑血管供血不足而导致头晕、跌倒等。这些因素均会增加患者的跌倒风险。

3. 药物因素。失智症老年患者因精神行为异常、睡眠障碍常常会服用一些镇静类药物，合并有高血压、糖尿病的患者会服用降压药、降糖药。研究显示，这些药物均会增加跌倒风险，并且多种药物联用可进一步使跌倒风险增加。

4. 家庭社会因素。失智症老年患者由于疾病原因，减少了与外界的接触，家庭社会支持不够可能会增加跌倒的发生率。例如照护者不能 24 小时在旁边照护，家人由于其他家庭事务而疏忽了对老人的照护，就可能导致老人发生跌倒。

5. 心理因素。失智症老年患者由于认知障碍，自理能力下降，会变得失落、焦虑、恐惧或抑郁，有的还会敏感多疑、固执和焦躁，这些均是导致患者跌倒的重要心理因素。研究显示，沮丧和焦虑心理可削弱老人对自己、对环境和对其他人的注意力，从而增加跌倒风险。

6. 环境因素。环境因素是导致失智症老年患者发生跌倒的重要原因。常见的环境因素包括地面湿滑、有障碍物、家具摆设不当、座椅高度不合适或没有扶手、灯光照明不好、环境突然改变等。

【失智症老年患者跌倒后有哪些表现?】

1. 疼痛。患者跌倒后可能因为外伤或者骨折而出现疼痛不适,或者因为颅内出血而出现头痛。

2. 精神、情绪改变。患者可能会因为跌倒而出现情绪低落、急躁、忧虑、冷漠、恐惧、自信心下降等。

3. 出血。患者跌倒后可能因为皮肤破溃而出血。

4. 心跳、呼吸骤停。患者跌倒后可能因为惊吓或者基础疾病而心跳、呼吸骤停。

照护技能

【如何避免失智症老年患者发生跌倒?】

首先照护者应对失智症老年患者进行跌倒风险评估,了解患者的疾病史、跌倒史、用药史及照护者自身的能力等。

凡是符合下面条目1~2条的失智症老年患者,均要注意预防跌倒的发生。

1. 年龄大于65岁,尤其是高龄女性。

2. 步态不稳。

3. 患有骨质疏松症。

4. 正在服用降压药物(非洛地平、氨氯地平、缬沙坦等)、降糖药物(阿卡波糖、二甲双胍、格列美脲等)、镇静催眠药物(阿普唑仑、艾司唑仑等)、利尿药物(呋塞米、螺内酯等)、抗精神病药物(舍曲林、劳拉西泮、奥氮平等)等容易致跌倒的药物。

5. 诊断为衰弱。

6. 曾经发生过跌倒。

7. 视力严重下降。

8. 出现烦躁及易激惹。

其次,制订预防失智症老年患者跌倒的计划,切实落实跌倒预防措施。

1. 照护者根据患者的需求,制订个性化的防跌倒措施。

2. 照护者可根据患者情况在其活动、穿衣、如厕时及时给予帮助。

3. 尽量减少对患者进行身体约束,如特殊情况下不能避免使用,应避免给患者带来伤害。

4. 患者活动时合理使用辅助用具,让患者穿防滑的鞋子,衣服大小应合适。

5. 为患者创造良好的睡眠环境，并使其养成规律的睡眠习惯，避免夜间吵闹。

6. 尽量维持患者的活动能力，鼓励其做力所能及的事情，如在照护者的看护下自己吃饭、穿衣、行走等。

7. 规范患者的用药，确保用药的安全性。使用易导致跌倒风险增加的药物时，照护者要加强照护，防止患者跌倒。

【失智症老年患者跌倒后应如何处理？】

失智症老年患者发生跌倒后，照护者应正确判断伤情并及时呼救，避免给患者带来二次伤害。患者跌倒后，不管患者是否有损伤，均需要详细了解跌倒前后的情况、跌倒的过程，了解跌倒发生的原因，再次评估跌倒风险，制订、修改相应的跌倒防范计划。

患者跌倒后，跌倒伤害根据严重程度可分为三级。

1 级：擦伤、挫伤、不需缝合的皮肤小裂伤。此类损伤不需要处理或只需要稍微治疗与观察，如患者伤情加重，应立即带患者去医院治疗。

2 级：扭伤、大或深的撕裂伤，需要冰敷、包扎、缝合或夹板等医疗或护理的处置或观察。根据患者的情况，对于无外伤、出现皮肤或关节肿胀的患者，照护者可立即冰敷肿胀处至少 30 分钟，必要时可延长冰敷时间，但是要注意保护好冰敷处皮肤，避免冻伤。12 小时后改用热敷或红外线照射。

3 级：骨折、意识丧失、精神或身体状态改变等，需要医疗处置及会诊。患者发生 3 级损伤时，照护者应避免搬动患者，如果跌倒环境不安全，可在评估患者伤情、采取保护措施的情况下将患者搬离危险环境，并立即拨打电话寻求帮助，尽快送患者去医院救治。

【失智症老年患者跌倒后，如何预防相关并发症？】

1. 做好患者日常生活的照护，对于跌倒后卧床的患者应预防压力性损伤、肺部感染、尿路感染三大卧床并发症。照护者要定时协助患者翻身、拍背，鼓励能配合的患者做深呼吸；鼓励患者早期下床活动或经常保持坐位，避免久卧导致肺部感染；应保持房间空气清新，定时开窗通风，保持温湿度适宜，督促和协助患者多饮水，并保持会阴清洁。

2. 对于有肢体功能障碍的患者，照护者可协助或帮助患者进行主动或被动康复锻炼，避免肌肉萎缩。

3. 对于有吞咽障碍的患者，应遵医嘱安置胃管或胃造瘘管、空肠造瘘管，保持管道清洁通畅，并防止脱落；对于经口进食的患者，做好体位管理及饮食管理，防止发生噎呛和误吸。

【失智症老年患者跌倒后出现哪些情况需要到医院就诊?】

失智症老年患者跌倒后，对于轻度失智患者，可以让其表达自身感受，照护者应及时询问患者有无不适，如出现头痛、头晕、心悸、胸痛、跌倒部位疼痛及口齿不清等情况，应立即到医院就诊；对于中、重度失智患者和不能准确表达自身感受的患者，当跌倒后出现呼吸急促、单侧虚弱、大小便失禁、意识改变、出血或者呻吟不断时，应立即就医。

（王晓玲　陈静　吴驭）

二、走失的预防与处理

【案例情景一】

刘婆婆，70多岁，和老伴一起居住，基本日常生活能自理，但最近半年记忆力越来越差，刚刚做过的事转身就忘记了。老伴杨爷爷最近发现刘婆婆去楼下买菜的时间越来越长，回来还特别累，有时候还满脸通红、满头大汗，甚至有些时候空手而归，询问其原因，刘婆婆总是含含糊糊。于是老伴杨爷爷决定"跟踪"刘婆婆，杨爷爷发现刘婆婆下楼以后朝菜市场相反的方向走去，走了一段又折返回去，走到菜市场东看看、西看看，并未买什么东西，之后继续朝巷尾走去，出了菜市场还继续走，东张西望好像在找什么，就这样走到家门口也没有进去，又继续朝前走。杨爷爷赶紧叫住她，刘婆婆终于看见了认识的人，而且还是她老伴，抓住杨爷爷就哭了，说自己找不到回家的路了。

【案例情景二】

李爷爷，92岁，既往有高血压史，确诊失智症5年，能走路，能说自己的名字，但不能写字，有两个陪护照顾其生活起居。李爷爷很没有安全感，平时都不离开熟悉的人。一日老人身边只有一位陪护照顾，陪护去上厕所前，招呼李爷爷坐好，结果他回来以后，发现李爷爷不见了，于是到处寻找，也寻求了很多人的帮助，楼上每一个房间、楼梯间、电梯间都没有，于是往楼下一层楼一层楼地找，找到楼下第五层的时候，才发现李爷爷在走廊上漫无目的地游荡，显得非常害怕和焦急。

【案例情景三】

朱爷爷，80岁，患有糖尿病、失智症，因为老伴身体不好，且子女们都要上班，由几个子女凑钱请了一个保姆照顾。一年冬天，保姆照顾婆婆的时候，朱爷爷悄悄独自外出，保姆在小区周围寻找未见人影，赶紧打电话告知家属，子女及周围邻居、朋友到处寻找，后登报寻人、报警，甚至借助电视寻人栏目, 4 天后终于在汽车站找到饥寒交迫的老人。老人被送到医院后, 检查发现其左下肢脚趾多处冻伤, 后坏疽, 需截肢治疗, 2 个月后老人因截肢并发感染去世。

> ## 照护知识

【常说的走失与徘徊、游走是同一回事吗?】

走失是指日常生活中老人不能确认自己的位置, 无法找到目的地或起始地而迷路或下落不明的情况。临床上的走失特指住院患者入院后至出院前, 或在本院就诊期间, 未得到医护人员同意, 因各种原因发生的出走、失踪事件。

徘徊是与失智症有关的一种精神行为症状, 通常指无目的地持续来回走动或试图走到没有指向的地方。徘徊行为常见的表现形式为持续走动、逃跑、空间定向障碍。徘徊行为在住院失智症患者中普遍存在, 可使患者摔倒、受伤和走失的风险增加, 给照护者带来巨大的负担。

游走是失智症患者一种漫无目的走动行为, 会导致患者走失、迷路、进入不安全的环境, 造成伤害。

综上所述, 徘徊或者游走可导致走失, 而走失是徘徊或者游走所致的结果之一。

【失智症老年患者走失带来的不良影响有哪些?】

因各种原因发生的走失有很多潜在的危险, 可导致患者跌倒、骨折甚至死亡, 一旦发生, 会给患者及其家庭带来躯体上和心理上的巨大伤害以及经济负担, 使家庭陷入危机。

【哪些情况的出现可能预示着失智症老年患者有走失的风险?】

失智症老年患者出现下列任何一种情况, 均应该到医院就诊, 做进一步筛查。

1. 原来非常熟悉的地方找不到了, 或在家找不到方向, 例如, 找不到厕所、找不到家等。

2. 记忆力越来越差, 经常犯常识性的错误, 如忘记关火、忘记吃过饭。

3. 突然不知道自己所在的地方, 如走在熟悉路上却不知道自己到底在哪儿、这个地方叫什么名字。

4. 走到没有指向的地方, 如家人或者照护者让老人去吃饭, 老人却走向其他的方向甚至向相反的方向行进。

5. 持续性地来回走动, 重复动作, 坐立不安。

6. 不定时地出门游走，不分白天与黑夜。

7. 外出比平时回来得晚，又没有明确的耽误时间的原因。

8. 尝试做以前可以做的事情，但是基本无法完成。

9. 坐在家里但依然吵闹要"回家"。

10. 看起来要做什么但总是忘记或者不成功。

11. 毫无原因地询问家人或者朋友及其他人到哪里去了。

12. 出现莫名其妙的逃跑行为。

【走失在失智症老年患者中的发生情况如何?】

国外一项历时 5 年的研究显示，社区失智症老年患者中约有 40％发生过走失。据美国老年痴呆协会报道，老年痴呆患者中约有 60％出现过走失，其中部分发生在医院。Bowen 等报道，其研究样本的走失发生率为 0.65 人/年。2016 年发布的《中国老人走失状况调查报告》显示，全国每年约有 50 万名老人走失，平均每天约有 1370 名，其中 65 岁以上老人的占比达 80％以上，且约 1/4 的老人会出现二次走失。

【失智症老年患者容易发生走失的原因有哪些?】

1. 认知障碍。

失智症老年患者记忆力、注意力和执行力呈进行性下降，早期可能会忘记所做过的事或即将要做的事，但对远期的记忆非常深刻，记忆常停留在他们年轻的时候，他们可能认为某些时间点该去上班、出差或是接小孩等。头部外伤或者其他疾病可直接对大脑造成损害，导致患者定向力下降，即对时间、地点、人物等周围环境认识能力下降，同时患者对自己的认识也下降。

2. 环境改变。

随着城市化进程的加快，居住环境的改变，如更换居住的地方、更换照护者、更换新室友等，都可能使者缺乏安全感，发生走失。家庭内部装修的变化，如改变原来的环境布局，也容易使患者迷失方向，找不到记忆中的地方，甚至找不到厕所。

3. 心理及文化因素的影响。

失智症老年患者抑郁症的发病率为 45％，一些治疗抑郁症和其他心理疾病的药物可能会使患者出现嗜睡或激越行为，可导致发生走失。照护者认识不足，缺乏安全管理措施也可导致患者走失。此外，患者对自身疾病的认识可能不足，也无法判断哪些方面特别危险，有些患者不愿意让别人知道自己患有失智症，随时都有走失的可能。

┌─────────────────┐
│ 照护技能   │
└─────────────────┘

【如何预防或减少失智症老年患者走失?】

1. 避免环境改变。

(1) 使用患者熟悉的物品,如使用患者喜欢的被褥、枕头、老照片、老物件等生活用品,放在以前固定的位置,使患者使用方便,不易混乱。

(2) 生活方式尽量简单,少变化。每一位患者都有其自身的个性化习惯,因此每一位照护者需要了解患者的个性以及其生活习惯,帮助他们保持原有的生活模式,从而减轻环境变化带来的焦虑和不安全感。

(3) 尽量避免频繁地更换照护者,包括家属在内,需要找患者比较喜欢,比较亲近的照护者进行照护。

2. 提供安全的游走环境。

(1) 设置环形散步通道。养老机构可设置环形走廊,通道内应照明充足,避免因光线原因造成跌倒。

(2) 用大的标志牌、图画,方便患者找到自己的房间、厕所等。针对患者健忘的特点,精心设计房间的标识。如把患者喜欢的照片、对患者来说有特殊意义的物件放在门外作为识别标识。如遇住院等特殊情况,需带着患者反复熟悉周围环境,强化记忆。对于容易走失的患者,要多沟通、多交流,仔细观察患者,找出容易导致走失的原因,再采取预防措施。如果不熟悉环境,可以根据患者喜好在门口做特殊标识,以方便患者记忆,如一个灯笼,一张老照片,一些年画娃娃等。锁安置在患者不易察觉的地方,如在门的顶部安置插销。

(3) 对出口进行巧妙的装饰,可利用窗帘、屏风、画作等将主要出入口遮蔽起来,以减少患者走出去的想法。同时,可在门窗、出入口加装风铃或者感应器,患者一出门就可立即被发现,保证患者游走安全。

(4) 在患者行走的走廊上放置一些玩具或其熟悉的物品。患者游走时间过长会导致疲劳,增加跌倒的风险,可在患者游走的走廊上放置一些玩具或患者熟悉的物品,既能分散患者的注意力,还能刺激患者参与到游戏中来,缩短游走的时间。

3. 制订活动计划。

夜间游走往往是白天缺乏活动的结果,这就需要为患者制订一个白天活动的计划。很多患者过去是从事农田工作的,所以对土地和植物有着特殊的感情,养老机构可购买一些盆栽,或者在院子里种植蔬菜等,让患者动手去栽培，既可以增加患者的活动量，又能改善患者的情绪。

4. 安排工作。

给患者提前安排工作（如患者习惯下午三点开始游走，就在两点左右给患者分配一些工作）。分配给患者的工作至少要满足三个要求：

（1）过去做过。女性一般是育儿、家务、编织物品等；男性一般是和以前的职业相接近的工作，如患者原来是财务人员，可请他帮忙算账。

（2）现在身体状况、精神状态允许，力所能及。例如扔垃圾、择菜、为其他患者准备水果等。

（3）被周围人认可。要通过患者自己的努力来获得大家的认可，增强患者的价值感。照护者应在语言和态度上表示肯定，给予表扬。

5. 专业照护。

（1）陪伴。某些患者需要 24 小时陪伴，要多与患者沟通、交流，不能让患者单独外出，更不能让患者一个人留在房间里。24 小时照顾患者生活起居，特别要注意防止夜间走失。如患者夜间不睡觉，可以陪患者走一走、说说话、看看电视等。挑患者喜欢的事做，顺着患者。

（2）专业人士的帮助。对于出现游走的患者，照护者要密切观察，如患者烦躁、有跌倒风险，就需要专人陪护；如患者比较平静，就可请其他同事帮忙，尽可能让患者在照护者视线之内安全的环境中活动；如患者走着走着突然不说话或停下来，照护者就要过去询问有什么需要帮助。放置记录患者走失情况的卡片，记录患者在走失的过程中说了什么、做了什么，照护者一旦观察到就应立即记录在记录卡上，同时也可以发动机构内的其他患者来帮助观察记录，连续统计一段时间（一个月或两个月）之后分析患者走失的原因和规律，便于制订照护计划。安排适当的活动，使其规律生活，如做一些关节活动等，循序渐进，持之以恒。

6. 防走失。

（1）给患者佩戴定位产品。中国人口福利基金会在全国发起"黄手环"活动，通过为患者配置能查阅家人联系信息的黄色手环，帮助患者走失后的找寻。

（2）制订患者走失后的应急处理流程，当发生走失后能立即启动相应的流程，分工合作。

（3）佩戴卡片或者 GPS。把患者的信息写在卡片上面，以便其他人发现时帮助患者。可以把信息缝在衣服表面，或者写在牌子上，尽量选择不容易掉的方式。也可以安装 GPS 定位装置，以便找到患者的准确位置。一般的智能手机都可以安装 GPS 定位装置，在手机上装载卫星定位工具，家庭电脑上就可以看见手机的具体位置。不建议给患者配备价值较高的手机及定位设备，以免遇到不怀好意者窃取手机，对患者安全造成威胁。

【失智症老年患者走失后应该如何处理?】

有 GPS 定位的可通过快速定位来寻找。没有 GPS 定位的应立即通知家属及其他相关人员，用尽一切方法分头寻找，不停地找，越早找到越好。寻求派出所、街道办或者媒体的帮助，发现患者走失后，可立刻到派出所寻求帮助，根据失踪人口相关规定，痴呆应该属于有危险类别，可以立刻报案，可以选择走失人员最后出现的所在地派出所或者户籍所在地派出所报案。警察将家属提供的走失人员近照、户籍资料、体貌体征、走失时穿着的衣服特征、走失人员最后一次出现的地址等（家属提供的信息越详细越好）录入公安系统，通过网络将相关信息发到各地派出所。警察首先通过天网监控帮助寻找，如果没有找到，需要更加精细化的查找，通过摄像头进行人脸识别，多方获取线索。72小时是找回走失者的黄金时间。一项调查显示，某媒体三年内发布的 7 万多条走失信息中，有超过 74.9% 的走失者能够在 72 小时内被找回。24 小时内被找回的概率为 46.9%，24~72 小时内被找回的概率为 28%，找回的概率随着时间的延长大幅下降。

【失智症老年患者走失找回后，出现哪些情况需要到医院就诊?】

1. 走失后发生跌倒、骨折等意外情况时，现场急救后应该立即送往医院。

2. 如果患者出现不明原因的走失，应该到医院检查发生的原因以采取相应的措施。

3. 患者出现精神行为症状加重，或者逃跑等行为时，应该及时就医。

（杨雪1　古红　陈静）

三、误食的预防与处理

【案例情景一】

邹爷爷，82 岁，老伴去世后，长期与保姆住在一起，近几个月，曾经开朗的邹爷爷变得神志恍惚，整天闷闷不乐。某天晚上，保姆将几天前没吃完的变质的饭菜放在餐桌上打算过会儿扔掉，邹爷爷以为这些饭菜是今天晚上的晚餐，于是拿起筷子就吃起来。吃完后邹爷爷出现肚子疼痛难忍、恶心、呕吐、腹泻，家人立即将其送往医院急救室治疗。

【案例情景二】

冯婆婆，75 岁，患有轻度失智、冠心病，与老伴王爷爷居住在一起，王爷爷由于入睡困难长期睡前口服阿普唑仑。两周前，冯婆婆因为双下肢水肿于医院就诊，医生开具了呋塞米口服。近几日，王爷爷发现冯婆婆早上吃了药后经常会睡到下午，某天，冯婆婆吃药的时候王爷爷看了看，发现她一直以来将阿普唑仑当作呋塞米来服用了……

照护知识

【失智症老年患者误食是指什么？】

失智症老年患者由于自身神经功能减退或者药物不良反应影响，易产生吞咽功能不协调，造成吞咽障碍，进而在吞咽过程中出现误食；或者由于进食姿势不正确，尤其是长期卧床患者，进食时常因进食量过多或者进食速度过快，造成食物堵塞呼吸道，甚者导致窒息；亦有患者因为思维混乱，认知障碍，判断能力减退，误食其他物品等。

【失智症老年患者常见误食问题有哪些？】

1. 误食药物。

各种原因导致的错误服用药物，如该特定时间服用的药物在其他时间服用，特定药物服用方法错误（如硝酸甘油片应舌下含服而不是吞服），药物服用的实际剂量与计划剂量不符，或者服用过期、变质的药物。

2. 误食食物。

（1）食用容易引起噎呛、误吸等的食物（如豆类等）。

（2）食用过期、变质、有毒、威胁自身安全的食物（如带刺的鱼类等）。

（3）食用能量大于自己机体需要量的食物。

（4）无意识地进食不能经口进食的物品。

（5）进食体位不正确或者进食过快等。

【失智症老年患者为何容易发生误食？】

1. 疾病。

记忆力下降是失智症老年患者最主要的临床特征，随着病情的进展或药物不良反应的增强，记忆力会严重衰退，很容易导致记错药物的服用时间和剂量的现象。

2. 自身机体的改变。

（1）失智症老年患者咽部感知觉功能减退、协调功能不良、吞咽反射功能降低，易发生误吸而导致窒息死亡。

（2）失智症老年患者认知功能存在偏差，分辨能力降低，无法正确判断哪些东西可以吃，哪些东西不能吃，从而导致误食。

（3）失智症老年患者随着年龄的增加，身体机能逐渐减退，常常伴有视力、听力下降，在他人告知食物的食用方法和量的时候有时会听不清楚或者听错，从而导致误食。

（4）失智症老年患者由于身体平衡性降低，容易将食物掉落在地，照护者未察觉时，患者可能会将掉落地上的食物吃掉。

3. 心理因素。

（1）失智症老年患者的焦虑、抑郁、烦躁不安等表现，或者疾病带来的经济负担、家庭矛盾等因素，均可导致其胡乱进食东西。

（2）有些失智症老年患者会出现谵妄等症状，有的患者对身边的人与事不信任，依从性差，认为食物是毒药而拒绝进食；而有的患者会将不能吃的东西当作食物来进食。

4. 药物的复杂性。

大部分失智症老年患者有多病共存的特点，口服药物种类、数量多，而许多常用药物名称及性状具有相似的特点（如案例情景二中的呋塞米与阿普唑仑，前者为利尿药，后者为治疗焦虑、失眠的药物），给药的方法、时间具有一定的复杂性，这些容易使记忆力减退、分辨力弱的患者出现错误服药的情况。

5. 用药方案的调整。

失智症老年患者由于长期服用固定药物，在医生调整用药后，可能会记混药物的使用时间或者剂量。

6. 物品放置不当。

如将威胁失智症老年患者安全的物品放置于其触手可及之处，认知严重障碍的患者因分辨力下降可能误食这些物品；或者长期放置食物的地方突然放置其他不可进食的物品，也可能导致患者误食。

7. 食物选择不当。

失智症老年患者由于吞咽功能下降、注意力不集中，容易发生误食，应避免提供豆类、坚果类等易滑入气道造成误吸的食物。

8. 自行增减药物。

许多失智症老年患者及其家属对患者的健康情况及用药的相关知识的掌握水平有限，可能因为病情稍有变化，就自行决定停止用药或者增加药物用量。也有一些患者或其家属听取旁人的意见或者广告宣传，自行购买药物服用，从而导致严重不良反应。

【失智症老年患者误食的危害有哪些?】

1. 生理方面。

食物进入体内后,由消化道吸收,经肝脏代谢,随血液循环分布于全身,最终主要经胆道和肾脏排泄。失智症老年患者由于年龄增长及疾病的影响,身体各系统功能不同程度地下降。若误食了温和的食物,不会对身体产生太大危害。但若误食毒性较强的物品(如百草枯、毒鼠强等),则会使患者出现昏迷、抽搐、呕吐、腹泻等。过量服用安眠药(如阿普唑仑、艾司唑仑)可引起恶心、呕吐、嗜睡、呼吸抑制等;误食腐蚀性物品(如阿仑膦酸钠片、生石灰干燥剂等)可引起食管糜烂、溃疡;长期过量服用苯巴比妥或氯丙嗪等药物可导致肝脏损害;过量服用氯霉素、解热镇痛类药物等可引起恶心、呕吐、心率减慢、血压下降,还会损害造血系统。误食固体、尖锐的物品(如豆类、带刺的鱼类等)可引起噎呛、食道损伤,若处理不当易导致窒息。

2. 心理方面。

失智症老年患者在误食异物后,如身体出现了症状,可造成患者在之后抗拒进食等情况。如进食了豌豆发生噎呛,患者可能会对进食圆形的固体产生抗拒心理。

照护技能

【如何预防失智症老年患者误食的发生?】

1. 准确告知患者及照护者进食计划和注意事项。

患者的进食计划尽量固定,不随意调整药物类型、剂量、服药时间。由于患者注意力不集中、吞咽功能下降,应避免进食豆类、坚果类等固体食物,如要进食鱼类或枣类食物,照护者应先将鱼刺或者枣核等剥离出来。患者尽量坐于餐桌旁进食,对于长期卧床的患者,喂食时,应将床头至少抬高 45°,喂食每一口食物后,都要确保患者口腔内无残留食物再喂下一口,保证进食安全。在首次或必须更改药物时,医生应反复强调药物的用法、用量、时间,对记忆力严重下降或有听觉障碍的患者,应罗列出药物服用清单,在对应的药物后面写明使用方法。

2. 反复宣教。

失智症老年患者思维较混乱,记忆力下降,仅一次宣教会有所不足,必须多次、反复地进行健康宣教,才达得到一定的效果。特别对于患者的长期照护者,应加强宣教,使其重视患者误食带来的危害。

3. 注意食物的存放。

对于过期、变质的食物，照护者应及时处理，家庭中尽量避免放置有毒的物品，危险的物品不放于患者拿取得到的地方，不随意改变家中物品的位置。建议使用药盒（带盖子）来帮助提醒患者服药，照护者应提前将一天或者一周的药物分好，分别放置于标记有周一至周天及早、中、晚的药盒中，使患者到服药时间时，能准确服用相应的药物。药盒的标记切记要明显，对于有识字障碍的患者，可使用不同颜色的图案来标记。药盒应放置于明显的地方，如床头柜、客厅茶几等易于拿取的位置。

4. 正确进食。

（1）患者应在照护者协助下进食，为了避免出现误食，患者不应在黑暗处进食。照护者应确认食物的种类、量，如果是有包装袋的食物，应剥离包装后给患者食用，以免其连包装袋一起吞下。

（2）进食前应检查食物的性状，有无发生噎呛的风险，有无过期、变质。

（3）患者应采用适当的进食方法，对于有吞咽困难的患者，食物中可使用增稠剂，可将药物碾碎或者在医生指导下更改药物剂型；味道苦涩的药物在确认其不会和其他食物发生相互作用后也可加入患者喜欢的饮料、食物中让其一起服用。

（4）对于依从性差的患者，在其强烈抗拒进食时，不可强行喂食，应在其情绪稳定时再进行喂食，并且不可催促其进食。

5. 监测。

对于经口进食的患者，照护者应随时观察其有无呕吐、腹泻、腹痛等症状，全面掌握患者进食的种类、量。服用特殊药物的患者，如降压药（氨氯地平）、降糖药（阿卡波糖）等，照护者应定时测量并记录患者血压、血糖等数值，监测药物服用情况，便于医生判断病情，为治疗提供依据。

【失智症老年患者发生误食后该怎样处理？】

失智症老年患者发生误食后，若能得到及时、正确处理，往往后果不太严重，但若处理不当，可能会危及生命。

1. 当患者发生误食后，应首先确认物品是否还在口腔，如还在口腔，照护者应温柔、耐心地劝导患者将其吐出，切忌使用批评性言语与强制性动作。若物品已经被吞下，应立即拨打急救电话，同时评估患者机体状况（神志、脉搏、呼吸等）。如果患者误食的是维生素或者过期食物且未出现明显症状，可让其多饮温开水，让药物稀释排出，其间密切观察患者精神状态；若误食降糖药，应立即停药，检测血糖，根据血糖值进食甜食、糖水等；当误食大量催眠药、解热镇痛药时，可用手指、筷子刺激咽喉部，迅速进行催吐，使药物迅速排出，减少吸收，然后让其饮温开水 300～500mL 再进行催吐，如此反复；若误食腐蚀性很强的物品（如生石灰干燥剂、碘酒、来苏水等），应立即让其吞服牛奶、鸡蛋清、淀粉溶液等，以保护胃黏膜。若患者处于昏迷状态，则不能催吐，以免呕吐物返流吸入气管；若不清楚误食物品名称及量，应将催吐物保留，送入医院检测。

2. 若患者误食外包装，应禁饮禁食，停止做吞咽动作，避免误食的外包装往下移动，进而划伤咽喉部、食道、胃等引起出血、穿透伤等。外包装进入肠道，还有可能致机械性肠梗阻等，应尽早就医使用喉镜或电子胃镜取出外包装。如果是较小的包装，可自行吞服石蜡油促进排出，但也存在损伤胃肠道的风险，应根据情况酌情选择救护措施。

3. 若误食了豆类、坚果类等食物并发生了噎食，应立即运用海姆立克法促进其排出。

（吴驭　谢灵灵　阮顺莉）

四、烫伤的预防与处理

【案例情景一】

王爷爷，75 岁，中度失智，平时与老伴同住，生活起居都是老伴照顾，去年冬天的时候，老伴担心王爷爷睡觉时冷，就用了暖水袋帮助王爷爷保暖，连续用了 4 天后女儿回家帮助老人洗澡，脱掉其裤子后才发现王爷爷双下肢小腿内侧有水疱，有的甚至已经破溃，破溃处伤口有黏性分泌物，伤口周围红肿，随即将其送往医院，进行抗感染、清创治疗，半月后王爷爷伤口逐渐愈合，出院回家。

【案例情景二】

张奶奶，80 岁，患有失智症，老伴去世，与女儿、儿子分开住，平日生活由保姆照顾，某日保姆在厨房做饭时，张奶奶不小心把放在茶几上的开水壶打倒，造成右上肢大面积烫伤，当时保姆不具备烫伤后的应急处理知识，加之是冬天，老人穿得较厚，来不及用冷水冲洗，保姆让张奶奶脱掉上肢衣服后，用醋涂在其患侧手臂上，之后手臂起了大量水疱并破溃，造成创面严重污染，后拨打 120 送至医院紧急处理并住院治疗。

```
照护知识
```

【什么是烫伤?】

烫伤是指热液、蒸汽等所导致的组织损害,在临床上一般与其他热力造成的伤害统称为烧伤。烫伤后,血管渗出的液体会进入组织间隙引起局部肿胀,严重烫伤时,血管渗出的液体过多以及人体儿茶酚胺和皮质醇水平增高,患者容易发生休克。另外,受损皮肤及创面使机体失去了能防止细菌入侵的屏障,故烫伤处皮肤容易发生感染。

烫伤根据损伤程度,可分为三度四型。

1. 一度烫伤:伤及表皮颗粒层。

2. 浅二度烫伤:伤及真皮浅层,保留部分生发层。

3. 深二度烫伤:伤及真皮层,残留部分网状层。

4. 三度烫伤:伤及皮肤全层,甚至深部骨骼、肌肉等。

【失智症老年患者烫伤的原因有哪些?】

失智症老年患者由于感知觉减退、反应迟钝、行动不便等,皮肤对温度敏感性和躲避危险的能力下降,以及无法及时正确表达自己的感受,在使用取暖器、热水袋或进食粥类、饮水等时容易发生烫伤。其中,在睡眠时使用取暖器、热水袋的患者,入睡后特别是进入深睡眠状态后,对外界刺激的反应能力下降,因此容易发生接触部位的慢性烫伤,即温度不高但因接触时间长而发生的深度烫伤。还有些患者在家点火做饭时,也可能发生烫伤。

【如何预防失智症老年患者发生烫伤?】

1. 妥善放置危险物品,如家中的火柴、打火机、热水瓶应收好或放在患者不容易触碰到的地方,以免发生意外。

2. 预防保暖引起的烫伤。照护者要正确使用保暖用具,使用热水袋时应用布套或厚毛巾包裹,以手摸上去不烫为宜,不能直接接触皮肤,要经常查看热水袋的位置及是否漏水,检查无误后才能使用。热水袋温度应不超过60℃,因为患者感觉迟钝,热水袋温度过高易导致烫伤。

3. 预防电灼伤。照护者要学会安全使用各类医疗电器,防止因局部潮湿(汗水、血液等)导致电灼伤。

4. 照护者要正确使用各类生活设备。例如调节水温时,先开冷水开关,再开热水开关;使用完毕,先关热水开关,再关冷水开关。热水器温度应调到50℃以下,因为水温在65℃~70℃时,两秒之内就能导致严重烫伤。

5. 因患者通常有肢体感觉障碍，睡觉时应禁止使用热水袋，泡脚水温应预先调节好，以手试温或用温度计测温，控制在 40℃左右。

照护技能

【失智症老年患者发生烫伤后应如何处理？】

烫伤的处理原则：去除伤因、保护创面、防止感染、及时送医。

对于能自行处理的烫伤应该怎么办？

1. 迅速避开热源。

2. 采取"冷散热"的措施，迅速用冷水冲淋创口或直接将伤处浸入冷水中，冲洗的时间越早越好，冲洗时间可长达 30 分钟。如有条件，可在水中加冰。当患者发生颤抖时，则应停止冲洗。

3. 脱去易燃烧的衣物，热液浸渍的衣物应该用冷水淋湿后剪开取下，以避免加重伤情。

4. 烫伤手臂时，应及时取掉手表、手镯、戒指等，以免伤处肿胀后影响血液循环而发生坏死。

5. 烫伤后最好不要向灼伤处吹气或自行涂一些药物或食品，如牙膏、麻油、酱油、护肤膏等，轻则污染创面，重则发生化学反应，加重伤情。

6. 烫伤处冷却后，用干净的纱布轻轻盖住，如有水疱，应注意不要压破，以免发生感染。

7. 烫伤发生后，千万不要揉搓、按摩或挤压烫伤的皮肤，也不要急着用毛巾擦拭。

对于不能自行处理的烫伤应该怎么办？

1. 呼叫"120"：当烫伤严重时，立即拨打 120 急救电话。

2. 对于严重烫伤者，不可让其喝水，因为伤情严重时，喝水会导致水肿，容易发生胃肠道应急反应，反而加重病情。

3. 不要自行将水疱挑破，因为短时间内水疱能起到保护创面的作用。

4. 如皮肤与衣物粘在一起，不可强行分离，应立即送医处理。

【失智症老年患者发生烫伤后应该如何选择饮食？】

在烫伤后，为了促进恢复，可以进食含高优质蛋白、高热量、高维生素、易消化的食物，高优质蛋白食物如鱼肉、蛋类、瘦牛肉、大豆以及黑芝麻等，高热量食物如甜点、蛋糕、奶油、牛奶、花生、面包、汉堡、饼干等，高维生素食物如红萝卜、西红柿、草莓、猕猴桃、苹果、芹菜、黄瓜等。餐具最好选择不易破损的不锈钢制品，不要让患者使用尖锐的刀和叉进食，避免二次受伤。必须注意的是，并非所有烫伤的患者都需要进行营养支持，不恰当的营养支持，不仅不能使患者受益，还可能引起代谢紊乱等并发症。人体在烫伤后，蛋白质分解代谢加速，机体呈现负氮平衡，一般主张高蛋白营养，可选择富含优质蛋白的食物，但一定要适量，过度的蛋白质摄入不但是一种浪费，而且会加重肝、肾及胃肠道的负担。

（陈静　王晓玲　吴驭）

五、自伤与自杀的预防与处理

【案例情景一】

许爷爷，75岁，中度失智，去年他还不需要家人的照顾，能够独立完成日常生活中的事情，也能够清晰地表达自己的意愿。在入院两个月前，许爷爷出现了记忆力和认知能力持续下降的情况，甚至出现对各种事情猜疑的表现，脾气也变得时而暴躁时而忧郁，喜欢一个人待着。如今每次儿子送饭来病房时许爷爷都要催促儿子赶紧回去，为了不增加家人的负担，许爷爷找各种原因挑剔陪护人员，并且多次产生轻生念头。

【案例情景二】

张奶奶，72岁，确诊失智症1年，住院以前生活能自理，但是夜间经常失眠，并且常常自言自语地说些自责的话。入院前一天，张奶奶穿着睡衣硬要出门，说要去买菜，却坐出租车到儿子家过夜，事后张奶奶却忘记了此事，认为自己有病，不停地用手拍打自己的头部，甚至企图自杀。

【案例情景三】

王奶奶，75岁，中度认知障碍，但她特别喜欢自己的小狗。一天，王奶奶和家人一起带小狗在公园散步，小狗不小心被别人踩了一下尖叫起来，这时王奶奶直接对着那个人破口大骂，并且拉着那人领口撕扯不放，家人赶紧上前劝解，但王奶奶始终不松手，并且不理解为什么家人不帮她。回到家以后王奶奶拿着刀对儿子说"为什么不帮我要帮别人"，甚至扬言说不帮她的话她就自杀给他们看。

照护知识

【失智症老年患者自伤或自杀的表现有哪些？】

失智症老年患者从生活自理转变为渐渐丧失自理能力，身体上发生变化的同时，心理上也发生了变化，其心理变得越来越脆弱，进而容易出现自伤、自杀等行为，这不仅会对患者自身造成伤害，也加重了家人的负担。自伤行为是患者在无意识、无思考能力时进行的一种伤害行为，自杀行为是患者通过利用周围环境或者周围物品来试图结束自己生命的行为，照护者一定要注意患者有无反常表现，重视患者的心理需求，防患于未然。

【失智症老年患者自伤与自杀的诱发因素有哪些?】

失智症老年患者在患病初期表现为人际交往和社会功能的弱化，当病情发展到中晚期时，患者基本丧失生活自理能力，甚至出现大小便失禁和全身性瘫痪的情况，需要 24 小时不间断的照顾。对患者来说，关注其心理转变及情绪变化尤其重要，如果患者能轻易地拿起一把刀或者其他尖锐的物品，就可能会用这些东西自杀或者自伤。照护者需重点关注患者以下表现。

1. 抑郁。

抑郁是失智症老年患者常见的精神疾病之一，当患者出现抑郁的情绪时就可能会出现一定程度的情绪不佳、烦躁不安，从而慢慢地出现极度绝望的心理，然后就可能会出现自伤与自杀行为，给患者和照护者带来沉重的负担。

2. 情绪变化。

（1）精神萎靡。

很多患者随着病情的进展会出现记不住事情、忘记做或者重复做同样的事情的情况，而家人若不能理解患者的行为，则可能会促使患者开始埋怨自己，并且觉得来自家庭的压力越来越大，进而会变得精神萎靡，整天思考为什么会这样。

（2）抱怨、紧张和暴躁。

患者之所以会变得紧张、暴躁、容易生气，或者是爱抱怨自己，一般是因为产生了失落感或者紧张感。可能患者真正想表达出来的意思是不知道自己应该做些什么，或者忘记了自己熟悉的物品放在哪里，但因为患者无法准确表达自己的意思，所以那些不安情绪就会持续存在，导致情况慢慢变得更糟。具体表现为患者来回踱步、翻东西、乱推家里的东西等。

（3）生气。

生气是患者发生危险行为时最容易出现的一种情绪表达，患者可能因为误会了某一件事情而生气，这时候无论怎么劝阻，其可能都不能平静下来，此时患者可能存在自伤或者自杀的危险。

3. 沮丧。

早期失智症老年患者最大的问题不是身体上的，而是心理上的。随着病情的进展，患者常常会忘记自己做过的事情并且重复地做某一件事，所以很多时候患者有着很重的心理负担，很容易产生沮丧的情绪，从而出现自杀或自伤行为。

```
照护技能
```

【如何防范早、中期失智症老年患者自伤及自杀？】

1. 评估。

对住院或者在疗养院的患者进行心理上的评估，对于家庭中的患者应该了解有无焦虑、恐惧、抑郁、自卑等心理障碍。

2. 照护技巧。

（1）保证患者健康。保证患者身体健康以及心理健康是照护的首要目的。鼓励患者做某一件事的时候，一定要确保患者做的这件事情是在其能力范围之内，尽量不要让其做复杂的事情，对其的认可和尊重也是相当有必要的，这样才能让患者感到愉快。

（2）学会聆听与交流。认真地对待患者的各种抱怨，陪同其进行一些简单的活动，如散步，也可拿一些有趣的东西给他们看，或放一些音乐或者讲一些轻松易懂的笑话。把一些普通人觉得非常容易懂的事情讲给患者听的时候，一定要更加简单明了，因为那对于患者来说可能会不好理解。如果因为不了解患者的理解能力，而对患者的行为失望，甚至责备他们，则会给患者带来极大的不安。所以和患者交流时，语言和指令要尽可能简单，例如可以问"中午吃番茄炒蛋好吗？""我们去公园散步好吗？"等患者容易回答的问题。

（3）避免过度反应。尽量让患者做自己力所能及的事，但患者遇到麻烦或者有压力的时候，就应该主动关心，避免其情绪及行为过激。

（4）理解患者的情感。患者的行为往往都是重复或者无法理解的，其可能会有很多猜疑、抱怨，甚至产生各种幻觉，我们要认同患者的这些情绪，这样可以得到患者更多的信任。"爱"是治疗疾病最好的良药。

（5）采取保护措施。照护者应保管好家中的利器、有毒的药物、电源插座及开关等。

（周柯妤　杨雪2　姬悦）

六、噎呛与误吸的预防与处理

【案例情景一】

李爷爷，78岁，确诊失智症3年，基本日常生活能自理，和老伴张婆婆生活在一起。张婆婆发现李爷爷最近 2 周进食菜汤常常发生呛咳，故让其进食慢一点，不要吃得太快，后来发现李爷爷进食虽慢但仍然有一边吃饭一边咳嗽的情况，尤其是最近 1 周，李爷爷进食量减少，拒绝进食菜汤、鸡汤。张婆婆担心其进食不够，强迫喂鸡汤，结果导致其频繁咳嗽。

【案例情景二】

刘大爷，81 岁，中度认知障碍，能够自己进食，偶尔有噎呛，平时家人为其准备细软食物。春节家人团聚时刘大爷饮酒大约 2 两，进食其喜欢的糯米排骨后突然停止说话，手抓喉咙，剧烈咳嗽，咳出少许食物，随后面色青紫、呼吸急促，家人赶紧将其送往附近医院，于喉镜下取出排骨骨头、抽吸出少许食物后呼吸困难缓解。

> 照护知识

【常说的噎呛与误吸、吞咽障碍是否是同一回事？】

噎呛常称为"噎食"或"食噎"，是指食物阻塞咽喉部或卡在食道的某一狭窄处或误入气管而引起的呛咳、呼吸困难、窒息。民间常说的"噎食"主要指大块食物致使气道阻塞。

误吸是指食物或液体进入呼吸道，如果不能及时清除，或者误吸量大，可引起吸入性肺炎，甚至窒息、死亡。

吞咽障碍又称吞咽功能低下、吞咽困难、吞咽异常，或者吞咽紊乱，是指食物或液体从口腔到胃的运送过程发生障碍，常有咽部、胸骨后或食管部位的梗阻停滞感，是临床常见老年综合征之一。吞咽活动分为口腔准备期、口腔期、咽期、食管期四个时期，任何一个时期存在异常都会导致吞咽障碍。

由上可知，误吸是噎呛和吞咽障碍的并发症，噎呛是吞咽障碍的表现之一。

【噎呛和误吸带来的不良影响有哪些？】

噎呛和误吸可导致患者营养不良、吸入性肺炎，甚至可能导致患者死亡。美国每年因吞咽障碍而噎呛致死者超过 1 万人，加上其相关并发症，死亡人数达 6 万人，超过糖尿病导致的死亡人数，且其中多数为老人。

【如何确定失智症老年患者是否有噎呛和误吸风险？】

通过下列问题，照护者可以初步测评失智症老年患者的误吸风险，存在以下任何一项均应该到医院就诊，做进一步筛查。

1. 患者是否有时进食时有食物误入气道或鼻腔的情况？

2. 患者在进食时是否出现浑浊的嗓音或细湿声音改变？

3. 患者是否有时不太愿意进食，或者其进食愉快感觉比过去少？

4. 患者是否有时不能一口吞下其口中的食物？

5. 患者是否有时会感觉到食物卡在喉咙，或者有清理喉咙的声音？

6. 患者是否有反复的肺炎和其他呼吸系统疾病？

7. 患者是否曾经出现体重下降？（非减肥或者明确的疾病原因）

8. 患者是否经常出现吞咽药物困难？

9. 患者是否经常在吃固体食物或吞咽液体时咳嗽？

10. 患者是否经常有某种食物或液体吞咽困难？

【噎呛与误吸在失智症老年患者中发生情况如何？】

在不同失智症阶段及合并其他疾病的失智症老年患者中，吞咽障碍的发生率不同。研究提示，30%～66%的患者曾发生过噎呛、误吸或吞咽障碍。而晚期失智症老年患者经口进食困难，表现为口腔内留存食物或吐出食物、吞咽延迟、误吸。

【失智症老年患者容易发生噎呛与误吸的原因有哪些？】

1. 认知障碍。

失智症老年患者记忆力、注意力和执行力进行性下降，早期其可能会因忘记正在进食或注意力不集中而中断进食。随着疾病进展，可能无法正常使用筷子、勺子等，如不能将食物从盘子或碗里顺利取出并放入口中，同时患者的识别和处理食物的能力下降，可能会出现误食的情况。

2. 衰老和疾病。

由于年龄和疾病的影响，患者张口反射减弱、咽喉部感觉减退、咳嗽反射减弱、胃肠蠕动减慢，以及抵挡咽喉部分泌物及胃内容物反流入呼吸道的能力下降，容易发生误吸。而且，患者可能因患有牙病或者牙齿不全、牙齿松动和牙齿敏感、口腔卫生不良等，咀嚼能力大大下降，吃大块食物时不易嚼碎，同时由于舌感觉功能减退、舌肌运动功能障碍、咽部括约肌收缩功能减弱等变化可能会出现吞咽障碍。

另外，影响食欲和消化的一些因素，也可以对摄食和吞咽产生影响，如嗅觉和味觉改变可能会使患者食欲下降和食物摄入量减少；合并视觉障碍可能会使患者不能看清食物和餐具，特别是当餐桌、餐具和食物颜色反差小的时候；胃排空时间延长、消化腺体萎缩、各种消化酶分泌减少等可导致患者食欲下降。

3. 不良的就餐环境。

进餐环境拥挤、混乱、嘈杂，空气有异味，频繁的干扰和打断，以及餐盘没有放在患者正面或者患者够得到的地方等，均有可能影响患者的食欲或者吞咽功能。

4. 心理及文化因素。

养老院和社区失智症老年患者抑郁症的发病率为45%，抑郁症和其他心理疾病如妄想或幻觉可能会影响进食。若准备的食物是患者不喜欢的，或者是其宗教文化禁止的食物，也会影响其进食及吞咽功能。

【失智症老年患者发生噎呛与误吸、吞咽障碍时有哪些表现?】

1. 轻度噎呛。

患者吃饭或者饮水时，出现暂停进食，说话声音改变，用力咳嗽、清嗓，面色发红等情况，通常能够自己将进入呼吸道的食物、水或其他异物咳出。

2. 中度及重度噎呛。

食物堵塞咽喉部或呛入气管，患者可出现胸闷、窒息感。如果患者出现满头大汗、面色苍白、口唇发绀、突然猝倒、意识不清、烦躁不安，则提示食物已误入气管，若不及时解除梗阻，患者可出现大小便失禁、抽搐、昏迷，甚至呼吸、心跳停止。

3. 吞咽障碍。

（1）有的患者会拒绝进食或厌食，如推开或者扔掉食物、吐出食物，或拒绝张口，或未完成进餐就离开餐桌。

（2）注意力不集中及意识不清醒。患者进食时注意力不集中或意识不清醒，处于昏睡状态，可能会出现把食团含在嘴里面较长时间不吞咽，或进食后口腔不能闭合，任由食物从口角漏出等情况。

（3）咀嚼及吞咽食物困难。

咀嚼时间不够或者不能把食物咀嚼成能够吞咽的状态；吞咽时出现食团停顿感，患者常以粘住、停住、挡住、下不去等来诉说症状，有时患者可发生窒息。

失智症老年患者吞咽障碍常见症状和体征包括：①食物或液体从口中漏出、滞留、留存于颊部；②进食和饮水时或饮水后，咳嗽、清嗓；③吞咽时费力，咽下困难；④吞咽后湿性发音，声音嘶哑或有"咯咯"声；⑤流泪，鼻返流。

4. 隐性误吸。

患者由于吞咽障碍误吸唾液、水和食物等，但无咳嗽或者其他试图排出的反应，称为隐性误吸，占吞咽障碍引起的误吸的50%～68%。隐性误吸因症状不明易被临床忽略，但其危害更大，其导致的吸入性肺炎的发生率为54%。

5．其他并发症。

吞咽障碍除了可能导致患者噎呛、窒息、死亡，有些患者还可能因食物或水分摄入不足而营养不良、脱水、口腔干燥，或者液体或食物进入气道，引起反复肺部感染。

照护技能

【如何预防或减少失智症老年患者发生噎呛?】

1．选择适当的饮食。

（1）根据患者个体情况选择安全的饮食。患者的食物宜少而精，选择软而易消化、密度均匀、黏性适当、不易松散、容易变形的食物，以利于患者咀嚼和吞咽。同时还需要兼顾患者的个人爱好及食物的色、香、味，保证足够的营养。对于偶有呛咳的患者，应合理调整饮食种类，以"细、碎、软"为原则。对于医生诊断有高危噎呛风险的患者，应遵医嘱进食，且要注意食物种类及稠度。伴有脑卒中的吞咽困难患者，医嘱允许进食时，可首先给予半流质饮食。对于进食稀流质饮食等容易发生呛咳的患者，可在食物中添加凝固粉以改变食物性状，方便患者吞咽。

（2）避免进食影响吞咽的食物。为患者选择食物时应该避免有鱼刺、骨头等容易刺入或嵌在喉部引起噎呛的食物；避免黏性较强的食物，如年糕、汤圆等，以免粘在喉部影响呼吸；避免辛辣、刺激性强的食物，如火锅、麻辣烫等；避免过量饮酒，以免进一步影响注意力从而导致不良事件。

2．保持正确的进食体位。

患者由于意识不清楚、体弱或其他疾病的影响，不能维持端坐位或抬高床头15分钟以上，则不适宜进食。患者应坐在椅子上进食，如有必要，可以使用枕头、坐垫等协助其保持端坐位。尽量保持端坐位或前倾15°。如果患者被限制在床上，在整个进食（食物、液体、药物）期间至少抬高床头60°，而且进食后需至少20分钟后才能放低床头。

3．提供安全的进食环境及适当的进食用具。

（1）进餐地点及环境。

①尽量让患者到餐桌与家人或者朋友一起进食，让患者感受亲情和友情，并且模仿他人的进食行为。

②进餐时尽量停止不必要的治疗或其他活动，必须让患者在清醒、不疲劳、无痛苦的情况下进餐。

③提供足够的空间，避免过度拥挤或者使患者肢体不能摆放至舒适体位。

④保持环境安静，尽量将电视的声音调到最小，同时鼓励患者和照护者之间进行适当交流。

⑤播放使患者愉快且音量合适的音乐。

⑥光线应适当，以患者不产生眩光为标准，避免光线过暗或过亮。

⑦食物的气味应能诱发食欲，可让餐厅接近备餐区，以刺激患者食欲；对于没有食欲的患者，可以让其观看食物准备过程及闻到烹饪过程中传出的香味，以促进食欲。

（2）桌椅。

①对于可以离开床的患者，应让其坐在稳定的扶手椅上进餐，并且脚应该能够触地。

②对于坐在轮椅上或在床上进餐的患者，应适当调整餐桌高度，让其手肘可以支撑在桌面上。

（3）餐具。

①给患者准备大小、形状适宜的碗、杯碟、筷子、勺子等，不使用一次性餐具。

②餐具上可以有适当的图案，以促进患者食欲。

③使用颜色与食物有对比的碗筷或者盘子等来帮助视力下降的患者区分。

④中期患者最好不选择玻璃、陶瓷等材质的餐具，应选取质轻、不宜破碎的不锈钢或木制的餐具，防止因餐具损坏而发生意外。

⑤必要时用围兜（围裙）。

⑥如有必要可将餐盘固定，以防患者打翻。

⑦根据患者进食能力，准备适合患者的特殊餐具，如叉子，歪把勺，勺把加粗、加大的汤勺。

（4）辅助用具：有需要的患者可使用义齿、眼镜、助听器或其他辅助设备，以方便进食。

4. 注意进餐观察及照护。

所有患者，包括可以自己进餐者，进餐时均需要照护者监督进食情况。

（1）观察与监护：观察患者的进食量、进食速度及体位，不要催促患者进食，其发生呛咳时应暂停进食，呛咳严重时应停止进食，进食过程中若发现患者突然不能说话、欲说无声、剧烈呛咳、面色青紫、呼吸困难等，应及时帮助其清理呼吸道，保持呼吸道通畅，就地抢救。

（2）帮助患者集中注意力：患者进餐时应精力集中，家人及照护者应避免谈论令人不愉快的事情，患者情绪不稳定时不宜进餐。

（3）控制进食量及进食速度：避免一次进食过多，应少食多餐、细嚼慢咽。

（4）鼓励患者自行进食：对于能够自主进食的患者，照护者应用多种方法鼓励患者自行进食，而不是为减少进食时间直接喂食。

（5）避免增加饮水或者喝汤的难度：应用浅口的碗装汤，浅口的杯子装水，以方便患者饮用。如果杯子较深，应在杯子内加满水再给患者，如果水不及半杯，患者头后仰饮水，会增加误吸的风险。

（6）少食多餐：鼓励患者少食多餐，可在三餐之间为患者提供小吃，可每天进食5～6次。

（7）帮助需要者喂食：某些中期患者可能进食能力下降，不能独立完成进食，对于其中能够经口进食的患者，可协助喂食，但需要注意如下几点。

①尊重患者。照护者给患者喂食时应该和患者保持在相同的水平面或者略低于患者的视线，并保持视线与老人接触。

②喂食速度适当：调整喂食的速度和每口喂食的量，避免过快或强迫喂食。

③促进患者张口进食：可以将饭勺轻轻接触患者口唇，交替喂流质和固体食物。

④喂食到恰当部位，对于频繁发生呛咳的患者，照护者可用汤匙将少量食物送至舌根处，让患者吞咽，待其完全咽下，张口确认后再送入食物，对于有头面部或口腔疾病者，可喂食到口腔适宜的部位（例如患者存在右侧面瘫，则从左边喂食）。

⑤及时暂停或停止喂食，患者发生呛咳时宜暂停喂食，待呼吸完全平稳后再喂食；若患者频繁呛咳且严重，应停止喂食。

【如何进一步减少失智症老年患者噎呛或者吞咽障碍的相关并发症的发生？】

为了减少误吸、肺炎、营养不良等并发症，在安全进食的基础上，照护者需要在医护人员的指导下进行照护。

1. 进食能力训练。

为了维持患者的进食能力，应该尽量鼓励患者自行进食。对于进食能力下降者，应给予言语鼓励，采用手把手的方法分步骤训练进食，以使患者从完全喂食到自己进食加协助喂食。

可以采用分步骤训练法，如先训练患者掌握握勺动作，接着训练将装饭的勺子送到嘴边，再训练向嘴里填送、咀嚼和吞咽。当患者对进食的几个步骤熟练后，再训练完整进餐流程。也可以通过集体进餐、示范进食等方法，对患者进行训练，提高其进食能力。

对于进食能力下降明显的患者，可允许患者用手拿个别食物如馒头、炒面等食用，以帮助保存尚存的进食能力。

2. 个体化吞咽相关康复。

根据患者的具体认知及依从性情况，照护者可给予患者言语指导，必要时给予示范或者和患者一起做康复训练，需要时可寻求医护人员的帮助。因患者注意力不能长时间集中，如果出现情绪激动、不能很好配合等情况，可暂时停止康复训练，让患者休息，待患者情绪稳定后再继续训练或者停止训练。下面列出了一些运动时间和频率，可供参考，具体需要根据患者个体情况调整。

（1）防噎食吞咽技巧训练。

①进餐前空吞咽：进餐前做空吞咽动作，每天 3～5 次，每次 8～10min，以改善吞咽功能。

②进食时交互吞咽：进食时完成食物吞咽后，再次进行空吞咽动作 1～3 次，直到口腔中的食物完全吞咽。由于进食时进行交互吞咽，一般每次用餐时间保持在 40 分钟左右为宜。

③侧方吞咽：每次进食时，可以让患者向左右侧方转头，同时进行吞咽动作，每餐进行侧方吞咽各 3 次。如果患者同时伴有偏瘫，头转向吞咽功能较弱的一侧时，可通过封堵吞咽功能较弱侧来促进食团从正常侧向下移动，从而避免吞咽后残留或误吸。

④点头样吞咽：每次进食时，可以让患者颈部后仰和前屈，并在前屈的同时完成吞咽动作，各进行 2 次，以清理咽部残留食物。如果进食同时做点头样吞咽及空吞咽，进食时间应适当延长。

（2）咳嗽训练。

进行深吸气、憋气、咳嗽的训练，连续 10 分钟，每天 2 次，以加强喉部闭锁，提高排出气道异物的能力。在训练时，咳嗽力度保持适中，不可用力过大，以免声带受损。

（3）口腔及面部肌肉训练。

照护者通过言语指导，必要时给予示范或者和患者一起，做闭唇、口唇突出与旁拉、嘴角上翘、张口发不同音节、缩舌、伸舌、鼓腮、抗阻鼓腮及牙咬合等口腔运动。需要在进食前或进食后 2 小时训练，每天训练 2 次，每次训练20～30 分钟。根据患者的耐受情况，可逐渐增加或者减少练习时间。

（4）颈部及肩部活动训练。

进食前或者进食后 2 小时，让患者左右转头、低头、抬头、耸肩及沉肩。需要注意的是，该项训练应在患者空腹情况下进行，以免患者发生呕吐。训练一般每周进行 2～3 次，每次 15～20 分钟，可以根据患者的具体情况增加或者减少。

3. 必要时在医护人员帮助下进行吞咽康复训练。

如果患者需要，可以由医护人员帮助进行吞咽康复训练，包括咽部冷刺激、口周肌肉及面部肌肉按摩，或者用吞咽言语诊治仪治疗。

4. 加强日常照护与观察。

（1）口腔护理：保持患者口腔清洁，每 12 小时帮助刷牙 1～2 分钟，包括舌和牙龈，白天每 4 个小时让患者漱口一次。

（2）合理用药：按照医嘱给患者用药，尽量减少镇静催眠药等影响吞咽功能的药物的使用。

（3）监测吸入性肺炎的体征：观察患者体温、呼吸有无异常，是否有烦躁不安或注意力不集中等情况，有无咳嗽、咳痰以及痰量、颜色，询问患者是否有气紧、呼吸困难等不适，如有应及时汇报医护人员。

（4）监测体重变化：每周为患者测体重，若有明显体重下降的情况，应及时到医院就诊，在医生、营养师的指导下，选择适当的饮食及营养补充剂。

【如何避免口服药物引起失智症老年患者发生噎呛？】

1. 遵医嘱服用药物。

2. 有多种或者多颗药物需要服用时，每次只吞一粒药物。

3. 有固体吞咽困难者，应告知医生，让医生调整药物的剂型，或者在不影响药效的情况下，将部分药物磨成粉末，与食物或者增稠剂一起，调为糊状或半流质吞服。

4. 必要时按照医嘱采取其他给药途径，如经皮、静脉、直肠或颊黏膜给药。

【失智症老年患者居家发生不同程度噎呛应该如何处理？】

1. 轻度噎呛。

进餐过程中患者出现呛咳等轻度噎呛症状时的处理措施如下。

（1）立即停止与患者的交流，观察患者的咳嗽情况，让患者尝试自己将食物咳出，咳嗽无力或不能咳出时应立即给予帮助。

（2）等待患者将食物咳出后，给患者递纸巾或者帮助患者擦拭口周咳出的食物、唾液等。

（3）患者咳出食物、表情放松后，协助其取舒适体位，为患者拍背和顺气，帮助进一步咳出食物残渣。

（4）暂时让患者停止进餐，休息数分钟，患者无不适且给予少量食物进食无呛咳后，再继续进餐。

（5）完成进餐后，要指导患者进行点头样吞咽训练，从而促进患者进餐后食物的吞咽。

（6）在出现轻度噎呛，患者自己用力咳嗽、清理气道的最初，不要立刻去拍背，因为这样可能会分散患者的注意力，从而丧失最初其自己清除异物的机会。

2. 中度噎呛。

如果食物残渣堵在咽喉部、患者自己无法有效咳出，应该立即给予帮助。

（1）让患者低头、弯腰，在其肩胛下沿快速连续叩击，使食物残渣排出。

（2）如果食物残渣仍然不能排出，可使患者取头低足高侧卧位，以利于体位引流。

（3）可用筷子或光滑的薄木板等撬开患者口腔，将筷子或光滑的薄木板放置于其上下齿之间，或用毛巾卷成小卷撑开其口腔，然后清理口腔、鼻腔、喉部的分泌物和异物，以保持呼吸道通畅。应该注意避免将口腔中食物残渣塞入气道而加重呼吸困难。

（4）如果处理无效，患者仍然呼吸困难，应立即呼救或者将其送到最近的医院救治。

3. 重度噎呛。

患者由于食物或者异物堵塞咽喉，无力咳出，出现面色发红、发绀、呼吸困难时，照护者应该立即用海姆立克急救法急救，其操作步骤如下：

（1）对于清醒患者（图 2-1-1）。

①站在患者身后，双臂合拢环抱于患者腰部，使患者弯腰稍向前倾。

②一手握拳，轻放在患者的肚脐上。另一手紧握拳头，在患者腹部迅速有力地向上挤压，好像要提起患者身体一样。

③重复以上步骤，直至异物被排出。

④如果患者比照护者高，可以让患者膝盖屈曲、半下蹲等，以方便照护者实施急救。

⑤如果患者比照护者胖、壮，照护者无法双臂合拢环抱于患者腰部，可让患者将自己的手臂在上腹部交叉，照护者在其身后，抓住患者双手，用力向后、向上提抱患者的身体。

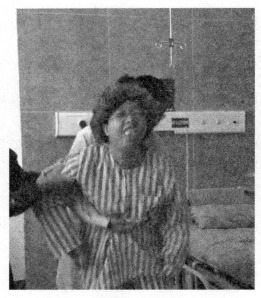

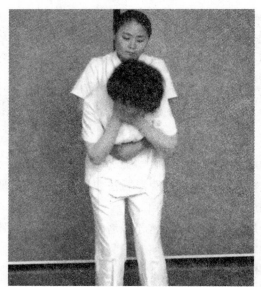

图 2-1-1　用海姆立克急救法对清醒患者施救

（2）对于昏厥患者（图 2-1-2）。

①照护者应使患者仰卧，然后骑跨在患者腰部。

②照护者一手握拳，拳心朝前，腕部顶在患者上腹部中线处，另一手按压在握拳手上，双手同时用力，向患者腹腔内上方挤压。

③如果无效，可隔几秒钟再重复操作一次。当然，在场的人要边抢救边打急救电话，争取医生尽早来到现场施救。

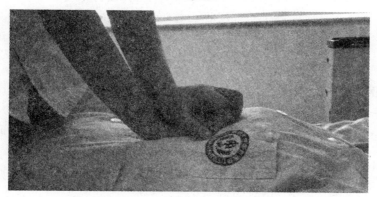

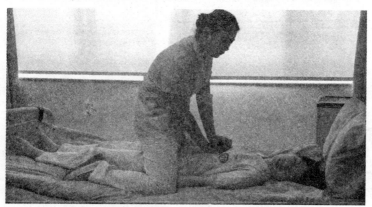

图 2-1-2　用海姆立克急救法对昏厥患者施救

【失智症老年患者发生噎呛时出现哪些情况需要到医院就诊？】

1. 噎呛引起呼吸困难、意识改变，现场急救无效时应该立即送医院急救。

2. 如果患者常常发生不明原因的噎呛，应该到医院检查发生噎呛的原因，并采取相应的措施。

3. 患者噎呛情况加重，或者出现体重下降、频繁呛咳、发热等症状时，应该及时就医。

（陈茜　蒙张敏　郑玉霞）

第四节　失智症老年患者的病情观察与照护

一、失智症老年患者的生命体征监测

【案例情景一】

李爷爷，85 岁，中度失智，因"咳嗽、咳痰 1 月，加重 3 天"入院，住院前期一直配合治疗。某日，护士为其输液时，李爷爷拒绝输液，并拳脚相向，问其哪里不舒服又含糊不清，护士不能理解，多次询问后，李爷爷情绪更加激动。护士暂停为其输液，待李爷爷平静后，为其测量生命体征，发现体温 38.7℃，于是通知医生，对症处理。

【案例情景二】

王婆婆，92 岁，失智症 1 年，日常生活规律，但不爱说话，不爱走路。某日夜间，王婆婆不愿上床休息，照护者多次劝说未果。王婆婆突然站上床大声说话，但吐字不清，几经安抚之后，王婆婆虽愿意躺下休息，但也一直小声嘀咕，为其测量生命体征发现，体温 37.5℃，血压 145/89mmHg。

> ## 照护知识

【什么是生命体征?】

生命体征是判断患者病情轻重和危急程度的指证，主要有体温、心率、脉搏、血压、呼吸、疼痛、血氧饱和度、瞳孔和角膜反射的改变等。

【为什么要对失智症老年患者进行生命体征监测?】

早、中期失智症老年患者可能存在记忆力下降、定向力障碍、智能障碍、情绪不稳、注意力不集中、兴趣积极性降低，身体不适时不能正确表达，通过监测体温变化，脉搏快慢、节律、强弱，呼吸频率，血压变化，可发现患者的躯体异常状况，了解心脏功能、呼吸和循环系统状况，有助于协助诊断疾病和判断疗效。

【需要监测早、中期失智症老年患者哪些生命体征?】

1. 体温的监测。
2. 脉搏的监测。
3. 呼吸的监测。

4. 血压的监测。

照护技能

【如何进行体温监测以及常见问题是什么?】

1. 哪些时间进行体温监测?

(1) 早、中期失智症老年患者应每日常规监测。

(2) 患者有任何不适时应随时监测。

(3) 患者病重或发热时应根据病情每日多次监测。

(4) 温水擦浴、冰袋物理降温以及使用退烧药后 30 分钟再次监测。

2. 测量方法及常见问题。

测量早、中期失智症老年患者体温时,首先应告知患者,取得患者配合,以免患者感到不安。然后选择适合患者的体温计,常用的体温计有水银体温计、电子体温计、红外线体温计。测量体温常用部位有腋下、口腔、直肠、外耳道等,可根据患者具体情况选择适宜部位。除了特别消瘦的患者,通常建议选择腋下测量。正常体温值:腋温 36℃~37℃,口温 36.3℃~37.2℃,肛温 36.5℃~37.7℃,如体温异常应及时告知医生。

使用水银体温计测量方法:测量前应检查体温计是否完好,将水银柱甩至刻度"35"以下;测腋温前应当擦干腋下汗液。将水银端放于患者腋窝深处并紧贴皮肤,照护者应帮助患者固定,防止掉落,测量时间为 5~10 分钟。失智症老年患者应避免使用水银体温计测口温,以防患者咬碎体温计。如测肛温应选用肛表,在肛表前端涂润滑剂,将肛表的水银端轻轻插入肛门 3~4 厘米,3 分钟后取出,用消毒纱布擦拭体温计,记录体温数据。测量过程中,照护者应守护在旁,防止患者遗忘正在测体温而导致体温计滑落。

使用电子体温计测量方法:打开电子体温计,屏幕显示(L0)和闪动的"℃或℉"时表示可以测量。测腋温时先擦干腋下汗液,将探头紧贴腋窝深处皮肤;测口温时应将探头放在舌根下;测肛温时应将探头插入直肠,插入深度不可超过电子体温计总长的二分之一。

使用红外线体温计测量方法:使用前需先根据说明书做室温校正,测量额温时保持额头皮肤干燥,额温枪距离额头 2~5 厘米,按压按钮直至显示体温数据。

红外线体温计易受外界环境影响,测量结果差异大。水银体温计测量时间较长,需要患者配合,易碎且容易污染环境,若照护者不能正确处理打碎后的体温计，综合考虑安全性建议选择电子体温计。

3. 测量注意事项。

（1）患者若烦躁、不配合，应待其平静后再测量，或根据情况选择更快捷、易操作的体温计。

（2）有影响体温测量的因素，如进食、运动、饮用过冷或过热的水、刚进行过物理降温或温水擦浴，应当 30 分钟后再测量。

（3）若发现患者体温与病情不符，应当复测，必要时可测口温或肛温对照。

（4）耳温枪或额温枪和红外线体温计易受诸多外界因素影响，如测量有异常，建议用水银体温计或电子体温计复测。

（5）甩水银体温计时，尽量选择空旷的地方，避免碰撞到其他物品撞碎，如不慎打碎，处理流程为：①首先检查患者是否受伤，如有受伤立即呼叫医生处理；②打开门窗，保持空气流通；③寻找打碎的玻璃和流出的水银，将打碎的玻璃放入锐器盒或密封容器，用硫磺粉覆盖在洒落的水银上并装入密封容器中，置于医疗废物袋妥善处理。

（6）水银体温计测口温时如患者不慎咬碎体温计，应立即清除其口腔内的玻璃碎片，再让其口服蛋清或牛奶以延缓对汞的吸收。如病情允许，可进食富含纤维素的食物以促进汞的排泄。

（7）体温计使用后应用消毒液擦拭，常用 75％乙醇，切忌将体温计放入40℃以上的热水中清洗。

（8）使用红外线体温计时注意红外线光点不要射向老人眼睛。

【如何进行脉搏监测以及常见问题是什么?】

1. 哪些时间进行脉搏监测?

（1）患者出现任何不适，尤其是心慌、胸闷时，均应测量脉搏。

（2）有心脏疾病的患者，应根据病情每日多次测量。

（3）服用洋地黄类药物或可能影响心率或心律的药物的患者，如美托洛尔、普罗帕酮、胺碘酮、地高辛等，应每日测量脉搏。

（4）怀疑患者心脏骤停或休克时也应测量脉搏，此时应选择颈动脉、股动脉等大动脉测量。

2. 测量方法及常见问题。

（1）测量方法。

测量脉搏前需让患者安静休息 30 分钟，提前准备带秒针的表或时钟，也可备脉搏血氧饱和度监测仪，必要时备听诊器；避免患者等待时间过长引起烦躁。测量脉搏可选择的部位：桡动脉、颈动脉、颞动脉、肱动脉、腘动脉、足背动脉、胫骨后动脉等（如图 2-1-3 所示），通常选用桡动脉。

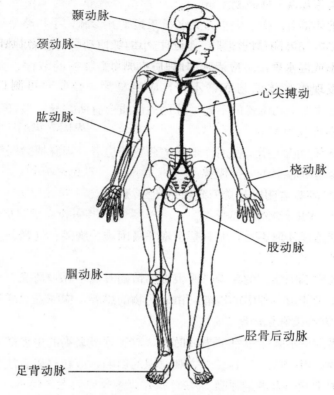

颞动脉
颈动脉
心尖搏动
肱动脉
桡动脉
股动脉
腘动脉
胫骨后动脉
足背动脉

图 2-1-3　测量脉搏可选择的部位

协助患者取舒适体位，让其手臂放松置于床上或桌面，以能感觉到动脉搏动为宜，可让患者观看电视、听音乐、看报纸等分散注意力。通常测量 30 秒，脉搏异常者应延长至 1 分钟，测量后记录数据。若测量中途被打断，需重新计时测量。

（2）常见问题：

①测量时间选择不正确。应避免在患者烦躁、紧张、情绪激动以及运动后测量，此时测量心率偏快。

②测量部位选择不正确。在偏瘫的患肢或脉搏不明显的部位测量，导致脉搏计数不清，应选择脉搏明显的部位测量，偏瘫患者应选择健侧。

③测量时间不足导致测量不准确。

3. 测量注意事项。

（1）如患者有紧张、情绪激动、剧烈运动等情况，需稳定后测量。

（2）偏瘫老人应选择健侧测量。

（3）诊脉时应用食指、中指、无名指三指平齐诊脉，手指略呈弓形，与老人体表约成45°，不可用拇指诊脉，因拇指小动脉搏动易与患者脉搏混淆。

（4）有经验的照护者，测量脉搏时还可以注意脉搏的节律、强弱、紧张度、动脉管壁的弹性等。

（5）因动脉大小和位置的不同，脉搏的性质会有所差异，最好每次测量同一位置的脉搏。

（6）对于有心脏疾病、使用洋地黄类药物的患者，当脉搏微弱触摸不清楚时，可用听诊器听心率1分钟代替。

【如何进行呼吸监测以及常见问题是什么？】

1. 哪些时间进行呼吸监测？

（1）患者出现任何不适，尤其是出现呼吸困难、胸闷、气紧、发绀时，均应测量呼吸。

（2）有呼吸系统疾病的患者，应根据病情随时观察呼吸情况。

（3）服用可能影响呼吸的镇静、镇痛药物的患者，应加强对呼吸的监测。

2. 测量方法及常见问题。

测量呼吸前应准备带秒针的表或时钟，对于呼吸衰竭的患者准备棉花；测量前不必告诉患者，因呼吸容易受主观意识的影响，应转移患者注意力，可选择在测量脉搏之后接着测量呼吸。

测量呼吸应选择在患者放松的状态下进行，如患者有紧张、情绪激动、剧烈运动等情况，应待其稳定后再测量；呼吸计数时，一呼一吸计为一次，通常测量30秒，呼吸不规律的患者应测量1分钟；测量呼吸的同时应注意观察呼吸的节律、深浅、气味、有无异常声音；危重患者呼吸不易观察时，可将少许棉花置于患者鼻孔前，观察棉花吹动次数，计数1分钟。患者呼吸频率通常为每分钟16～22次，如有异常应及时告知医生。

【如何进行血压监测以及常见问题是什么？】

1. 哪些时间进行血压监测？

（1）患者出现任何身体不适，尤其是头晕、心慌、胸闷时，均应测量血压。

（2）有心脑血管系统疾病的患者，应根据病情每日多次测量血压。

（3）血压异常的患者应加强监测。

2. 测量方法及常见问题。

为早、中期患者测量血压前应告知患者，以免突然的捆绑造成患者不安和恐惧。尽量取得患者的配合，若测量过程中患者躁动、不配合，会影响测量结果。可选择水银柱式血压计、电子血压计、表式血压计。居家测量通常首选电子血压计。

水银柱式血压计测量血压时需要配合听诊器，对使用者的技术要求较高，如果技术不到位、操作不当，很容易使测得的血压值不准确，所以使用者需要掌握正确的测量方法。水银柱式血压计测量部位包括上肢肱动脉和下肢腘动脉。

水银柱式血压计的使用方法：以测量上肢肱动脉为例。使用前要先检查血压计是否完好，选择合适的袖带；协助患者取坐位或者卧位，保持血压计零点、肱动脉与心脏在同一水平线上；驱尽袖带内空气，平整地缠于患者上臂中部，松紧度以能放入一指为宜，袖带下缘距肘窝 2~3 厘米；将听诊器置于肱动脉处；按照要求测量血压，正确判断收缩压和舒张压，放气时听诊器中听到的第一声搏动音为收缩压，搏动音逐渐增强，再突然变弱或者消失，搏动音消失时汞柱所指刻度为舒张压。

电子血压计有腕式血压计和臂式血压计，以上臂式血压计为例，其操作步骤为：检查血压计是否电量充足，患者取坐位或卧位，以坐位为例（如图 2-1-4），解开臂带套于上臂中部，臂带下缘距肘窝 2~3 厘米，松紧度以能放入一指为宜，导气管与中指在同一直线上，臂带中心与心脏在同一高度，按按钮测量血压，操作完毕排尽袖带空气，关闭血压计并记录。

表式血压计操作较简单，按使用说明书操作即可。

3. 测量注意事项。

（1）测量血压前要求患者安静休息 5~10 分钟，如有紧张、情绪激动、进食、洗澡、剧烈运动等情况，需休息 30 分钟后再测量血压。

（2）长期监测血压的患者做到四定：定时间、定部位、定体位、定血压计。

（3）按要求选择合适的袖带或腕带，若衣袖过紧或过多，应脱掉衣服，以免影响监测结果。

（4）偏瘫、外伤、手术后的患者应选择健侧肢体测量血压。

（5）血压结果异常时，应驱尽袖带内空气，稍等片刻再重新测量，连测 2~3 次取最低值。

使用方法

只有掌握正确的测量方法，
才能得到准确的数值

 正确的测量方式

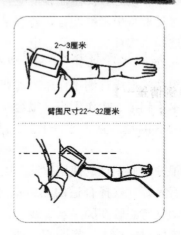

- 按图示将臂带套在被测上臂(松紧以能放入一指为宜)，并使臂带气嘴指向小手臂。

- 确保臂带的下边缘处于距离肘窝2~3厘米位置，并使气嘴位于胳膊内侧。

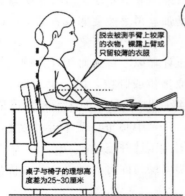

脱去被测手臂上较厚的衣物，裸露上臂或只留较薄的衣服

桌子与椅子的理想高度差为25~30厘米

② **正确的测量坐姿**

- 按图所示，测量前静坐5分钟。

- 将小臂平放在桌面上，掌心向上，身体坐直。

- 臂带中心与心脏处于同一高度。

- 臂带上的空气管应无扭曲或打折。

③ **开始测量**

- 饭后、运动后、情绪激动等情况下不宜测量。

图 2-1-4 上臂式血压计使用方法

（6）测量血压时，手臂或手腕应与心脏水平同高，不能随意移动。为失智症老年患者测量血压时，照护者可帮助患者固定手臂位置。

（7）为保证测量结果的准确性，血压计应定期校准，通常半年或一年校准一次。

（8）使用水银柱式血压计测量血压时，应注意定期检查水银是否充足，测量时充气不宜过快、过猛，视线应与血压计刻度平行，听诊器胸件的膜面与皮肤紧密接触但不可压得太重，测量完毕将血压计向右倾斜45°，待水银完全回到水银槽后关闭开关，以免水银泄漏。

（9）对于严重动脉粥样硬化、外周循环差的患者，尤其是合并严重糖尿病导致外周血管病变的患者，不推荐使用腕式血压计，推荐使用上臂式血压计。

（毛琪）

二、常见躯体症状的发现与处理

【案例情景一】

李爷爷，78 岁，大学退休教授。某天李爷爷晚饭后出门散步，这是他多年养成的习惯，走了一会儿，李爷爷想要回家，却发现自己想不起来回家的路，也不记得家的具体地址。还好，李爷爷带了手机，立即拨通了家里电话。终于李爷爷的儿子在离家不远的地方找到了父亲。实际上之前一年多时间，李爷爷已经出现了记忆力下降情况，还时有头晕、心悸、食欲不振等不适，家人都觉得这是上了年纪的正常情况，一直没放在心上。

【案例情景二】

刘女士，82 岁，3 年前出现记忆力下降，常记不住近期发生的事情，忘记东西放在哪里，重复说一些话、做一些事，生活基本能自理，但子女不放心，请保姆在家中照顾。近日李女士因"咳嗽、咳痰 7 天，加重 2 天，体温升高伴呕吐"入院，诊断为慢性阻塞性肺疾病、肺部感染。

【如何发现与处理眩晕?】

眩晕是患者感觉自身或周围物体旋转、摇动、倾斜或升降的一种主观感觉障碍，临床上可分为前庭系统性眩晕（真性眩晕）及非前庭系统性眩晕（头晕）。

1. 眩晕可能为晕厥的前兆，要注意防止晕厥。患者发生眩晕前常有头部及全身不适，头晕、耳鸣、视力模糊、面色苍白、出汗等，此时帮助患者取头低足高位躺卧姿势常可防止发作，也可防止跌倒、摔伤。

2. 患者发生眩晕时，应立即协助其卧床休息，注意防止跌倒、摔伤。如果不慎跌倒，切勿盲目搀扶，应顺势让其躺卧在地面上，观察患者神志、生命体征，检查身体是否有外伤、肢体是否能自主活动等。当有明显外伤时，应立即拨打 120 进行救治。

3. 卧床患者感觉眩晕时，应协助其取舒适体位，保持环境安静，避免声光刺激。眩晕后伴随恶心、呕吐的患者要及时清理呕吐物，防止误吸，保持床单位干净、整洁。

4. 对于眩晕患者需给予心理安慰，待其病情稳定后进行健康宣教。指导患者避免过度劳累、情绪激动、精神刺激和暴饮暴食，忌烟酒，防止血压过高或过低，避免头部剧烈活动。

【如何识别与处理心悸?】

心悸是一种自觉心脏跳动的不适感或心慌感。心悸时,心率可快、可慢,也可有心律失常,心率和心律正常者亦可有心悸。

1. 初发心悸时患者不适感明显,感觉心慌,常可引起紧张、焦虑、恐惧,这些不良情绪又会使交感神经兴奋、心脏负荷加重,甚至诱发心律失常,使心悸加重。心悸一般无危险性,但少数由严重心律失常所致者可发生猝死。

2. 发生心悸时,应协助患者取舒适体位,保持室内环境安静、舒适,光线、温湿度适宜。观察患者有无呼吸困难、胸痛、晕厥等症状,如有应立即就医,对患者进行心理安慰,消除其紧张、焦虑情绪。指导患者日常生活注意劳逸结合,保持充足睡眠,保持心情舒畅。告知患者忌烟酒、避免过饱,避免刺激性饮食,肥胖者应节食,适当减轻体重。

【如何识别与处理营养不良?】

患者由于认知障碍,导致学习能力、社交能力、自理能力减退,可能无法独立购买、制作食物,影响食物的可得性与质量,伴随其而来的负面情绪可导致食欲下降。且随着认知功能减退,患者常忘记进食,也不觉饥饿,从而可导致营养不良。

照护者应根据患者病情评估营养不良的原因,尽可能排除潜在危险因素,据患者的个人喜好与营养需求制订进食计划,应注意营养搭配和食物种类搭配,增加食物吸引力;营造愉快的进餐氛围;鼓励患者进食足够的营养膳食,必要时照护者可给予帮助,协助喂食。

【如何识别与处理咳嗽、咳痰及其伴随症状?】

肺部感染是患者常见疾病之一。协助患者翻身、拍背,促使有效咳嗽是预防肺部感染的有效措施,反复拍背能避免分泌物淤积到下呼吸道,有利于支气管分泌物的排出及预防坠积性肺炎。可每1~2小时翻身1次,拍背时自下而上、由内向外,每次3~5分钟,右侧卧位时叩击左侧,左侧卧位时叩击右侧。教会患者做深呼吸,可增加其肺活量,有利于痰液排出,可指导患者每天深呼吸3~5次。患者肺部感染常常表现不典型,如严重感染时只有低热,甚至不发热,早期仅表现为精神萎靡不振、食欲下降、乏力、恶心、呕吐、腹胀、腹泻等消化道症状。照护者应注意观察,如发现症状应采取措施早期预防。

1. 咳嗽是一种常见呼吸道症状,由气管、支气管黏膜或胸腔炎症、物理或化学刺激引起。咳嗽具有清除呼吸道异物和分泌物的作用,但如果咳嗽不止,由急性转为慢性,常给患者带来很大痛苦,如胸闷、咽痒、气喘等。

2. 照护者应为患者提供舒适的环境,温湿度适宜,每天定时开窗通风,保持室内空气清新，减少对呼吸道黏膜的刺激。

3. 根据天气变化，提醒患者增添衣物，注意保暖。同时注意尘埃、烟雾、花粉等对患者呼吸道的影响。对于花粉过敏的患者，应提醒亲朋好友探视时不要携带鲜花等。

4. 对慢性咳嗽者，应给予高蛋白质、高维生素、足够热量的饮食，保证营养充足，多食蔬果，避免油炸、辛辣刺激性食物，少食多餐。饭前饭后漱口，以保持口腔清洁，祛除口腔异味，增强食欲。鼓励患者多饮水，一般每天饮水 1500 毫升以上，足够的水分可以保持呼吸道黏膜的湿润和促进病变黏膜的修复，利于痰液稀释和排出。

5. 密切观察咳嗽、咳痰的情况，详细记录痰液的颜色、性质、量，必要时正确收集痰标本，及时送检，为诊断和治疗提供可靠的依据。

6. 指导患者掌握有效咳嗽、咳痰的方法，通过深呼吸和有效咳嗽，可及时排出呼吸道分泌物；痰不易咳出时，应适时吸痰，以保持呼吸道通畅，必要时行口腔护理，以保持口腔清洁，避免滋生细菌引起口腔感染。还可通过胸部叩击促进排痰，方法为五指并拢，向掌心微弯曲呈空心掌，腕部放松，迅速而规律地叩击。叩击时间以 15～20 分钟为宜，每日 2～3 次，餐前进行。叩击时应询问老人的感受，观察老人面色、呼吸、咳嗽、咳痰等情况。

7. 照护者应认真倾听患者的诉说，帮助其消除顾虑和紧张情绪，了解患者的心理状况，鼓励家属多关心、理解患者的心理需求，给予患者心理支持，增强其战胜疾病的信心。

【如何发现与处理发热?】

人体正常体温平均在 36℃～37℃之间，当机体在致热源作用下或体温调节中枢功能出现障碍时，体温升高超过正常范围，称为发热。

各种病原体感染占发热原因的 50％～60％，一般急性感染多呈急热面容，患者表现为面色潮红；发热伴有胸痛、流涕、咽痛、咳嗽，一般情况良好者多为上呼吸道感染，有胸痛、咳痰较多、呼吸困难者多为下呼吸道感染；发热伴有恶心、呕吐、腹痛、腹泻者，应考虑急性胃肠道炎症；发热伴有腰痛、尿急、尿频、尿痛者应考虑泌尿系统感染。

患者发热后，要密切观察患者情况及伴随症状，发现异常及时告知医生，体温高于 38.5℃时，可给予温水擦浴、冰敷等，必要时给予药物降温，要观察降温前后患者的反应变化。由于患者感觉迟钝，不应长时间冰敷同一部位，冰敷时间最长不超过 30 分钟，以防冻伤。注意观察患者周围循环情况，出现四肢湿冷、面色苍白时，应立即停止冰敷。发热患者应卧床休息，多饮水，每天 1500~2000 毫升。应进食清淡、易消化、高热量、高蛋白的流质或半流质饮食。照护者要协助其进行口腔护理，鼓励多漱口；患者出汗后照护者要及时更换被褥、衣物，及时帮助其擦洗身体，过程中注意保暖。

【如何发现与处理恶心、呕吐？】

恶心是一种特殊的主观感觉，表现为胃部不适和饱胀感，常为呕吐的前奏。呕吐是胃的反射性强力收缩，通过胃、食管、口腔、膈肌和腹肌等部位的协同作用，能迫使胃内容物由胃、食管经口腔急速排出体外。

患者呕吐常是由于身体功能异常。如喷射性呕吐常见于颅内压增高患者，要警惕中枢神经系统疾病；呕吐咖啡色或鲜红色胃内容物时提示消化道出血；呕吐宿食可能是由于幽门梗阻；尿毒症患者常于清晨空腹呕吐等。

呕吐会造成患者体液丢失，可能会引起血容量不足甚至休克。如患者出现心动过速、血压下降、面色苍白、大汗、虚脱、精神萎靡等情况，应立即让患者卧床休息，并通知医护人员。大量呕吐时可能会出现代谢性酸中毒，应注意观察患者有无呼吸变浅、变慢。观察患者失水程度，有无软弱无力、尿量减少、皮肤干燥及弹性降低、口渴、烦躁、神志不清，甚至昏迷。观察有无继续呕吐，以及呕吐物的颜色、量、气味。呕吐时照护者应协助患者取半卧位或侧卧位，使其头偏向一侧，避免误吸。呕吐后照护者及时协助患者漱口，清理床单位，更换被污染衣物，开窗通风以去除异味，还要告知医务人员查看呕吐物，必要时留取标本送检。宜选清淡流质或半流质饮食，应避免食物过冷或过热，以免刺激胃肠道引起不适。

（苏琳）

三、失智症老年患者的用药管理

【案例情景一】

李某，女性，70岁，退休教师，因"脑梗死后记忆力减退1年"入院，被诊断为脑梗死、阿尔茨海默病、冠心病等。李某时常不记得吃饭、吃药，情绪波动大，有时哭泣，觉得自己很没有用，常说自己以前的事情，还总怀疑自己的东西被人偷了。入院以来给予多奈哌齐、尼麦角林、阿普唑仑、氯吡格雷、端舒伐他汀、阿司匹林等对症治疗。平素小便正常，大便干硬，有排便困难，睡眠差，食欲尚可。

【案例情景二】

王爷爷，78岁，文盲，患有阿尔茨海默病、高血压、糖尿病、中耳炎等，需药物治疗。老人记忆力下降明显，不仅对近期所发生的事情记不住，而且远期记忆力也不好，不知道当下的年、月、日，不能区分四季，在熟悉的地方也会迷路，没有时间概念，生活完全不能自理，已经不能认出自己的儿子，不能独自进食，需要家人照料，去医院检查被诊断为中度认知障碍，给予多奈哌齐片、银杏叶片、缬沙坦胶囊、阿卡波糖片、氧氟沙星滴耳液等对症治疗。

【案例情景三】

刘爷爷，85岁，入住于某养老机构，被诊断为帕金森病、阿尔茨海默病、右眼青光眼合并白内障、过敏性鼻炎。老人步态不稳，需他人搀扶，生活自理能力下降，自诉常听到床底下有人在说话。遵医嘱予多奈哌齐片、多巴丝肼片、糠酸莫米松鼻喷雾剂、左氧氟沙星滴眼液和妥布霉素地塞米松滴眼液等对症治疗。平素大小便正常，睡眠昼夜颠倒，食欲尚可。

照护知识

【失智症老年患者常见用药问题有哪些？】

1. 因失智症老年患者所患失智症类型和所处时期各有不同，治疗的药物也有所不同。多奈哌齐片对于阿尔茨海默病、血管性失智症、路易体痴呆具有良好的治疗效果，能延缓疾病的发展，但对额颞叶痴呆无效。失智症老年患者应到医院做进一步检查确定失智症类型和严重程度，以进行针对性的药物治疗。

2. 由于个体差异，每个人服用药物后发生不良反应的概率不同，说明书上列举的药物不良反应不一定发生，服药后应密切监测患者情况，如有不适，应及时就医。目前临床首选胆碱酯酶抑制剂治疗阿尔茨海默病，如果患者本人比较青睐传统中医治疗，建议到正规医院中医科进行就诊，不可盲目自行用药。

3. 目前并没有特别有效的治疗失智症的方法，胆碱酯酶抑制剂和美金刚胺是最主要的两类药物。保健品不能用于治疗失智症，保健品与药品不同，保健品大多是一些益智健脑的产品，没有获药品管理局批准作为药品来使用，不能用来治疗疾病。

4. 失智症是一种神经系统退行性疾病，是进行性发展的，不可逆的，临床治疗以改善患者症状、延缓病情发展为目的。患者需要长期坚持治疗，目前医学上尚不能完全逆转或治愈失智症，但长期坚持合理有效的对症治疗，可以延缓疾病的进展，建议患者终生规律服药，坚持长期治疗。

【早、中期失智症老年患者常用的药物有哪些?】

1. 目前常采用胆碱能制剂改善早、中期失智症老年患者认知功能,主要包括乙酰胆碱前体、乙酰胆碱酯酶抑制剂、选择性胆碱能受体激动剂等。以上药物因疗效肯定,在临床应用广泛,比较有代表性的有多奈哌齐、卡巴拉丁、加兰他敏、石杉碱甲。临床实践表明,此类药物可显著改善患者的认知障碍,对缓解精神症状也有效果,但有一定的不良反应,详见表2-1-3。

表2-1-3 早、中期失智症老年患者常用药物的禁忌证和不良反应

通用名		多奈哌齐	卡巴拉丁	加兰他敏	石杉碱甲
禁忌证		哌啶衍生物的超敏反应	心脏传导阻滞、心律失常	严重的肝肾功能障碍	癫痫、肾功能不全、机械性肠梗阻、心绞痛、支气管哮喘
不良反应	胃肠道	腹泻、恶心、呕吐、食欲减退、胃肠不适	恶心、呕吐、腹泻、食欲不振、腹痛、消化不良、体重减轻	恶心、呕吐、食欲减退、体重增加、腹痛、消化不良、胃肠不适	恶心、呕吐、胃肠道不适
	睡眠	疲劳、失眠	嗜睡、疲劳	失眠、嗜睡	疲劳、失眠
	行为	—	焦虑、混乱、虚弱	—	—
	神经系统	头痛、肌肉痉挛、晕厥、头晕	头晕、头痛、震颤、癫痫发作	头晕、晕厥、震颤、头痛	头晕、头痛、晕厥
	其他	尿频、消化不良	出汗增加、消化不良	鼻炎、消化不良	乏力、消化不良

2. 具有精神行为症状的早、中期失智症老年患者除服用以上药物,还需要配合使用以下控制精神行为症状以及抗焦虑和镇静催眠的药物。

(1)控制精神行为症状。很多失智症老年患者在疾病的某个阶段会出现一些精神行为症状,如幻觉、妄想、攻击行为等,常用抗精神病药物来控制患者的躁动不安、妄想、疑心、幻觉和攻击行为。典型药物主要包括氯丙嗪、氟哌啶醇、舒必利,这些药物的不良反应有锥体外系反应、抗胆碱能反应、过度镇静、体位性低血压等;非典型药物主要包括奥氮平、利培酮和喹硫平,其不良反应主要有嗜睡、头晕、运动障碍、便秘、口干等。

(2)抗焦虑及镇静催眠。抗焦虑及镇静催眠常用苯二氮䓬类(BDZs)药物,一般可分为长效、中效及短效三类。其中长效药物以地西泮、氯硝西泮、

氟西泮为主，中效药物则主要包括阿普唑仑、艾司唑仑、劳拉西泮，短效药物有咪达唑仑、三唑仑等。这些药物常见的不良反应有嗜睡、头晕、共济失调、记忆障碍、呼吸抑制、成瘾以及停药综合征等。

（3）临床上针对失智症老年患者常用的辅助治疗药物有尼麦角林、银杏叶制剂、维生素 E、奥拉西坦等。值得一提的是，目前医学界对于失智症的具体发病机制尚不完全清楚，近年来针对淀粉样前体蛋白和 β－淀粉样蛋白的药物开发和免疫治疗是建立在"淀粉样蛋白级联假说"的基础上，正处于初级研究阶段，尚未有药物和疫苗等进入临床试验。

照护技能

【失智症老年患者药物治疗应遵循哪些原则？】

1. 低剂量。起始用药的种类和剂量越多，发生药物不良反应的可能性越大，因此尽量从最小有效剂量开始用药。

2. 缓慢增量。增量的间隔时间稍长。

3. 注意药物相互作用。

4. 提高用药依从性。用药依从性是保证治疗效果的重要因素。

【如何正确协助早、中期失智症老年患者服用口服药物？】

失智症老年患者记忆力和分辨力有所下降，常漏服、少服、多服或错服药物，导致达不到疗效或中毒，照护者应严格遵照用药原则，协助患者按时、按量服药。

1. 保证服药到口。照护者必须保证患者在自己视线范围内服用药物，不能仅将药物给患者，让其自行服用。

2. 在患者服药前，帮助患者仔细核对药物的名称、浓度、剂量、方法、时间、有效期等。

3. 核对完以上药物的基本要素之后，协助患者做好服药前体位上的准备。

4. 根据药量提前准备好温水，先用吸管或者汤勺喂一小口水湿润患者咽喉，然后将药物放入患者口中，紧跟着喂患者一口水，患者吞下药物后，应及时检查其是否将药物全部吞下。因为有些患者可能会先把药含在嘴里，在照护者不注意时再把药物吐出来。

5. 服药之后，需要观察患者是否发生药物不良反应。

【协助失智症老年患者用药要注意些什么？】

1. 遵医嘱协助患者用药，不得私自加减药物或停药，如果发现给错药，不能自行处理，应立即就医。

2. 对于吞咽困难的患者，应咨询医务人员或根据药物说明，确认是否可以将药物切割成小块或者捣碎服用。

3. 协助患者服药时，要确认患者把药物全部吞下。

4. 服用强心类药物时，应先测心率及心律，心率低于每分钟 60 次或心律异常时，应停止服药，及时就医。

5. 对牙齿有腐蚀作用的药物，如铁剂、酸剂，可用吸管吸入，服药后及时漱口以保护牙齿。

6. 硝酸甘油片应放于舌下或两颊黏膜与牙齿之间待其融化。

7. 口服药应尽量用温水送服，不宜用茶水、牛奶和饮料送服。

【如何协助失智症老年患者存放药物？】

1. 药物应分类保管。口服药、外用药应分类放置，外观、颜色和名称相似的药物分开放置，患者的日常口服药物建议保留药品外包装存放，以免拿错。

2. 根据药物性质妥善保管。

（1）易氧化和遇光变质的药物，应装在深色密盖瓶中放置于阴凉处，如维生素、氨茶碱等。

（2）易挥发、潮解、风化的药物须装瓶盖紧，如酵母片。

3. 精神类、毒麻药类，应加锁保存，如艾司唑仑、吗啡类药物。

4. 定期检查药物，过期、变质、变色、发霉的药物均不能使用，所有药物应按说明书上的储存条件保存。

5. 应该把患者的药物放在其不易拿到的地方，以免患者错服、多服，引起中毒。

【如果失智症老年患者拒绝服药应该怎么办？】

有些患者不理解为什么要吃药，可能在喂药时出现激烈反应而拒绝吃药，这种情况下照护者应该避免与患者发生争执，同时采取以下措施。

1. 和患者说"这是医生给您开的药，我们把药吃了就会好起来"，如果患者还是强烈地拒绝吃药，可以试着等患者心情缓和后再喂药。

2. 可以咨询医生是否可以把固体剂型药物替换成液体剂型，或者是否可以把药片研碎与食物一起服用，例如放在蔬果泥、饭菜中。需要注意的是，一般肠溶片、缓释片、控释片不可以研碎服用，否则可能会影响药效或导致严重不良反应。

【应如何防范早、中期失智症老年患者误服药物？误服时应如何处理？】

误服药物一般分为主动型与被动型两种情况，其中主动型为患者自身出于某种原因而主动误服药物，被动型则是各种原因导致的患者在自身不知情的情况下误服药物。针对不同的误服类型，采取的措施也不同。

1. 误服药物的防范：（1）加强药物管理；（2）加强用药监测，对于患者服用药物，严把药物剂量关，及时观察药物疗效及药物不良反应；（3）提高用药安全意识，合理用药，坚持服药到口，避免发生意外。

2. 误服药物后的处理：（1）密切观察患者生命体征及神志变化；（2）尽快查清患者误服药物的种类、剂量，服药时间等，必要时保留药物，以便进一步采取有效措施；（3）根据患者情况采取催吐、洗胃、导泻等方式，使其尽快排出体内的有害物质，减少药物的继续吸收，减轻毒副作用，在催吐、洗胃时需注意患者体位，防止窒息，同时需观察排泄物，必要时送检。

【如何协助早、中期失智症老年患者正确使用眼药水？】

滴眼剂俗称眼药水，由眼结膜直接吸收。因为眼结膜囊的容积只有 25 微升，而一滴眼药水的体积约 40 微升，因此每次滴入眼结膜囊以 1～2 滴为宜，使用频率建议为每天 4 次，在三餐后和睡前使用，特殊的药物应遵医嘱使用。对于常见的眼药水，打开后一般 20～30 天就应该丢弃，包装盒上的日期是指没有打开使用时的有效期。多种眼药水一起使用时，两种眼药水使用间隔时间至少为 5～10 分钟，一般先滴入普通眼药水，然后是人工泪液，最后涂眼膏类。

曾有调查显示：年龄越大者，使用眼药水的难度越大，50 岁以上的人有 50％不能正确使用眼药水，80 岁以上的老人则几乎 100％不能正确使用。所以，照护者需要协助患者正确使用眼药水。

1. 准备滴眼时，嘱患者向上看，照护者一手持药瓶距离患者眼睑 1～2 厘米处，将眼药水滴在患者的下眼睑内，再用手轻轻提捏上眼皮，然后松开手指，另一只手轻轻将患者的下眼睑向下牵拉，暴露出结膜囊（下内眼睑）。滴药后让患者闭眼休息 3～5 分钟，嘱患者上下、左右移动眼球。

2. 5～10 分钟之后，按照同样的方法滴入另一种滴眼液。

3. 用完后将眼药水放好，类似物品应分开放置，以免拿错。

需要提醒的是，对于特殊眼药水如激素类，可散瞳、缩血管的眼药水，不能自行购买使用，应遵医嘱使用，且长期使用会产生不必要的损害。

【如何协助早、中期失智症老年患者正确使用滴鼻剂?】

滴鼻剂一般分为滴剂、喷雾等,是在鼻腔内使用,经鼻黏膜吸收而发挥其局部或全身作用的制剂。

1. 首先应该确认滴鼻剂的用量,核实单侧鼻孔还是双侧鼻孔给药,给药之前先将鼻涕和分泌物清除干净,如果有结痂,先用干净的棉签蘸水湿润,取出并擦干净后再用滴鼻剂。

2. 给药前取得患者的信任和配合,协助患者取坐位或半卧位,使其头后仰,做好给药前姿势上的准备。

3. 照护者一手扶持患者的头部,另一只手先取滴鼻剂,在距离鼻孔1~2厘米处向鼻腔滴入药物,再用手轻轻捏鼻翼,也可让患者将头部略向两侧轻轻转动,使药液与鼻腔充分接触,喷鼻后让患者休息3~5分钟再起来。注意在给药的过程中不要触及鼻部,以免药液被污染,如果药液流入口腔可以吐出并漱口。

4. 一般间隔5分钟后再使用另一种滴鼻剂。

5. 滴药后注意观察患者的用药反应,有无鼻腔的不适感。

【如何协助早、中期失智症老年患者正确使用滴耳液?】

滴耳液是用于耳道内的液体制剂,主要用于耳道感染或疾病的局部治疗。

1. 首先应确认滴左耳、右耳还是双耳,然后清洁耳道,如有干结痂,可用干净的棉签蘸取浓度为3%的过氧化氢溶液将外耳道清理干净,让鼓膜暴露出来,然后再滴药。

2. 滴耳前要取得患者的信任和配合,协助患者取侧卧位或者坐位,使其头偏向一侧,患病的耳朵在上,做好滴耳前姿势上的准备。

3. 滴耳时照护者一手将患者耳郭向后上方牵拉,使耳道变直,另一手将滴耳液顺外耳道壁滴入3~5滴,滴药后轻轻抚揉、压迫耳郭,使药液进入中耳腔,保持体位3~5分钟,以利于药物吸收,以同样的方法滴另外一只耳朵。

4. 注意观察患者滴耳后是否出现不良反应,耳朵是否有烧灼感、刺痛感等不适。

需要提醒的是,通常用药3天后症状无缓解应该及时就医。另外,如果患者有鼓膜穿孔,应禁止使用任何滴耳液,以免影响鼓膜窗口的愈合。

【如何协助早、中期失智症老年患者正确使用开塞露?】

常见的开塞露有两种制剂,一种是甘油制剂,另一种是山梨醇-硫酸镁制剂。这两种制剂都是利用高渗作用软化大便,刺激肠壁,引起反射性排便反应，再加上其具有润滑作用，能使大便容易排出。

1. 操作前与患者充分沟通，告知其注意事项，取得患者的信任后，协助其取左侧卧位，并适度垫高臀部。

2. 戴好手套，打开开塞露盖帽，挤出少许于肛门段和肛门皮肤处，持开塞露球部，缓慢插入肛门至开塞露颈部，然后快速挤压球部，同时嘱患者深呼吸，挤尽后，一手持纸巾按摩肛门处，一手快速拔出开塞露外壳，嘱患者尽量保持左侧卧位 10 分钟左右。对于主诉有便意者，应指导其继续深呼吸，并协助按摩肛门。

3. 用药后观察患者是否解出大便，有无用药后不良反应等。

（陈节　范婷泳）

第五节　失智症老年患者的康复与激活

一、为失智症老年患者设计和安排康复活动的原则与方法

【案例情景】

黄奶奶，80 岁，1 年前由于记忆力下降被诊断为失智症后入住养老院。照护者王阿姨回想黄奶奶刚来的状况说，她把家人、朋友当成陌生人，急躁易怒，衣服不整洁，生活完全不能自理。通过参加 1 年的康复活动，黄奶奶脸上的笑容多了，自己可以吃饭，当听到熟悉的音乐时，还会跟着哼唱，家人看到黄奶奶这样，甚是欣慰。

> 照护知识

【为什么要为失智症老年患者安排康复活动？】

患者每天进行适当适度的益智康复活动，对大脑是一种良性刺激，可改善大脑的血液供应，使脑细胞活跃起来，维持大脑的功能，保存患者残存的功能，使患者尽量保持生活独立，减少对他人的依赖，提高其生活质量。

【设计和安排康复活动的原则有哪些？】

1. 尊重原则：患者有选择参与或拒绝的权利，不能强迫。

2. 个体化原则：根据患者性格、需求、爱好，合理安排活动项目。

3. 循序渐进原则：运动量及强度应由小到大逐渐增加，难度应由易到难。

4. 安全原则：若患者自我感觉不适，应立即终止活动。

5. 共享原则：照护者除了让患者玩得开心，也要表达出自己与患者共同分享活动的快乐。

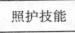

照护技能

【如何安排失智症老年患者康复活动的时间？】

根据患者身体状况和精神行为症状选择适合的时间固定进行活动。针对白天游走的患者，要提前安排活动，如患者习惯下午三点开始游走，就可在两点左右让患者参加一些活动；针对夜间游走的患者，应适当延长白天活动时间，增加其活动量。

【如何布置失智症老年患者康复活动的场地？】

设置几处固定、安全、独立、适宜的活动空间，如卧室、公共活动区和花园等。卧室内可设置一张桌子，方便进行娱乐活动。公共活动区主要用于大型的集体活动，如听音乐、跳舞或者和家人团聚用餐。桌子、椅子的高度要便于患者坐下和站起，环境应宽敞无障碍物。花园应地面平坦、光线明亮，以防止患者夜间散步发生危险。在花园适当的区域布置座椅，创造患者相遇的机会，方便相互交流。

【康复活动的参与人员越多越好吗？】

有严重抑郁或近期经历了一些创伤事件（如亲人、朋友去世）和（或）有严重精神行为问题（游走、攻击行为）的患者不适宜参加团体活动，照护者无法把握其行为举止，无法保证患者的安全，其康复活动需要专人陪伴。

【如何安排个体化的活动项目？】

活动项目的种类很多，应安排患者熟悉的活动，对于女性可安排类似育儿、家务、编织等活动；对于男性，可安排与其以前职业相接近的活动，如患者原来是财务人员，就可请他帮忙算账。应将活动简化成具体的步骤，并耐心指导及示范，活动中可适当休息，当患者做得好的时候要给予鼓励与表扬。

【失智症老年患者康复训练的方法有哪些？】

患者应有意识地加强脑功能的锻炼，做到勤动脑、多观察、多思考。合适的康复训练方法有：自理能力训练、认知训练与行为激活疗法、音乐疗法、缅怀疗法（回忆疗法）、多感官刺激疗法、手工坊，除此以外，还有美术疗法和运动疗法等。

（赵栩曼　张雪梅）

二、自理能力训练（日常生活活动能力训练）

【案例情景】

李奶奶，82岁，5年前确诊失智症，近半年李奶奶的记忆力下降明显，常常忘记东西放在什么地方。之前因在家找东西不慎跌倒住院，做了股骨手术，通过康复治疗老人现在可以拄拐独立行走，自己吃饭、刷牙、洗脸、看书等。洗澡、穿脱衣物、如厕、上下楼梯等需要家人协助。2周前，李奶奶夜间独自如厕时再次发生了跌倒，造成腰椎骨折，现卧床休息，日常生活完全依赖他人。

照护知识

【什么是日常生活活动能力？】

日常生活活动能力是指在日常生活中从事各种一般性活动，包括日常起居、工作、家务、休闲等的能力。日常生活活动能力下降是失智症的一大症状，主要是记忆力障碍以及其他认知功能的下降，逐渐出现的日常生活困难，常需要他人帮助。

照护技能

【照护者在日常生活中应该怎么帮助失智症老年患者？】

1. 首先照护者应该尊重患者，他们与正常老人一样拥有基本的需求。

2. 在早期照护过程中，照护者应最大限度地利用患者的残存功能，可尽量让他们自主进行活动，促进和维持患者的独立能力。

3. 照护者应表现出理解和尊重，帮助患者继续体会生活的乐趣和价值。

4. 照护者可借助日常生活活动能力评估量表（表2-1-4）等对患者的日常生活活动能力进行评估，以便针对其缺失的部分进行帮助。

表 2-1-4　日常生活活动能力评估量表

序号	项　　目	完全独立 （1分）	有些困难 （2分）	需要帮助 （3分）	无法完成 （4分）
1	吃饭				
2	穿衣、脱衣				
3	梳头、刷牙				
4	剪脚指甲				
5	洗澡（水已放好）				
6	定时去厕所				
7	上下床、坐下或站起				
8	在平坦的室内走动				
9	上下楼梯				
10	提水煮饭、洗澡				
11	自己搭乘公共交通				
12	到家附近的地方（步行范围）				
13	自己做饭（包括生火）				
14	做家务				
15	吃药				
16	洗自己的衣服				
17	逛街、购物				
18	打电话				
19	处理自己的财务				
20	独自在家				

注：这个问卷的前10项是基本日常生活活动能力，后10项为工具性生活活动能力，满分80分，分数越高，说明患者的功能障碍越明显。单项得分1分为正常，2~4分为功能下降，凡是单项得分在2分以上，或者总分在22分以上，提示患者有明显的功能障碍。

【对失智症老年患者进行自理能力训练前应做哪些方面的评估？】

1. 生命体征。血压、脉搏、心率、呼吸等的评估。

2. 关节的功能状态。观察患者的关节是否存在僵硬、变形、活动的时候有响声或有疼痛等情况。

3. 机体的活动能力。平时注意观察患者行走状态，穿衣、如厕等活动是否能自行完成。

4. 日常生活所应具备的能力和存在的问题。观察患者视力、听力、交流理解能力等。

5. 患者目前患病情况。

6. 心理状态。观察患者有没有情绪问题，是否有焦虑、烦躁、厌倦等。

【失智症老年患者自理能力训练的方法有哪些?】

1. 进食训练。

协助患者取半坐位或半卧位，尽量鼓励患者经口进食，避免限制饮食。尽量让患者自行进食，必要时可给予适量协助。

（1）食物及用具要放在便于拿取的位置。

（2）指导患者用健手把食物放在患手中，再由患手将食物放入口中，以训练患手和健手功能的转换。

（3）有假牙者，进食前要取下，偏盲患者用餐时照护者应将食物放在其健侧。

（4）有吞咽障碍者须做吞咽训练后再进行进食训练。

2. 更衣训练。

（1）缩小患者衣物的选择范围，协助患者穿上合适的衣物，保持整洁的外形。

（2）根据患者穿衣能力的缺失程度，给予相应的支持和照料。

3. 如厕训练。

（1）指导患者在没有帮助的情况下如厕，安全地使用厕所。

（2）对无原因的大小便失禁，行为治疗可能有助于减轻症状。如定时如厕，改变生活方式（包括保持皮肤清洁、增加锻炼、增加膳食纤维的摄入、减少咖啡和碳水化合物的摄入），进行生物反馈治疗和盆底肌肉训练等。

4. 个人卫生及入浴训练。

（1）营造舒适的沐浴环境，尊重患者的习惯，让其定期洗澡或擦浴。

（2）注意简化洗澡流程，提供无香、含脂成分高的洗护用品。

（3）保持患者皮肤清洁，正确使用护肤品，避免因皮肤干燥而导致皮肤瘙痒。

（4）经常检查患者的皮肤，注意观察有无损伤，发现损伤后应及时处理。

5. 梳洗训练。

（1）指导患者进行梳头、剪指甲、剃须等个人清洁。

（2）关注患者的口腔卫生，提醒患者刷牙要全面、细致，必要时协助患者进行口腔护理。

（3）定期检查患者的牙齿及假牙。

6. 自身活动训练。

（1）建议患者每周活动5次，每次至少进行30分钟中等强度的规律的有氧运动，例如快步走、慢跑、跳健身操、打太极拳等。

（2）根据患者情况可以每周进行2次以上抗阻力练习和负重练习等。

（3）应注意循序渐进，量力而行，防止运动损伤。

7. 购物训练。

（1）指导并鼓励患者记住自己需要购买的商品。

（2）帮助患者找到商店的位置，并确保患者的交通安全，防止迷路。

（3）协助患者选择合适的商品并付款。

（宋怡　谢冬梅）

三、认知训练与行为激活疗法

【案例情景】

孙爷爷，76岁，年轻时是一名戏曲爱好者。2年前出现记忆力下降，进行专业检查后被诊断为失智症，日常生活基本自理，轻度依赖他人，平时喜欢听听京剧、哼哼熟悉的曲子。4周前开始出现懒言、不喜动，对平时爱听的戏曲也毫无兴趣，精神一天比一天差，家人很担心。

照护知识

【什么是认知训练？】

认知训练是指通过对不同认知域和认知加工过程的训练，以提升认知功能、增加认知储备的训练。认知训练可以针对记忆力、注意力和思维逻辑能力等一个或多个认知域展开。在非药物治疗手段中，认知训练为失智症的预防和早期干预提供了有益的补充。

【认知训练的对象有哪些？】

认知训练适用于健康老人和轻度认知障碍患者，可改善其整体认知功能和多个认知域功能。

【只选择一种认知训练方法可以吗？】

不推荐选择一种认知训练方法。认知训练方法应个体化，给予适合的训练强度和充足的训练量才能保证训练效果。研究显示，采用认知训练联合日常生活活动能力训练治疗失智症老年患者，能显著提高临床疗效，改善患者生活质量。因此，认知训练可以与生活方式干预、有氧锻炼和神经调控技术等非药物治疗方法相结合。

【什么是行为激活疗法?】

行为激活疗法是第三代认知行为治疗的分支，当失智症患者存在抑郁时，可以选择行为激活疗法。与认知训练相比，行为激活疗法在治疗抑郁方面有良好效果，甚至在治疗重度抑郁方面优于认知训练。行为激活疗法强调对具体行为的干预，如为患者安排愉悦感和掌控感高的活动，让其采取健康的、适宜的应对方式去正视一些不良刺激，以此帮助患者有效地处理问题，改善抑郁情绪。

> 照护技能

【实施行为激活疗法的过程中照护者能做些什么?】

1. 建立良好关系。首先与患者建立良好、和谐的关系，并协助治疗师说明治疗的步骤，使患者了解自己的抑郁情况，以及抑郁对身心功能的损害，加深患者对抑郁的认识。

2. 协助治疗师介绍行为激活疗法的原理。治疗师、照护者与患者充分讨论环境、行为和情绪之间的关系，即不良刺激如何导致个体活动减少，产生回避或退缩行为，引发或加重抑郁情绪，形成恶性循环。

3. 共同制订方法和确定治疗目标。治疗师、照护者和患者共同鉴别抑郁引发的二级问题，如回避、生活常规被打破、活动减少等，并制订一套系统的行为激活疗法和确定治疗目标，以增加健康行为出现的频率。

4. 实施行为激活策略，主要包括聚焦于活动、分配等级任务、修正回避模式、重建生活常规以及克服治疗阻碍等内容。照护者帮助患者规划日常生活中的基本活动，主动陪伴他们，帮助他们找到缓解抑郁情绪的活动，并对该活动进行评价，以帮助患者重建被打破的生活常规。在运用行为激活疗法时，最大的问题是如何让患者保持较高的参与度，减少回避或退缩行为。在治疗过程中，照护者需对患者可能出现的自杀想法和行为保持高度警惕，做好安全保障工作。

5. 治疗回顾与防止复发。通过每日愉悦或不愉悦事件及情绪管理、时间管理训练等，使患者达到改变抑郁行为、增加健康行为，从而改善抑郁症状的目的。最后，协助治疗师，与患者共同回顾最初的问题，并且明确制订防止复发的计划。

（高浪丽　赵栩曼）

四、音乐疗法

【案例情景】

刘婆婆是一名失智症老年患者，通过进行音乐治疗，选择刘婆婆平日里喜欢的音乐，意外地发现，当音乐响起时，刘婆婆会渐渐地平复情绪，开始对外界事物有反应。

照护知识

【什么是音乐疗法?】

音乐疗法有着数千年的发展历史，最早起源于埃及，其通过音乐使人减轻痛苦，1960 年日本的音乐疗法开始起步，第二次世界大战时期音乐疗法在美国也逐渐兴起。随着脑科学、神经生物学、免疫学以及心理分析学的逐步发展，音乐疗法的作用机制也逐渐被阐明——通过音乐可以使人副交感神经活动增加。

音乐疗法是一种可以减少失智症老年患者的精神行为异常的非药物治疗方法。音乐可以通过频率、节奏和声波震动使人体组织细胞产生共振，影响脑电波、呼吸、心率。曾经有一个音乐家说音乐是一个人最大的快乐，是现代社会的一股清流，是陶冶情操的熔炉，当音乐与现代医学结合，就可以创造出新兴学科。如今，音乐疗法已走入临床并取得了良好的治疗效果，特别是近年来，在缓和医疗中音乐疗法备受人们重视。

【为什么要在失智症老年患者中开展音乐疗法?】

失智症是一种脑部损伤或疾病所致的渐进性认知功能退化，此退化的速度远远快于正常衰老的进展。近年来的研究表明，音乐疗法是一种新兴的、结合了医学、心理的边缘交叉学科，它以音乐活动作为治疗的媒介，通过对不同患者采用个性化音乐治疗而增进患者身心健康。

【采用音乐疗法对失智症老年患者有哪些好处?】

1. 音乐是我们生活的重要组成部分，影响着我们生活的方方面面，音乐可以带来笑声和喜悦，也可以帮助人缓解痛苦和悲伤。音乐疗法目前受到医学界越来越多的关注，其有效性也逐渐得到了验证。在精神心理疾病方面，音乐疗法对阿尔茨海默病、焦虑、抑郁等多种疾病都有较好的改善作用。

2. 音乐疗法对多种疾病引起的功能障碍、疼痛、情绪障碍等都有一定的疗效。音乐治疗师根据患者的特殊需求和情况量身定制适合患者的音乐疗法，如舒缓的钢琴曲或其他患者喜爱的音乐，使患者身体得到放松、心灵回归自在。

3. 音乐疗法可以提高患者由于疾病或伤痛而降低的理解能力或推理能力，帮助患者表达情感，减轻压力及疼痛感，唤起患者对过去的回忆，有助于患者平静、愉悦地享受人生最后的时光。现代音乐疗法认为，音乐可以通过引起共振来调节周期性生理运动，例如呼吸、心跳等，还可调节多个脑区的兴奋性，从而影响神经对心理和生理的调节作用。

照护技能

【如何针对失智症老年患者正确开展音乐疗法？】

1. 音乐的选择。

将音乐治疗融于日常的照护中，根据患者的兴趣爱好开展一些团体活动，结合患者的爱好强化现实导向训练，以延缓失智症的进程。首先要选择一个比较适当的环境，让患者身体处于舒适的状态，播放的音乐最好以患者平日里喜欢的音乐为主，也可选择轻柔舒缓的钢琴曲或轻音乐，以使患者大脑神经细胞处于相对安静的状态，全身放松，以利于患者保持心情平静，让患者体会到人与自然的和谐之美。

2. 时间的选择。

宜在患者午睡前或晚上睡觉前开展音乐疗法，也可持续播放轻音乐，音量不宜过大，以患者能听清所播放音乐内容为宜。

3. 开展方式。

（1）音乐治疗的过程也可以说是患者对音乐的审美过程，是音乐的节律与患者的生命节律的相互感应过程，感应过程就是音乐节律对人生命节律的引导、激发、调节过程，最后达到交融的和谐状态。在选择曲目时要选择患者喜爱的歌曲，以达到治疗的效果。

（2）选择适当的地点、人物、时间和环境。

（3）在进行音乐治疗前要明确告知患者情况，了解患者的爱好。

（4）要注意选曲的节律，音量不宜过大，声音过大的音乐很难让人欣赏，喧嚷是一种失去和谐秩序的现象。音色的选择也需要结合患者自身的情况。

（5）患者应自愿参加，不能强迫其参加。

（6）在开展活动期间，如果患者出现身体不适、烦躁、疲乏等情况，应立即让其离开回病房休息。

【如何组织失智症老年患者进行团体活动——以音乐欣赏为例?】

1. 活动名称：音乐欣赏。

2. 活动目的：缓解患者情绪，使其重拾记忆，提供互动的机会。

3. 活动带领人：XXX。

4. 活动人数：5人。

5. 音乐疗法的流程：

（1）用物准备：音乐播放器，舒适的环境，音乐应为患者喜爱的音乐。

（2）评估要点。

①评估现场环境；

②告知患者音乐疗法的目的、方法、作用；

③评估患者的体位、舒适度。

（3）操作要点。

①让患者采取舒适的体位，使身心得到放松；

②选择适当的音乐，音量不宜过大；

③选择午睡前或者晚上睡觉前进行。

（4）质量评定：动作规范，操作熟练得体，语言讲解妥当。

（5）总结。

①询问患者的感受；

②表扬他们的表现；

③感谢患者的参与。

（余姣　李沙沙　吴驭）

五、缅怀疗法（回忆疗法）

【案例情景一】

王爷爷，75岁，一直和老伴李奶奶住在一起，半年前李奶奶因病去世，之后儿子接王爷爷跟自己同住以方便照顾。王爷爷最近变得老爱谈起过去，经常聊到和李奶奶生活的点点滴滴。王爷爷能记起和李奶奶年轻时候的事，但记不起刚才吃饭没有、吃的什么菜，脾气也变得暴躁，去医院检查后被诊断为轻度失智。王爷爷的儿子在医生的建议下，带王爷爷回以前的家住，王爷爷看到熟悉的地方、熟悉的物件，觉得仿佛进入了时光隧道，回到了和李奶奶一起生活的时候，情绪稳定了许多。

【案例情景二】

张奶奶，72 岁，去年 7 月份老伴去世后整天闷闷不乐，话也不说，女儿让她搬过来一起住她也不愿意，说要守着老伴。今年 2 月份，张奶奶病倒了，这才愿意搬过来和女儿一起住。女儿发现张奶奶经常一个人坐在阳台上发呆后，带着张奶奶去医院做了一次检查，医生诊断张奶奶患有中度失智。张奶奶一直和女儿说她年轻的时候最爱和老伴在小坝散步。有一天晚上，张奶奶突然说想去小坝散步，于是女儿带着母亲来到小坝。张奶奶说："我和你爸爸夏天最爱坐在这，乘乘凉，唠唠嗑。"

照护知识

【为什么要对失智症老年患者采用缅怀疗法？】

缅怀疗法源于老年精神医学，亦称回忆疗法，通过重新回顾过去的事件、情感及想法，并给予其新的诠释，协助老人了解自我，减轻失落感，帮助老人增加幸福感、提高生活质量及对现有环境的适应能力，从而有效改善老人的日常生活活动能力、抑郁情绪及生活质量。缅怀疗法在改善老人认知、抑郁情绪、精神障碍，提高老人心理健康水平及生活质量等方面的作用已得到越来越多的肯定。

【缅怀疗法有哪些形式？】

缅怀疗法是在安全、舒适的环境中，将老照片、音乐、食物及其他老人熟悉的事物作为记忆触发点，从而唤起老人对往事的回忆并鼓励其分享生活经历的方法。

缅怀疗法包括四种缅怀形式：

1. 个人的缅怀。个人的缅怀的内容是个人直接经历的，例如年轻时的理想、兴趣爱好等。

2. 人际的缅怀。人际的缅怀的内容是个人间接经历的，例如父母、兄弟姐妹、儿孙的成就等。

3. 文化的缅怀。文化的缅怀的内容是集体直接经历的，例如过春节、中秋节等。

4. 虚拟的缅怀。虚拟的缅怀的内容是集体基于想象或间接经历的，例如来自书籍、影视和社会的内容等。

【采用缅怀疗法对失智症老年患者有哪些好处?】

失智症老年患者的远期记忆是相对保存较好的,所以他们能回忆起儿时或年轻时的情景。通过缅怀疗法,可以提高患者的语言表达能力,改善照护者和患者间的关系,维持患者残存的自理能力,减轻患者的抑郁情绪。

【对失智症老年患者采用缅怀疗法的标准有哪些?】

1. 患者意识清醒、情绪稳定。

2. 要求患者具有一定的认知功能与表达能力,可以是有语言、肢体或文字等表达能力。

3. 患者必须是自愿、有兴趣参加。

照护技能

【如何对失智症老年患者进行缅怀疗法?】

1. 准备阶段。

缅怀疗法可以是一对一的个人的缅怀,也可以是团体的缅怀,团体主要由1名专业的治疗师或心理咨询师、2名护士和6~8名患者组成。进行团体的缅怀前要了解每个患者的个性、兴趣爱好、成长背景及经历等。

2. 治疗阶段。

干预方法:个人的缅怀宜每次20~30分钟,每周进行1次;而团体的缅怀人数在6~8人,每次以45~60分钟为宜,每周进行1~2次,连续12周。每次治疗时,可根据患者的具体情况,事先准备一些患者印象深刻的照片、电影、音乐、衣物等,或以投影播放的方式唤起患者对往事的回忆并鼓励其思考、讨论个人愉快的生活经历。在患者缅怀的过程中,如出现了不愉快的回忆,可及时引导其过渡到其他主题,以保证整个治疗过程在舒适、愉快的状态下进行,避免患者产生负面情绪。

(1) 初始阶段。

参与者自我介绍,通过口述或使用便笺纸等使参与者互相了解个人的基本信息,家庭、社会背景和兴趣爱好等,增进大家的信任感,使每位参与者都能融入集体,同时增强其认知功能和语言表达能力。

(2) 过渡阶段。

参与者一起观看老电影,可以一起讨论电影中的人物等;播放老歌,鼓励参与者一起哼唱。通过视觉、听觉等感官来刺激大脑的功能,可提高参与者理解和表达情感的能力。

（3）成熟阶段。

通过对珍藏的老照片和曾经的社会重大事件等的讲述，可刺激参与者再回忆和总结；通过回忆喜欢的食物等，可使参与者获得幸福感；通过回忆过去自己或亲人经历中的获益之处，可促进患者肯定自我价值，增加成就感。

（4）结束阶段。

以座谈会的形式谈谈这次活动的感受以及对未来的期望，使患者形成乐观的生活态度，重拾生命的意义。

【对失智症老年患者进行缅怀疗法过程中照护者应该怎么做？】

照护者可在日常引导患者回忆过往的生活经历，使患者经常体验愉悦的心情，从而保持积极的心态，改善精神行为症状。

1. 提问要具体："小时候喜欢什么？"这种提问涉及范围太广，患者不容易回答。照护者需要将时间、对象具体化，例如问："您在上小学时，最喜欢哪门课程？"这样患者就比较容易理解，同时也更容易讲述。

2. 肯定的态度：照护者一定要充分尊重患者，不要否定患者的讲述，也不要中途打断，要做一个好的倾听者。

3. 不要强迫患者回忆：不是所有的回忆都是美好的，如果患者不愿意提及，就不要勉强，察觉到患者的情绪往不好的方向变化时应及时转变话题。

4. 不要更正患者的错误：即便患者讲述的内容当中有和事实相悖的地方，也不需要提醒患者。缅怀疗法的重点在于患者回想往事的过程，而不在于记忆的正确性。

（李沙沙　陈茜　姬悦）

六、多感官刺激疗法

【案例情景一】

王爷爷，71 岁，是一名退休教师。八年前，儿子和儿媳在城里买了房，带着王爷爷搬离了曾经生活了 20 多年的小平房。从前喜欢种地、钓鱼的王爷爷来到新的环境后对城市的生活方式感到很不习惯，逐渐变得懒散和孤僻起来。两年后，发觉到不对劲的儿子带老人去医院做了检查，诊断为轻度脑萎缩。之后王爷爷变得更加"不近人情"、脾气暴躁，常常和街坊邻居吵架，记性也越来越不好。儿子咨询了医生过后为他买了拼图、订阅了报纸杂志、搬来了电脑，想要帮助老人锻炼智力，但老人似乎兴趣不大。一家人寻找了好些方法都达不到理想的训练效果，老人和儿女都感到很疲惫。

【案例情景二】

王奶奶，75岁，轻度失智。刚得知自己患有轻度失智时，王奶奶整天郁郁寡欢，担心自己的病情会给家人带来很多不必要的麻烦。在接受了一段时间药物治疗无效后，王奶奶接受了医生的建议尝试多感官刺激疗法。这段时间，王奶奶会定期到医院的一个特殊的房间里接受治疗。这个房间不同于普通的病房，里面布置有流淌的小溪、绿油油的草地和几棵小树，还有在树上唱歌的鸟儿，像真正的花园一般。在每天的治疗时间里，王奶奶都会和一群有同样疾病困扰的老人一起在治疗师的带领下进行互动游戏。几个疗程下来，王奶奶感到自己身心如同往常一样愉悦且健康，就连病情都像是好转了很多。

> 照护知识

【什么是多感官刺激疗法？】

人的认识活动是从各种感觉开始的。从出生开始，我们时刻通过各种感官接触世界，我们所了解的一切事物的表象，都是感官带给我们的触、听、嗅、视觉体验。

感官是人类赖以生存、学习、认识自我和环境的基础。人类运用感官来学习，不同的感官所产生的学习效果不尽相同。脑科学研究表明，调动越多的感官，可以利用的大脑通路越多，从而建立起更多的神经连接。通过多感官的运用，我们可以将所学的知识通过不同的方式进行编码，从而增强对知识的理解和提高记忆知识的效率。而如果缺乏某些感官的体验，我们的认识和感知能力将大大减弱，会导致认知功能发展障碍。

失智症老年患者大多经历着感官体验的不平衡，这使他们的行为和社会功能等方面都受到了不同程度的影响。那么，对于缺乏正常的感官体验的失智症老年患者，如何才能刺激他们的感官、改善他们的智力和行为能力呢？多感官刺激疗法就是可以有效做到这些的一种物理治疗方法。

多感官刺激疗法起源于20世纪70年代的荷兰，是以多样的灯光、真实的触感、舒缓的音乐和令人放松的香气等为媒介，为老人提供视觉、触觉、听觉和嗅觉等多重感官的刺激，使老人置身于近乎真实的虚拟情境中，通过情境的改变调整老人的心理状态，帮助提升其专注力，削弱不适应性行为，是一种非药物的治疗方法。

【多感官刺激疗法是如何起作用的?】

多感官刺激疗法采用多种方式刺激老人的感官,并通过调控输出的刺激数量和强度,如调控环境的颜色、音乐的种类或声音的大小来构建一个有益的虚拟情境,以满足不同老人多样化的需求。通过对失智症老年患者感官的刺激,可帮助他们再次连通废用的神经通路,使各种感觉器官通路相互连接,感官刺激活动和感官平静活动达到平衡,以达到治疗目的。多感官刺激疗法能够提高失智症老年患者的专注力和对事物的反应能力,改变其不良情绪和不适行为,增强其人际交往能力,促进其更好地发展。

> 照护技能

【如何进行不同感官的刺激训练?】

1. 视觉。

视觉是人体重要的感觉器官,人的很多行为和动作都要在视觉的引导下才能完成。视觉是人类能感知世界、建立经验的"直接机制"。视觉刺激主要由光产生,柔和的阳光会使人感到愉悦,有抗抑郁的作用。对于居家治疗的失智症老年患者,在条件允许的情况下,照护者应保证患者每天接受 1~2 小时的阳光照射,这有助于改善患者的情绪状态,并使其休息活动节律更趋于稳定。另外,不同颜色的灯光对患者的作用不同,例如绿色使人感到稳定和舒适,能够解除疲劳、舒缓神经,改善肌肉的运动能力;蓝色使人产生无限遐想,又使人感到严肃,有调节神经、镇静安神、缓解失眠,甚至降低血压、预防感冒的作用,但蓝色也可能使抑郁患者病情加重;黄色能够稳定情绪、增进食欲,但不能缓解压抑、悲观的情绪……照护者可以根据患者的情况来设置和改变房间灯光的颜色,但需要注意的是,在选择不同色彩的灯光时应避免红黑、白黑、黄黑等强烈对比色的结合。

除此之外,视觉的刺激还可以通过观看照片、录像进行。相关研究表明,播放一段过去经历的录像、一张年轻时的照片,或者一些有特殊含义的图片都能够在一定程度上帮助唤起患者的回忆。但给患者观看的视频和图片不应过于复杂,以免引起患者情绪不安以至于难以入睡。

在多感官室中,视觉的刺激主要借助一些设备来完成,例如通过 VR 或 AR 设备、泡泡管、幻彩灯球、彩光地毯,或布置一个人造的环境如小桥流水、海洋世界、蓝天草原等来达到不同的效果,满足患者多样化的需求,提高他们学习和认知能力。

2. 嗅觉。

嗅觉不仅仅在哺乳动物觅食、逃避天敌等方面发挥着无法替代的作用，嗅觉刺激对失智症老年患者恢复记忆及回忆过去同样有着极其重要的意义。嗅觉系统与大脑中的杏仁核、内嗅皮质、下丘脑共同组成"嗅觉－皮质－丘脑"环路，这意味着嗅觉与大脑有着重要的联系。有研究表明，嗅觉刺激可以提高嗅觉记忆的保持和防治认知障碍，有改善学习记忆和抗焦虑的作用。

不同的嗅觉刺激可以激发患者多种正性情绪。对于居家治疗的患者，照护者可以在医师的指导下选择一些温和的功能性香薰精油，例如薰衣草精油，可以改善睡眠，减轻肌肉的疼痛，减少头晕并使人镇静；玫瑰精油，可以安抚神经、愉悦心情；茉莉精油，能使人放松，有助于思考和决策；薄荷精油，舒爽清香，能够缓解鼻塞、头疼，以及腰背酸痛等症状。在多感官室中，通过采用互动香薰机、结合不同种类的香薰精油以模拟不同的场景气味（如花儿的味道、海洋的味道、森林的味道等）。除此之外，操作者还可以通过互动香薰机与患者进行互动小游戏，提高患者的存在感和参与治疗的兴趣，从而达到更好的治疗效果。

3. 听觉。

听觉刺激不仅能够触发神经系统正常发育必不可少的小胶质细胞的活动，而且对血管和血液循环也有影响，还有助于进一步降低大脑中有毒蛋白质的含量，减缓神经退行性病变的进程。

目前普遍认为，舒缓、柔和的声音或音乐有利于改善抑郁型患者的心理防御机制，增强兴奋性，调节神经、内分泌和免疫系统的功能，使患者在令人心旷神怡的意境中消除紧张、焦虑、不安等不良情绪。在多感官室内，可以配合场景的设置和情境的需要，通过音响设备播放音乐或大自然中的鸟叫声、风吹过的声音和水流声等舒缓的声音，使患者犹如置身于真实的自然环境之中，从而感到身心舒畅；同样，在居家治疗时，照护者可以采取一些较简单的声音刺激方法，如结合患者的喜好，通过网络搜索一些舒缓、柔和的轻音乐，每天睡前或在固定时间段播放 1～2 小时，在使患者感到身心舒畅的同时达到治疗的目的。此外，倘若照护者对患者的经历有所了解，可以播放一些跟患者经历有关的特别的声音，这样还能够唤起患者的回忆，帮助改善患者的学习和记忆能力，缓解其不安的情绪。

4. 触觉。

触觉是大脑对外界刺激作出反应的基础。人类皮肤较薄、毛发少，因而对触觉刺激的分辨能力较为灵敏。人的学习能力和触觉的多元化有着不可分割的关系。我们所感知到的触觉信息包括形状、温度、疼痛等，通过皮肤的神经传递到脊髓，随后传到大脑。对失智症老年患者进行触觉刺激能够帮助其改善短期和长期记忆，同时还能增加其治疗的积极性。

在多感官室的设置中，可配备音乐水床、幻彩波波池等不同的触觉体验装置，以提供不同的触觉刺激。患者通过双手及身体的接触，认识所接触物体的软或硬、平滑或粗糙等，进一步认识和学习周围的环境。有条件的话可以使用触觉套装，即一种能够通过调控温度、电肌肉刺激等模拟触摸和冲击等感觉，带给人身临其境的感受的可穿戴式设备。另外，按摩也是一种触觉刺激，是缓解疾病痛苦的好方法。对于居家治疗的患者，照护者可以通过按摩来使患者放松，给患者带来安慰。

【如何进行多感官刺激疗法?】

1. 环境设置。

多感官刺激疗法基于多感官环境的设置。多感官室源于史露西伦（Snoezelen）概念，因此又称"史露西伦"室，通过多种设备布置出集视觉、听觉、嗅觉、触觉等多感官刺激于一体的环境，常常包括花园房间和史露西伦房间两种类型。

（1）花园房间：即为患者打造的一个清新舒适的自然环境。花园的环境布置可以参考患者的意愿，例如布置颜色鲜艳、气味清新的植物，穿插于草丛中的小路，干净的小池塘，悬吊的秋千，适当的小动物如小鸟、鱼等，尽可能营造一个基于自然环境的多感官环境。居家患者房间的布置可以更多地基于患者个人的喜好。优美的环境可带给人视觉、听觉、嗅觉、触觉上的积极刺激，带给人以正向的情感，同时给患者、家属、照护者及探视者带来幸福感。

（2）史露西伦房间：史露西伦房间的布置以高科技产品为基础，房间内设有音响、电脑、投影仪、幻彩灯球、聚光灯、动感彩轮、光纤喷束、泡泡管等刺激患者感觉的装置。同样地，史露西伦房间的布置也可以根据患者的需求和意愿进行，条件允许的情况下还可以为患者布置多种主题的多感官趣味房间，例如海洋、太空、动物世界等。史露西伦房间能使患者感到平静且放松，也能给照护者和探视者带来一种避难所、避风港的感觉。

2. 操作实施。

在完成环境设置后，让患者置身于布置好的多感官室。操作者通过调控音响、香薰、灯光等设备，模拟各种虚拟的场景。不同的虚拟场景可给予患者多样化的视觉、听觉、嗅觉、触觉等方面的体验，达到放松的目的。在病情允许的情况下，具有自主能力和认知障碍较轻的患者，可以尝试单独接触或自主操控器材，或在专业人员的监督下进行独立操作。对于晚期失智症患者、重度智力障碍患者等不具备自主能力者，则需严格在专业人员或照护者的监护和协助下进行操作，以免发生意外。医院或养老机构还可组织多感官刺激训练小组活动，由多个症状类似的患者一起参与，以此增加患者互相间沟通与交流的机会，增强患者人际交往能力和表达能力。

对于居家治疗的患者，照护者也可以根据患者喜好和愿望，结合盆栽、壁纸、空调、音响、投影仪或 VR 设备等，布置不同的场景。甚至利用一些简单的物品，例如一只小狗、一条项链、一枚徽章等，结合适当的引导，也能让患者即使被限制于房间内、病床上，也能体会到不同场景带来的多样的感官刺激，使患者在房间内就可以寻求放松或刺激的感受，触发患者的情感和回忆，改善患者的认知能力。例如，患者如果希望能够到海边，照护者可以将患者的休息室布置成类似海边的场景，贴上蓝色大海的壁纸，用播放器播放海浪、海鸥的声音，用香薰模拟海洋的味道，再结合空调和风扇控制温度、模拟海风，使患者身在自己的房间内却犹如置身于海边，如此在完成患者心愿的同时，还起到了刺激感官、促进康复的作用。

【环境的布置需要遵循什么原则?】

1. 多感官室的大小最好在 $50m^2$ 左右。

2. 房间内可通过空调自由调控温度，通过幻彩灯球等设备自由调控灯光，以及应该有舒适柔和的音乐。

3. 房间内的所有设备和功能应都可通过电脑智能软件进行控制，房间内应有显示屏和图形化的控制界面，以方便参与者和操作者对各种设备进行管理和控制。

4. 房间内应设有投影仪等影像设备，能播放图片、视频等文件。

5. 房间内应设有监控系统，以方便训练实施者更好地掌握参与者的训练情况并调整治疗方案，达到更好的治疗效果，且保证在有突发情况时能及时知晓并处理。

【采用多感官刺激疗法对失智症老年患者有什么影响?】

多感官刺激疗法作为一种刺激或放松的非药物的辅助治疗方式，为患者提供了无压力的、娱乐的治疗选择。多感官刺激疗法对患者智力要求低、适用的人群范围广，在国外已广泛应用于失智症及神经发育障碍等患者的治疗与康复。

1. 改善不适行为，促进积极行为。

精神行为异常是失智症老年患者最常见的临床表现。国外学者研究发现，失智症老年患者在接受了一定时间的多感官刺激训练后，在非攻击性生理性行为及破坏性行为方面都有了显著的改善，踱步、不认可目前的环境、躁动不安、重复动作以及大呼小叫、离家出走、攻击等行为的发生频率也都有了明显的降低。与此同时，患者的积极行为变得活跃，例如开始愿意主动帮忙做事。这表明多感官刺激疗法可以有效减少失智症老年患者不当行为的发生。

2. 改善不良情绪，促进心境平稳。

失智症老年患者常伴有情感障碍，情感脆弱不稳定，时而伤心，时而发脾气，后期还可能出现情感淡漠，即便是配偶、儿女的事情，也表现得漠不关心。这些不良的情绪在导致患者病情进展加快的同时，也会加重照护者的负担。有关研究表明，多感官刺激疗法在改善患者淡漠情绪方面效果更优于常规的药物治疗或其他治疗。多感官刺激疗法还可以帮助改善患者的不良性格，缓解其焦虑、烦躁、愤怒、不安等不良情绪，使患者保持平和、安静。患者在经过多感官刺激疗法后会感到更加平稳、舒畅。

3. 改善认知障碍，促进人际交往。

失智症老年患者最常见的认知功能退化表现为记忆障碍，此外，患者的注意力、语言能力、理解能力也会受到一定程度的影响。这除了与患者神经功能减退密不可分，还在一定程度上与患者人际交往能力减弱、与外界的接触减少有关。在患者参与多感官刺激训练时，治疗师可以采取群体治疗的方式和互动游戏等，提高患者参与度；同样，对于选择居家治疗的患者，照护者也可以在实施多感官刺激训练时加强与患者的沟通，或准备简单的互动小游戏，以此增进与患者之间的交流与沟通。与此同时，通过多感官的刺激以及设置不同主题场景的多感官室，还能提高患者对周围环境的注意力，增强其功能康复锻炼的效果，改善其认知功能水平。

4. 改善生活能力，提高生存质量。

多感官刺激训练联合康复锻炼、手足部的按摩等治疗手段，在缓解失智症老年患者身体的不适症状、减轻患者痛苦的同时，还可以有效地改善患者的情绪，调动其参与康复锻炼的积极性，提高其对治疗的兴趣和依从性，最终从身、心两方面来提高其生活质量、改善其生活能力。

【采用多感官刺激疗法有什么需要注意的地方？】

1. 失智症老年患者的理解能力和接受能力较正常人有所下降，如果一次施加给患者多感官刺激，治疗效果可能并不会太好，甚至一些较复杂的感官刺激如色彩繁杂的图片和视频等，还会使患者感到迷惑。因此，对于认知障碍的患者可以循序渐进地从单个到多个感官给予刺激体验。例如先给予视觉刺激，在患者接受并熟悉这样的康复治疗方式后，逐渐结合听觉、嗅觉、触觉刺激，并且增加不同刺激的种类、方式和强度，最终达到多感官刺激治疗的效果。

2. 在多感官刺激疗法中，可以通过改变环境、气味、声音、触感等布置患者熟悉的场景，触发患者对往事的回忆。回忆是一个可以发生在任何年龄阶段的多思维过程，能够帮助改善失智、抑郁以及精神障碍患者的情绪和认知功能。有轻度认知障碍的患者存在记忆力下降，当患者主动回忆或重温既往的经历时，照护者应该予以引导和辅助，例如在充分了解患者过往的前提下，为患者提供必要的叙事框架。回忆往事能帮助患者更好地了解自我，进而更好地适应环境，体验正向的情感和心情。

（杨子敬　杨雪2　陈茜）

七、手工坊

【案例情景一】

任爷爷，80岁，老伴早年去世，日常生活由保姆照料，每年过年任爷爷都会组织小区爱好书法的老人们一起为小区邻居送上一副对联。一年前，任爷爷开始经常忘记要做的事、忘记回家的路，无法将一件事完整地完成，他常常责怪自己老了、没有用了，开始天天待在家里，不愿意与其他人交流，保姆也担心任爷爷走失及跌倒，尽量不让其外出活动，在家也帮助他将所有事情做好，渐渐地任爷爷卧床时间越来越长，过年老人们邀约任爷爷一起送对联也被任爷爷拒绝，任爷爷似乎对所有的事都慢慢失去了兴趣。

【案例情景二】

李婆婆，78岁，长期和女儿、外孙一起居住，几个月前突然出现记忆力下降，反应迟缓，性格变得孤僻，对身边的人或者事都不关心，也不愿去医院看医生。女儿咨询了医生后，被告知李婆婆可能患有轻度失智，医生建议女儿可以陪着李婆婆做些她以前感兴趣的事，这不仅能缓解李婆婆消极的情绪，还能改善失智症的症状。李婆婆平时最喜欢和朋友们一起剪窗花，回到家女儿陪着李婆婆在小区和老人们一起剪纸、折纸，慢慢地，李婆婆心情变得舒畅了。

照护知识

【为什么要为失智症老年患者开展手工坊？】

手工坊对于老人来说是一项可以健脑动手的活动，它适合大部分老人，对失智症、脑血管疾病均有很好的改善作用。

```
┌─────────────┐
│  照护技能    │
└─────────────┘
```

【为失智症老年患者开展的手工坊的种类有哪些以及具体怎么实施？】

1. 剪纸、折纸。

剪纸是一种用剪刀或刻刀在纸上剪刻花纹以装点生活或作为特定民俗活动的一种民间艺术，它代表着热闹、喜庆、吉利、祝福，并具有抒情、娱乐、交流等多重意义，很多老人对于剪纸都有浓厚的兴趣。在失智症老年患者剪纸、折纸手工坊，不必要求患者进行复杂的剪纸、折纸活动，将此项目简单化也可达到相同的效果。如可按下述步骤开展剪纸手工坊

（1）用物准备（按照 5 人设定）：各种颜色的纸多张，剪刀 5 把，胶水2 瓶。

（2）确定剪纸的最后完成形状，可以是简单的动物、植物等，可以由筹划者决定，也可以由患者自己决定。

（3）耐心向患者演示剪纸的过程，对于听力或者视力下降的患者，准备好步骤参考图，以供其更直观、更清晰地了解手工制作步骤。

（4）一对一地协助患者完成手工剪纸活动，也可将患者两人及以上分为一组，让其共同完成一件作品。

（5）展示成品并分享活动体验。

开展剪纸手工坊前首先需要评估失智症老年患者的情绪状态，情绪不稳定的患者应避免其接触剪刀等尖锐器具，以防止伤人或自伤，这类患者选择折纸手工坊更为适合。根据失智症老年患者自理能力，可将剪纸、折纸模型按简单的花草到复杂的动物、人物的顺序进行排列，选择最为适合患者的剪纸、折纸。步骤参考图可以用简图描绘或者用简单的语言描述，使患者便于理解。对于不能独立完成剪纸、折纸的患者，照护者可以将难度较大的步骤做好后，再交由其继续完成，并在旁协助。手工坊结束后，鼓励患者及家人将制作的成品贴于或放置于家中，以增加患者活动积极性，增添信心。

2. 书法、绘画。

书法训练对改善认知障碍（包括注意力、记忆力、思维能力等）及视觉感知障碍、行为障碍均有显著意义。

书法中毛笔的使用需要书写者控制全身姿势、手臂运力的力度、方向，可达到提高注意力、记忆力、书写能力等效果。控制能力较弱的失智症老年患者也可以使用钢笔、铅笔、圆珠笔等日常使用的书写工具来书写诗词或者任何语

句，甚至涂鸦。活动前评估患者能力，对于无法完整书写的患者，可以让其用笔在纸上画圆圈、线条等简单的形状，或者让其使用颜料进行图画色彩的填充；对于有能力自行书写的患者可以组织他们进行字体、图画的临摹，也可以让他们自行决定要写的字或要画的画。尽量在活动中为患者穿上围裙等，以防止墨水或颜料弄脏衣物。

3. 编织毛衣、中国结。

许多失智症老年患者均有一些手部的小动作，如反复握拳、双手整理线条等，这些动作可以帮助减压和增加快乐感，也对慢性疼痛有缓解作用。

编织毛衣手工坊建议在秋冬季进行，以配合季节、天气来提高患者主动性。此手工坊应以患者兴趣为主，有编织经验的患者可自行进行编织；无经验的患者可进行简单的毛线编织活动（如将毛线缠成一个毛线球等）。在活动过程中应防止毛线误入患者口腔，造成不适感。

4. 搭积木。

搭积木手工坊同样应在评估失智症老年患者能力后再进行，轻度失智患者可根据参照图搭建模型；中、重度失智患者可进行简单的活动（如将积木从低到高搭建）。在活动过程中要防止患者吞咽积木块、用力扔积木块砸伤他人等。

5. 玩豆子游戏。

将准备好的豆类（豌豆、毛豆都可）混合，让轻度失智的患者将这些豆类进行分类、数数，对于中、重度失智患者可使用带壳的豆类，放在碗里让患者将其剥出，可告诉他们将使用剥出来的豆子制作今日餐食（实际应根据患者情况制订餐食，防止噎呛），以增加其快乐感。

【开展手工坊的注意事项有哪些？】

手工坊不仅能在医院、社区等集体性场所开展，对于卧床或者无法外出的失智症老年患者，也可在家里由照护者协助进行，但是一定要注意以下事项：

1. 手工坊的环境应安全、宽敞、舒适、光线明亮、温湿度适宜。夏冬季开展手工坊应尽量选择在室内。

2. 手工坊应与日常生活相结合，在患者力所能及的范围内开展。

3. 手工坊建议人数在 3 人及以上，以保证开展的氛围，增强患者积极性。

4. 手工坊应保证患者安全，两患者应间隔 0.5～1 米。对于情绪不稳定的患者，应避免开展有剪刀等尖锐用具的手工坊，活动时务必一对一地指导，以保证患者安全，结束后清点用物。

5. 进行每一项活动时，指导者都应以温和的语气、邀请的口吻鼓励患者参加，并及时告知患者现在是什么时间，我们在做什么。

6. 合理安排手工坊时间，避开睡觉、吃饭时间。

7. 手工坊活动期间，应保证患者整洁舒适，如患者出现烦躁、身体不适，应立即停止活动，协助其去休息。

（吴驭　余姣　陈静）

第二章　晚期失智症老年患者的照护

第一节　晚期失智症老年患者的日常照护

一、晚期失智症老年患者的饮食与营养照护

【案例情景】

张婆婆，78 岁，10 年前因记忆力减退被诊断为阿尔茨海默病，1 年前由于完全丧失生活自理能力、家人无法照顾而入住养老院。养老院的护理员抱怨张婆婆经常都不好好吃饭，要么就不张嘴巴，要么就使劲儿摇头，有时候甚至把碗给推到地上，每次都要花费 1 个小时以上的时间给张婆婆喂饭。

照护知识

【为什么要关注晚期失智症老年患者的饮食与营养？】

晚期失智症老年患者由于认知功能缺损和自理能力丧失，再加上消化系统的生理性退化，大多数伴有不同程度的进食及吞咽障碍。长期的进食与吞咽障碍可使老人因为食物摄入不足而出现消瘦、营养不良，甚至引起脱水、误吸等并发症，严重影响其生活质量，因此，关注晚期失智症老年患者的饮食与营养非常重要。

【晚期失智症老年患者主要有哪些进食问题？】

1. 拒绝进食。

晚期失智症老年患者可能会出现厌恶食物、拒绝进食，甚至在进食时激烈反抗，推开照护人员和食物，吐出食物，拒绝张口等。

2. 不能自主进食。

晚期失智症老年患者可能会出现进食能力不同程度的丧失，不能自主进食。例如，因为肢体功能障碍或是精细运动退化、不能使用筷子或是普通勺子而无法从盘子里取出食物放进口中；或是因为认知障碍而不懂得食物是什么、不知道如何处理食物；或者是进食后不能闭上嘴巴，任由食物从口中漏出等。

3. 吞咽障碍。

晚期失智症老年患者中吞咽障碍极其常见。老人可能将食物长时间含在口中不咀嚼也不吞咽；另外也可能由于咽喉感觉功能障碍以及意识减弱或注意力下降等，老人无法控制口中的食团移动而导致误吸，且通常是隐性误吸（无反射性咳嗽）。多数晚期失智症老年患者在疾病终末期会持续存在咀嚼和吞咽问题，失智症晚期发生的吞咽问题是不可逆的，因此只能尽量采取措施改善老人的经口进食。

照护技能

【晚期失智症老年患者进餐前需要做哪些准备？】

1. 适宜的就餐环境。

（1）进食环境：温湿度适宜，安静，无异味等，避免在进食过程中分散老人注意力。特别是对于住在养老机构或是医院的老人，如果房间里有多人居住，一定要避免在其他床位的老人大便或是进行兴致很高涨的娱乐活动等时进餐；对于情绪躁动、不愿进餐的老人，可以播放轻柔、舒缓的音乐，待老人情绪稳定后再帮助其进餐。

（2）餐桌布置：应尽量简单，只摆放与吃饭直接相关的物品，避免老人注意力不集中。

2. 正确的进食体位。

（1）协助老人取坐位或半坐位，即上半身直立 90°，头部向前倾斜 15°。

（2）部分晚期失智症老年患者由于长期卧床，已经发生了脊柱弯曲、肌肉挛缩、关节变形，不能端坐，对于这些老人应将床头摇高至少 30°。

3. 合适的食物种类。

（1）由于晚期失智症老年患者大都存在不同程度的吞咽障碍，因此建议请医生、营养师评估老人的吞咽功能，对其吞咽能力做出判断，根据老人的具体情况制订食物清单。

（2）在没有上述条件的情况下，给老人准备营养丰富、利于吞咽且符合老人口味的食物。食物应色、香、味俱全，以提高老人食欲；注意少盐、少糖；食物以谷物、豆类为主，同时应有足够的含优质蛋白的食物如鱼、瘦肉、牛奶、蛋等，以及足够的蔬菜、水果。食物烹制时间宜长一些，以利于老人咀嚼和吞咽。水是最容易引起误吸的食物，很多老人因为喝水发生呛咳而不愿意喝水，这时可以适当添加食品增稠剂，通过让水变得黏稠来减少误吸。

（3）适合吞咽障碍患者的饮食举例。

①软食：软米饭（米和水的比例为 1∶3）、土豆大丁（2 厘米左右）、苹果大丁、荷包蛋、豆腐大丁等；

②半流质：米粥（米和水的比例为 1∶5）、土豆小丁（1 厘米左右）、苹果小丁、炒鸡蛋、豆腐小丁；

③流质：米糊（米粉和水的比例为 1∶1.2）、土豆泥、苹果泥、鱼泥、蒸水蛋、豆腐泥等。

4．适合的餐具。

部分晚期失智症老年患者还存留基本的上肢功能，但存在手指精细运动障碍或是手腕力度不够，因此可以改用勺子进餐，或将勺子固定于手上，或使用有一定角度的勺子等改良的餐具，应根据患者的具体情况选择；或者直接用手抓着吃，对于用手抓着吃需要注意，在准备食物的时候尽量减少汤汁，做成容易抓捏的形状。

【照护者对晚期失智症老年患者进行喂食的注意事项有哪些？】

大多数晚期失智症老年患者已经失去了自主进食的能力，因此需要照护者喂食。那么在喂食过程中有哪些注意事项呢？

1．进餐时间。

选择老人最清醒的时间安排进餐，每天定时、定点，以形成习惯。

2．喂食过程。

（1）喂食速度。喂食速度宜慢，老人完全咽下去之后才能继续喂下一口，同时要观察有无呛咳、误吸等。

（2）喂食量。一次喂食的量不能太多，具体应根据老人情况而定，一般为汤匙的三分之一左右。

3．餐后。

（1）进餐后帮助老人清洁口腔，保持口腔清洁、无异味。

（2）进餐完毕后需要保持进餐时的体位 30~60 分钟，以预防误吸和反流。

【如何照护管饲的晚期失智症老年患者？】

部分晚期失智症老年患者由于吞咽功能完全丧失，完全无法经口进食，需要进行管饲。管饲方式有鼻胃管、鼻空肠管、经皮胃造瘘管等，最常见的是鼻胃管，就是将导管经鼻腔插入胃内，从管内注入流质食物、营养液、水分以及药物。

1. 管饲的准备。

（1）流质饮食。需要用榨汁机将准备的各种食物如米饭、鸡蛋、鱼、肉等制成糊状，应确保不能有颗粒，以防止堵管。

（2）食物温度。温度一般为 38℃～42℃，食物或水的温度过高、过低都容易引起胃部不适，导致腹胀、腹泻、消化不良等。

（3）喂饲体位。同进食体位。

2. 检查胃管。

（1）每次喂食前必须检查胃管外露部分有无长度改变。

（2）将胃管开口置于温水中观察是否有气泡冒出，如果没有气泡冒出则可以排除胃管在气管内。

（3）回抽胃内容物：回抽有胃内容物可以确定胃管在胃内。有条件的情况下可以回抽胃内容物检测 pH 值，未服用胃酸抑制剂的老人可将 pH≤4 作为判断胃管在胃内的标准，服用胃酸抑制剂的老人可将 pH≤6 作为标准。如果老人消化能力较好，可能会出现回抽没有胃内容物的情况，此时如果回抽有阻力也可以说明胃管不在气管内。应注意，如果回抽发现胃内容物量多，则考虑消化不良，可以适当延长喂食间隔时间和减少喂食的量；如果回抽量多达 200 毫升以上，应咨询专业技术人员进行评估，根据专业技术人员的建议进行喂食和用药等处理。

3. 管饲注意事项。

（1）喂食量：循序渐进，单次喂食量最多不超过 400 毫升。

（2）喂食速度：喂食速度不宜过快，控制在每 100 毫升营养液 5～10 分钟喂完为宜。晚上 22 点至第二天早上 6 点可暂停鼻饲，以减少胃食管反流。

（3）冲管：喂食前后或喂药前后都必须以 20～30 毫升温水脉冲式冲洗管道。

（4）保持体位：鼻饲后保持体位至少 30～60 分钟，避免翻身、拍背、转移等操作，以免胃食管反流。

（5）对于烦躁的老人可让其戴上乒乓球手套，以防止其意外拔管。

（6）定期更换管道：需要专业技术人员或是到医疗机构更换，更换时间根据管道的类型决定。普通鼻胃管有半个月更换的，也有一个月更换的，管道材质不同更换时间也不同。

（淳雪丽　廖再波）

二、晚期失智症老年患者的清洁照护

【案例情景一】

张爷爷，87 岁，确诊失智症 5 年。患有糖尿病、帕金森病、高血压，平时有双手发抖。以前张爷爷是语文老师，写得一手好字，但近一年来握笔都困难，不能自己完成刷牙，口腔有异味，义齿经常有食物残渣。

【案例情景二】

梁奶奶，87 岁，确诊失智症 3 年。近半年来总是忘记吃饭，忘记上厕所，不能自己完成洗脸、洗手、洗脚等日常清洁，偶尔有小便尿在裤子里的情况，为此特别自责，导致情绪低落。近期梁奶奶因肺部感染发热入院，因出汗较多，加之天气炎热，头发散发出一股股异味，但由于身体虚弱，无法自己完成洗头，照护者也担心洗头会导致感冒，而且去卫生间洗头有增加跌倒的风险，所以没有为梁奶奶洗头。

【晚期失智症老年患者的日常清洁包括哪些方面?】

1. 口腔清洁。

晚期失智症老年患者基本上已经丧失了自行刷牙的能力，部分老人因安置了鼻胃管不方便刷牙，因此做好口腔清洁十分重要。

2. 洗脸。

少部分晚期失智症老年患者上肢功能尚存，可引导其自行洗脸。

3. 洗头。

多数晚期失智症老年患者由于大部分时间都处于卧床状态，照护者容易忽视老人的头发清洁，应加强对头发的护理。

4. 床上擦浴。

晚期失智症老年患者由于各种原因可能无法完成淋浴或是盆浴，因此照护者可帮助老人进行床上擦洗以保持老人的清洁。

【如何帮助晚期失智症老年患者进行口腔清洁?】

1. 协助刷牙。

根据晚期失智症老年患者的不同状态进行合理的口腔清洁，如果老人能完成刷牙的动作，可以让老人端坐于床上或是转移至卫生间坐在洗漱台前，由照护者引导完成刷牙。

2. 清洁口腔。

对于不能完成刷牙动作且不能很好配合的老人，则由照护者帮助完成清洁。让老人取半卧位，头偏向一侧，照护者站于老人右侧以方便操作。准备好海绵刷或是球形刷等物品，操作步骤如下：

（1）先用水打湿刷头，轻轻将水分拧干；

（2）将海绵刷或球形刷由内向外移动，将口中的污垢或痰液清理掉；

（3）因为口腔黏膜容易受伤，所以清理的时候应小心；

（4）牙龈和脸颊之间、嘴唇和牙龈之间以及上颚等是污垢残留较多的地方，所以要特别注意清理。

【如何帮助晚期失智症老年患者洗脸？】

1．洗脸步骤。

（1）体位：当老人有少量自理能力但不能保持前倾立位时，可让老人坐在轮椅上。如果是移动困难但能够在床上保持端坐位的老人，可以让其端坐在床上。对于无法端坐在床上的老人，可以将床头抬高，使其坐在床上。对于偏瘫的老人，要注意帮助其支撑肢体。

（2）将用物放在床旁照护者方便拿取的地方，在洗脸盆中倒入热水，将毛巾放入盆中。

（3）拧干毛巾，先洗老人眼睛，再洗脸颊、额头、鼻子、下巴等部位。

（4）涂抹护肤品，防止皮肤皲裂。

2．洗脸注意事项。

（1）热水的温度应在38℃～40℃。

（2）如患者能够活动双手但不能拧毛巾，可由照护者拧干毛巾后让患者自行洗脸，尽可能让患者多参与其中。

（3）当老人烦躁、不予配合时，照护者应暂停操作，将脸盆远离老人放置，安抚老人，待其情绪稳定后再进行操作。

【如何帮助晚期失智症老年患者进行头发清洁？】

晚期失智症老年患者大部分只能在床上洗头。

1．评估情绪。如果老人情绪低落、烦躁，不愿意配合洗头，应给予安抚，待老人情绪稳定后再进行洗头。

2．操作步骤。

（1）移除枕头，解开老人衣领，铺防水垫于老人后颈部，让其头部枕于洗头器上，洗头器排水管下端接污物桶，用一张小毛巾保护老人眼睛，双耳可用棉球或防水耳套保护。

（2）照护者用手背测试水温，以不烫手为宜。浇水淋湿老人头发，洗发露在照护者手中揉搓出泡沫后开始帮助老人洗头，洗净后用温水冲净泡沫，反复清洗两遍。

（3）用大毛巾擦干头发，撤去洗头器及其他洗头用品。

（4）用电吹风吹干头发，为老人梳平时生活中他们习惯或喜欢的发型。可能有的老人会排斥电吹风的噪音，此时则需要避免使用电吹风。

3. 注意事项。

（1）洗头时要观察老人的面色，呼吸，头皮上有无头皮屑、头虱、头皮癣、皮疹、头皮破损等。

（2）洗头时用指腹按摩老人头皮而不是用指甲抓，以防止抓伤。

（3）洗头时避免水流入老人的眼中、耳内，以免发生感染。

【如何帮助晚期失智症老年患者进行床上擦浴?】

1. 评估情绪：如老人情绪低落、烦躁，不愿意配合，应给予安抚，待老人情绪稳定后再进行擦浴。在擦浴过程中，老人可能会出现情绪失控等，可以播放老人喜欢的音乐以安抚其情绪。

2. 操作步骤。

（1）在洗脸盆中倒入热水，水温在 42℃～45℃，首先擦洗上半身，铺大浴巾于老人近侧上肢、腰背部下面，脱去老人近侧上衣，用棉被保暖。

（2）洗脸盆中滴入几滴沐浴乳，浸湿毛巾并拧干，将毛巾包裹在手上成手套状，依次擦拭近侧颈部→上肢→腋下→胸部→腹部，擦洗两遍。

（3）更换热水，帮助老人翻身取侧卧位，擦拭背部及臀部，擦洗两遍。之后用浴巾擦干水迹，穿好近侧衣袖。

（4）协助老人恢复平卧位，根据情况更换热水，以同样的方法擦洗对侧上半身身体，结束以后穿好上衣。

（5）更换热水，在盆中滴入几滴沐浴乳，准备擦洗下半身。铺大浴巾于老人臀部、下肢的下面，脱去老人近侧裤子，遮盖其会阴部，擦洗顺序为踝部→小腿→腘窝→大腿→腹股沟。

3. 注意事项。

（1）在床上擦浴的过程中注意保暖，防止感冒。

（2）擦洗时注意腋窝、乳房下、腹股沟的皮肤皱褶处要擦洗干净。

（3）观察老人的皮肤，是否有压红、硬结、破损、感染等皮肤异常情况。

（4）擦洗过程中注意观察老人的面部表情，有无痛苦表情等，若有则可能提示躯体疼痛或不适。

（5）注意关好门窗，做好隐私保护，不能因为其是晚期失智症老年患者就不顾及他们的感受。

（6）对于有条件的老人可选择充气洗浴床，可以减少搬动老人，减少老人的不适感，也可以减少照护者在擦浴过程中的烦琐步骤，减轻工作量。

（谢蜀琰）

三、晚期失智症老年患者的仪容仪表修饰

【案例情景一】

刘婆婆，76 岁，5 年前被诊断为阿尔茨海默病，目前已经完全丧失生活自理能力。家人由于工作繁忙无法亲自照顾刘婆婆，于是给她请了保姆。最近家人明显发现刘婆婆的情绪很烦躁，经常把被子拉开。检查后发现，原来由于刘婆婆大小便失禁，保姆给刘婆婆穿了纸尿裤，为了更换方便，没有穿裤子。家人知道刘婆婆年轻的时候是很体面的，所以要求保姆给刘婆婆穿上裤子，之后刘婆婆就不再闹了。

【案例情景二】

邓爷爷，93 岁，患有阿尔茨海默病，有糖尿病史。生活自理能力评分为10 分，长期由保姆照顾。近来老人情绪烦躁，经常晚上吵闹着要衣服，必须给到想要的那件衣服才能平静。此外，照护者为其洗脸、梳头及修剪指甲时也不配合，日常生活护理受到阻碍，照护者感到身心疲惫。

```
照护知识
```

【为什么要帮助晚期失智症老年患者修饰仪容仪表？】

生活中人们的仪容仪表非常重要，它能反映一个人的精神状态和礼仪修养。晚期失智症老年患者虽然出现了大部分或者全部认知障碍，但是仪容仪表的情况仍能影响老人的心情，良好的仪容仪表能让老人感到被重视、有尊严。正如案例情景一中，刘婆婆虽然不能够准确表达自己的意思，但其内心很介意，觉得没有尊严。失智症老年患者的仪容仪表修饰主要包括帮助失智症老年患者穿合适的衣物、化妆、剪指甲、剃须等。

【照护者对晚期失智症老年患者进行仪容仪表修饰时应遵循什么原则？】

1. 自立支援原则：对失智症老年患者的照护要遵循自立支援的原则，即引导老人自己做能够完成的事务。如上肢功能正常的老人，可引导其自行穿衣、拉拉链、使用电动剃须刀剃须等，并给予鼓励。

2. 整洁大方原则：老人的仪容仪表应该以整洁大方为主，不宜夸张。多数晚期失智症老年患者由于吞咽障碍，留置胃管、尿管等管道，照护者要注意粘贴胃管的胶布，如果有卷边、潮湿等情况应及时更换，脸部的胶布痕迹必须

洗净，尿袋里的尿液要及时倾倒，尿道口至少每天早晚各清洗一次，分泌物多的情况下随时清洗，保持局部清洁、无异味。

3. 自愿原则：例如对于少部分尚存部分沟通能力的老人，可以在穿衣之前询问老人有没有想穿的衣服，或者给不同的衣物让他们自己选择，等等；对于完全无法沟通的老人，照护者需要注意观察老人是否出现异于平常的动作或是情绪等，如案例情景二中的邓爷爷，虽然无法表达自己的诉求，但是有抵触的情绪和异于平常的动作，直到他得到想要的衣服，说明他内心是有选择的，照护者必须要尊重他。

> 照护技能

【如何帮助晚期失智症老年患者穿衣？】

1. 衣物选择。

（1）应根据天气选择材质或厚度合适的衣物。

（2）尊重老人的喜好。晚期失智症老年患者可能不能准确表达想要穿什么衣服，因此可以给予两件适合的衣服让老人选择。

（3）对于晚期失智症老年患者，由于其卧床时间较长，必须重视内衣和睡衣的舒适性和吸湿性。另外，早上老人起床后要协助其把睡衣换成舒适的家居服，即使只是坐轮椅或者椅子上时也不能只穿睡衣，因为通过更换衣物的行为，可以让老人形成规律的生活节奏。

（4）选择易穿脱的衣服。尽量用尼龙搭扣代替拉锁，对于卧床时间较多的晚期失智症老年患者来说，拉锁过于坚硬，可能会造成皮肤损伤。对于男性晚期失智症老年患者来说，平角内裤可能会比三角内裤容易穿脱；对于女性晚期失智症老年患者来说，穿开襟胸罩会更容易穿脱。

2. 穿衣注意事项。

（1）更换衣物时注意关门或是用屏风遮挡，保护老人隐私。

（2）晚期失智症老年患者生活自理能力基本上完全丧失，因此需要照护者来帮助完成穿衣的全过程。但是在此过程中，照护者应该充分调动老人的残存能力，让老人尽可能地参与其中。如对于还未出现关节挛缩的老人，可以让老人自己伸胳膊、抬腿等。

（3）如果晚期失智症老年患者伴有偏瘫、疼痛等，应按照先脱健侧、先穿患侧的原则进行。如先把健侧的衣袖脱下，转患侧卧位，将脏衣服塞到身体的下边，转为健侧卧位，脱掉脏衣服。将新衣服从患侧穿上，稍向健侧倾，将新衣服全部塞到身下，衣摆尽量往颈部、健侧提，之后转为仰卧位，最后穿健侧的衣袖，再拉平整理衣服。

（4）保持衣物干净、无异味，随脏随换，纽扣脱落后及时缝补。

（5）由于晚期失智症老年患者基本上是处于大小便失禁的状态，穿着纸尿裤的同时必须帮助其穿上外裤，以维护其尊严。

【如何帮助晚期失智症老年患者化妆？】

1. 很多失智症老年患者在健康或丧失自理能力之前都很注意自己的形象，照护者可通过为老人化妆提升其形象，如此老人照镜子时也会心情舒畅。

2. 化妆步骤。

（1）取合适体位，尽可能让老人坐于镜前，让老人参与其中。

（2）护肤：化妆前一定要保持皮肤的湿润，老人皮肤较干，皱纹也很多，化妆前应先用温水将脸部皮肤好好地清洗一遍后再涂一些护肤品，部分晚期失智症老年患者仍然能够进行一些简单的动作，因此可以让老人自行涂抹护肤品。

（3）修眉：修眉时要顺着眉毛的生长方向慢慢修，将粗的眉毛修得细一点，可使老人显得更加年轻。注意，有部分晚期失智症老年患者由于存在精神行为症状，可能会畏惧刀具等，因此照护者修眉之前必须要注意观察老人的情绪。

（4）女性老人可增加以下步骤。

①上粉底：由于老人的皮肤偏向于暗淡，有很多的老年斑，可以给老人脸部涂抹上颜色适当的粉底，将脸部的斑点遮盖住。

②擦粉：擦粉的目的是让皮肤更加自然，如果老人的皮肤是偏白色，就不用擦太多粉，因为擦粉太多会显得整体皮肤不自然，甚至给人害怕的感觉。

③涂眼影：老人的眼影不宜选择太夸张的颜色，以暖色系的为主。

④画眼线：涂上眼影后，可以给老人画上一条黑色的眼线，使老人的眼睛看起来又大又自然。

⑤涂睫毛膏：给老人涂上睫毛膏，让眼睫毛变得更长，使眼睛更漂亮。

⑥涂唇彩：给老人涂的唇彩要选择颜色自然、化学成分少的。

⑦设计发型：一般的老年女性以烫发为主，且头发长度不宜太长。

3. 化妆注意事项。

（1）当老人情绪烦躁、不予配合时，照护者应暂停操作，安抚老人，待老人情绪稳定后再进行操作。

（2）上述化妆步骤是完整的步骤，对于晚期失智症老年患者来说，修眉、涂眼影、画眼线、涂睫毛膏等动作有可能会引起老人的不适，可根据情况省略，只要保持老人面部皮肤整洁、无脱屑即可。

（3）在为老人化妆过程中，注意不要让老人触碰修眉刀等尖锐物品，以防老人伤人或自伤。

（4）化妆的主要目的是让老人感到愉悦，因此如果老人不喜欢化妆则不能强求。

【如何帮助晚期失智症老年患者剃须？】

1. 剃须可以帮助晚期失智症老年患者维持自我形象，增加舒适感。

2. 剃须步骤。

（1）使用拧干的热毛巾敷在老人脸上，以软化胡须。

（2）在需要剃须的部位涂剃须泡或者肥皂泡。

（3）将 T 形剃须刀紧贴皮肤，沿着手柄的方向拉平皮肤的褶皱，将胡须与泡沫一起刮掉。剃须完成后，用热毛巾擦去皮肤上剩余的泡沫。

3. 剃须注意事项。

（1）晚期失智症老年患者可用电动剃须刀，尽可能让老人自行剃须。

（2）由于老人胡须较硬，剃须之前使用拧干的热毛巾敷在老人脸上可软化胡须。

（3）照护者用 T 形剃须刀为老人剃须时要绷紧老人皮肤，同时注意动作应轻柔，不要刮伤老人皮肤。

（4）当老人情绪烦躁、不予配合时，照护者应暂停操作，安抚老人，待老人情绪稳定后再进行操作。

（陈杨）

四、晚期失智症老年患者的排泄照护

【案例情景】

李爷爷，80 岁，重度认知障碍，平时在家由保姆照顾。小便完全失禁，大便时知道叫人。但是 2 天前出现不明原因腹泻，随后肛周的皮肤出现潮红、破溃，保姆和家属不知道应该怎么办。

照护知识

【晚期失智症老年患者会有哪些排泄问题？】

1. 失禁。

晚期失智症老年患者由于神经功能障碍等原因丧失了排尿的自主控制能力

以及排便、排气的控制能力，尿液、大便等不自主地流出，从而发生尿失禁和大便失禁。

2. 便秘。

由于卧床时间增多，活动时间减少，老人容易出现便秘。

3. 不知道表达排泄问题。

晚期失智症老年患者由于功能退化，无法自行如厕，又不能准确表达需要，让照护者无法理解，从而容易出现大小便将裤子弄脏的情况。

【如何应对排泄问题?】

1. 合理安排如厕时间：对于少部分还没有发生大小便失禁的晚期失智症老年患者，照护者需要注意观察老人的排尿、排便规律，老人需要排泄时的肢体动作等信号，及时提醒和协助其排尿、排便。

2. 正确选择排泄用具：根据老人的具体情况选择合适的排泄用具，如纸尿裤、尿垫等。

3. 对于安置留置导尿管的老人，注意防止老人拉扯导尿管，并及时倾倒尿袋中的液体，保持尿袋在膀胱水平面以下。

4. 晚期失智症老年患者卧床时间增多，多数会有便秘的问题。对于便秘的老人，应给予足够的水分及纤维素。若老人长时间未排便可遵医嘱用药，需注意观察用药后的排便情况。

5. 饮食方面：宜吃少渣、易消化的食物，如藕粉、粥、面条、面片、面糊等，少食多餐，勿食生、冷、坚硬及含粗纤维多的食物，禁吃油炸、油煎食品。

6. 注意事项：当老人大小便在身上或是床上时，照护者一定不要斥责他们。因为虽然老人不记得一些事情，但是不愉快的情绪、情感经历是不容易被忘记的。如果斥责，会让他们在情绪或肢体上进行抵抗，让照护越来越难。

【如何选择排泄照护用具?】

评估老人的实际情况，选择正确的护理用具。

1. 对于会阴部及臀部局部皮肤无破损但是不配合的老人，可以选用尿垫、纸尿裤、接尿器等。

2. 对于情绪稳定的男性老人，可以使用保鲜袋式尿袋：在保鲜袋开口的一端打结；将保鲜袋袋口打开，注入一些空气，以免在使用时袋内尿液溢至袋外；将整个阴茎放入保鲜袋内；将两端打活结，注意松紧适宜，留 1～2 横指的空隙。

3. 对于局部有严重的压力性损伤的老人，可以考虑安置导尿管，但是不推荐长期使用，以免发生尿路感染。

4. 对于大便失禁的老人，可以选用卫生棉条：棉条放置深度为 4～6 厘米，放置妥当后，每 4～8 小时更换一次。如果卫生棉条随大便排出或便液污染肛门周围皮肤，应随时清洁更换。

【如何进行局部皮肤清洁与保护？】

选择合适的护理用具，避免皮肤长期处于潮湿的环境中，保持肛周皮肤清洁、干燥，减少刺激，以防止感染、失禁性皮炎的发生。

1. 清洁：每次大便或是更换纸尿裤后及时清洁皮肤，动作要轻柔。清洁皮肤宜采用软布，不可用擦拭法，尽量采用冲洗或轻拍式清洁。水温不可过高。皮肤清洗液最好是无香味、无刺激性的，禁用肥皂进行清洗。对于男性晚期失智症老年患者：用毛巾握住阴茎，要仔细清洗阴茎与阴囊重叠的部分以及阴囊内侧。对于女性晚期失智症老年患者：从上到下、从前到后清洗会阴部，撑开会阴部仔细冲洗掉会阴部的污垢，会阴部的皮肤和黏膜比较敏感，需充分注意动作轻柔。

2. 润肤：皮肤清洁干燥后，可用甘油等保湿剂，其可锁住皮肤角质层的水分，达到润肤的效果；也可使用皮肤保护剂，如氧化锌或鞣酸软膏等，使皮肤免受大小便的刺激。

3. 保护：勤剪指甲，切忌搔抓，可给老人穿宽松纯棉内裤，对已有肛门周围皮肤糜烂、发红的老人，应提供平整、清洁被褥，协助其取侧卧位，双腿之间可放软枕，防止局部受压和保持会阴部皮肤清洁、干燥。

（江燕）

五、晚期失智症老年患者的体位转移

【案例情景】

肖婆婆，93 岁，语言能力丧失，重度记忆力减退，甚至连儿女也不认识。肖婆婆大小便还是知道的，只要她往厕所的方向看，保姆就知道她是要上厕所，但是每次帮助肖婆婆上厕所都很费力，必须要两个人抬着她才能坐到马桶上。有时候家属不在，保姆一个人无法完成，导致肖婆婆经常尿湿裤子，每次尿湿裤子时肖婆婆情绪都特别低落。

照护知识

【什么是体位转移?】

体位转移就是指人体从一种姿势转移到另一种姿势的过程,包括翻身、起床、移向床头、从卧位到坐位、从坐位到站位以及轮椅与床、轮椅与坐便器之间的转移等。

【为什么晚期失智症老年患者需要进行体位转移?】

晚期失智症老年患者生活基本不能自理,甚至移动困难,长期卧床容易导致泌尿系统感染、吸入性肺炎、压力性损伤等并发症,而这些并发症是导致老人死亡的主要原因。应加强晚期失智症老年患者的体位转移,尽量减少其卧床时间,以防止关节畸形和肌肉萎缩,减少压力性损伤、感染、血栓等并发症的发生。

照护技能

【怎样为晚期失智症老年患者进行体位转移?】

1. 翻身。

(1)照护者首先拉起对侧床档,右臂从老人的左肩下经颈部伸至老人的右肩下,将老人上半身转向自己。

(2)照护者将老人的双下肢屈曲,双手臂置于老人腘窝下,抬起老人的臀部,将其下半身转向自己侧。

(3)照护者站到另一侧,左臂放在老人双大腿下 1/3 处,右臂放于老人的肩部,双臂同时用力将老人翻身向对侧,用翻身枕垫起老人背部。

2. 床上卧位移动。

首先固定床,放下床档,协助老人屈膝、双脚蹬于床面,将枕头横立于床头,让老人双手反拉床头。照护者一手伸入老人肩下,另一手托起老人大腿根部,抬起老人躯干,同时请老人家属协助将老人身体上移,并移回枕头,再拉起床档。

3. 床椅转移。

扶老人坐于床边,使其双脚放于地面,照护者面对老人,用自己下肢固定好老人下肢,抱住老人腰背部,使老人身体向前,将重心移至足部,臀部离开床面,让老人以双足为轴旋转身体,让其臀部对准椅面坐下,帮助整理好坐姿。

4. 床与轮椅之间的转移。

检查轮椅，注意车闸、轮胎、脚踏板、安全带是否完好。确认可正常使用后推轮椅至床尾，使轮椅椅背与床尾呈 40°～45°，将轮椅放置于靠近老人的一侧。翻起脚踏板，拉车闸固定好轮椅，之后步骤同床椅转移。

【为晚期失智症老年患者进行体位转移的注意事项有哪些？】

1. 对于烦躁患者，应给予安抚，待其情绪稳定后再进行体位转移。

2. 转移过程中，应做到动作协调、轻柔，不可拖拉，并鼓励老人尽可能发挥自己的残存能力，同时给予必要的指导和协助。

2. 进行体位转移时注意观察老人的面部表情，及时发现老人的不适。

3. 由于晚期失智症老年患者大多不能表达诉求，翻身后必须检查老人手臂等是否被压在身体下面，或是床上是否有其他坚硬的物品等，以免老人受伤。

4. 对已经挛缩变形的关节等不能太用力，以防止发生骨折等。

（陈绍敏）

六、与晚期失智症老年患者的沟通

【案例情景】

李婆婆，87 岁，以前是大学老师，5 年前诊断为失智症，5 年来生活自理能力慢慢下降，一个月前开始经常出现尿裤子现象。保姆基本上一天要给她换 3 次裤子。某天保姆觉得很累，就很大声地跟家属抱怨。结果之后李婆婆就不愿意换衣服，保姆拿着衣服靠近她就大喊大叫，使劲儿拽着被子，导致完全没有办法更换。

照护知识

【晚期失智症老年患者存在哪些沟通问题？】

1. 判读能力和理解能力差，几乎不能够正确对答。例如问"您有没有哪里不舒服呢？"可能少部分晚期失智症老年患者会回答"我今天吃三碗饭"，更多的老人可能就看着你，甚至不理你，因为他们不能理解你说的话，也无法表达自己的意思。

2. 情绪障碍。由于沟通能力严重受损，晚期失智症老年患者很难用语言表达自己的情绪或是诉求，因此常常表现为焦虑、易怒、无故发脾气等。

3. 完全无法交流。大多数晚期失智症老年患者处于完全缄默状态，这就使照护者只能通过观察老人的肢体动作去了解他们的需求。

照护技能

【如何与晚期失智症老年患者进行沟通？】

作为照护者首先必须要知道：老人是因为脑部衰退导致的沟通困难，他们不能控制自己的情绪和行为。照护者需要利用对老人过去生活阅历等的了解，仔细观察他们，把他们的只言片语和日常的行为联系起来，发现老人的真正需求。

1. 语言交流。

虽然晚期失智症老年患者不一定能理解照护者为他们做的事情，但是照护者在采取照护措施之前一定要告知他们。例如早上要帮助他们起床时，一定要语速缓慢、吐字清晰地告诉他们现在要起床。大部分晚期失智症老年患者可能都不能通过语言表述，但是他们会用肢体语言表达。例如问："您现在想要喝水吗？"如果他不想，可能会摇头或是转过头拒绝。

2. 非语言交流。

照护者在与老人交流时，一定要有眼神的接触。通过眼神的接触，可以让交谈更亲切。特别是对于晚期失智症老年患者，有时即使很大声地呼唤他的名字，他都不一定会注意，这个时候照护者可以走过去，扶住老人的肩背部，目光与老人平视，让老人可以充分注意到自己，然后再进行下一步的交流。

3. 共情。

晚期失智症老年患者很难或是不能用言语表达时，照护者要与老人建立共情，必须要有充分的沟通。沟通是一个互动过程，让沟通有意义并不需要太多的智慧，当老人在叙述零散的事情时照护者可结合他们的肢体语言进行理解。

4. 爱心与耐心。

在照顾晚期失智症老年患者时，照护者需要有非常足够的爱心和耐心。与晚期失智症老年患者无法用语言沟通时，可以通过轻柔的抚触、温和的眼神交流、微笑等方式，获得老人的允许，为老人提供良好的基础生活照护。与老人保持友谊，是照护者与老人建立有效沟通的最佳途径。让晚期失智症老年患者感受到来自照护者的"爱意"，可以提高老人的生活质量，让老人生活在幸福之中。

（谢蜀琰）

第二节　失智症老年患者的常见精神行为症状的照护

一、谵妄

【案例情景一】

王爷爷，89岁，2年前确诊阿尔茨海默病。1周前因慢性阻塞性肺疾病急性感染入院，住院后病情较为稳定，但最近2天王爷爷突然出现以下异常情况：夜间到病房走廊里叫喊吵闹，一直不睡，而白天王爷爷则昏昏欲睡，时醒时糊涂。

【案例情景二】

赵奶奶，78岁，5年前诊断为"痴呆综合征"，3天前因"右侧股骨颈骨折"入院，行人工关节置换术。术后当晚，赵奶奶突然胡言乱语，要求回家，称这里是监狱，有人要伤害她。医生、护士来病床前查看时，赵奶奶对其拳打脚踢，不让靠近。

照护知识

【什么是谵妄？】

谵妄是一种由多种因素导致的脑功能异常综合征，常表现为患者意识不清醒、注意力不集中、易激惹、思维混乱、出现幻觉、睡眠－觉醒周期紊乱等。

【什么是日落综合征？】

"日落综合征"是谵妄患者需要紧急处理的一种临床综合征。日落综合征又称"黄昏综合征"或"日落现象"，是指失智症老年患者在黄昏时分出现的一系列情绪和认知的改变，例如情绪紊乱、焦虑、亢奋和方向感消失等，持续时间为几个小时或者整个晚上。发病时老人可能甚至记不清自己是谁、在什么地方、正在干什么，此时若能及时联系亲朋好友，或耐心疏导、启发，老人可逐渐恢复意识。过度疲劳、情绪激动等常是日落综合征的诱因，遇到这种情况绝对不可掉以轻心，不要认为老人只是一时糊涂或行为古怪而已。它是由于大脑急性供血不足而导致的急性意识障碍，往往有着很大的潜在危险性，常常是某些严重疾病如心脏病、中风或肺炎等的先兆。

【谵妄的常见表现和特点有哪些?】

发生谵妄的失智症患者可能会出现意识混乱,同时伴有行为和认知的改变。谵妄通常起病急、变化快,多表现为注意力障碍、意识水平改变、认知障碍,也会出现精神行为异常,如记忆障碍、思维混乱、幻觉甚至是被害妄想。

根据谵妄患者常见的临床表现,通常将谵妄分为 3 种类型,每种类型表现不同。

1. 活动亢进型:主要表现为幻想、焦躁不安、易激惹、情绪不稳定,甚至出现破坏性行为。此种类型最容易被发现。如案例情景二中的赵奶奶出现胡言乱语,对医生、护士拳打脚踢等攻击行为,属于活动亢进型谵妄。

2. 活动抑制型:主要表现为嗜睡、情绪淡漠、言语减少。如患者前几天精神状态正常,最近两天突然出现精神萎靡不振,言语减少,嗜睡,即属于活动抑制型谵妄。该型容易被忽略,但其死亡率较高。

3. 混合型。上述两种类型的症状均会出现。如案例情景一中的王爷爷同时出现晚上大吵大闹、白天昏昏欲睡等以上两种类型谵妄的表现,属于较典型的混合型谵妄。

失智症老年患者发生谵妄具有以下特点:

1. 发作时间常为光线昏暗时,如黄昏。

2. 持续时间短,持续时间多为数小时或数天。

3. 症状波动明显,一般表现为昼轻夜重,夜间或黑暗时较为严重。

4. 注意力受损,很难集中注意力,较小的刺激也会导致注意力分散。

5. 睡眠-觉醒周期紊乱,主要表现为患者白天昏昏欲睡,夜晚大吵大闹不睡觉。

【哪些人群容易发生谵妄?】

谵妄可发生于任何年龄,以老人多见。而认知功能受损是老人发生谵妄的首要危险因素,患有失智症的老年患者是发生谵妄的高危人群。若失智症老年患者合并以下危险因素,则会大大增加谵妄的发生风险。

1. 生活不能完全自理,需要依赖他人。

2. 视力或听力受损。

3. 长期营养不良或出现脱水、电解质紊乱。

4. 同时服用多种药物或服用精神类药物。

5. 同时患有多种疾病,如同时患有高血压、糖尿病等。

6. 出现手术、骨折、严重感染等较大的应激。

7. 使用身体约束或留置导尿管。

【如何判断失智症老年患者是否发生谵妄？】

失智症和谵妄在认知受损方面的表现具有相似性。但失智症患者一般没有注意力障碍、睡眠－觉醒周期障碍等。当照护者观察到失智症患者出现异常行为时，可通过以下方式判断患者是否发生谵妄。

1. 注意力评估。让患者倒数数字或倒数月份、星期，如不能准确倒数，则判断为存在注意力受损。

2. 定向力评估。询问患者"今天是几月几号""这里是哪里"等时间、地点定向相关问题。

3. 观察患者是否有错觉、幻觉，是否存在语言、情绪等障碍，如言语无条理、思维混乱、无组织性等。

4. 睡眠－觉醒周期紊乱，如晚上大吵大闹，白天昏昏欲睡。

5. 观察患者 24 小时内是否有不同形态的精神异常行为，如活动突然增加或减少，时常寡言少语，变得躁动多言，或呈相反改变。

6. 以上异常表现是否是在短时间内突然出现，且呈波动性变化，一天内时好时坏。

【怎样预防谵妄的发生？】

目前预防谵妄的方式主要是针对患者发生谵妄的危险因素，采取非药物性、以护理为主的多维度综合措施。

1. 认知功能的刺激和定向力的干预：对于失智症患者，认知功能的刺激至关重要，照护者可引导患者进行一些活动，如翻阅老照片、聊熟悉的往事、做认知训练游戏等。同时应保持患者定向力准确：照护者应向患者做环境介绍，保持地点定向准确；提供定向物品，如大字号的时钟、日历，白天拉开窗帘，保证光线充足，让患者能分辨白天和夜晚，保持时间定向准确。

2. 创造患者熟悉的环境：可从家中带一些全家福照片、书籍或装饰品等，同时尽量减少室内设施的位置变动，为患者营造熟悉的环境。

3. 活动能力干预：促进患者下床活动，避免长期卧床。根据患者的活动能力选择适合的活动方式，如晒太阳、散步或运动功能训练等，使老人养成运动的习惯，但要注意避免患者单独外出。

4. 进食状况改善：根据患者的日常活动情况和营养需求每日提供含足够能量的食物，同时给予充足的水分，防止营养不良或脱水。但失智症老年患者应避免暴饮暴食，对于意识障碍较重或存在吞咽困难者不强行喂食，可通过鼻饲或静脉补充营养。

5. 满足感知觉的需求：对于存在视力、听力障碍的患者，照护者可使用辅助设备如助听器、老花镜等改善患者的感知觉。

6. 适当、有效的沟通：与失智症老年患者沟通需要有足够耐心，语言应浅显易懂，声音应轻柔，避免大声喊叫。

7. 避免睡眠剥夺：帮助失智症老年患者养成健康的睡眠习惯，提醒其睡觉和起床时间，避免睡眠剥夺。对存在睡眠障碍的患者，可采用热水泡脚、睡前饮用热牛奶、听音乐等非药物方法促进睡眠，尽量减少使用不必要的镇静催眠药。

8. 减少潜在或现存的危险因素：如尽早移除导尿管，避免使用身体约束。

9. 积极预防感染，一旦发生感染，应及时告知医护人员进行抗感染治疗。

10. 注意老人皮肤和口腔卫生，帮助老人勤翻身，预防摔倒、误吸、压疮与肺部感染等住院相关的不良事件的发生，以免诱发谵妄。

11. 医护人员和照护者应相对固定，鼓励家属参与陪伴和照顾老人，给予患者安全感。

【谵妄发生后如何进行处理？】

当确定患者发生谵妄时，需要针对其发生的原因、认知及行为改变做相应的处理，以改善谵妄患者的异常症状，可从以下三个方面着手：

1. 病因治疗。积极处理原发病和去除诱发因素，尤其注意一些医源性因素，如身体约束、声光刺激等。

2. 对症治疗。根据谵妄患者的不同症状，采取相应的照护措施，如安抚、镇静等。

3. 支持治疗。纠正电解质紊乱，维持患者水、电解质及酸碱平衡，促进恢复。

激越行为是失智症老年患者发生谵妄时最常见的异常行为，主要表现为思维、言语混乱，易激惹，不停徘徊，反复问问题，骂人，打人，藏东西，不恰当地处理物品等。对存在激越行为的患者，我们主要倡导以非药物干预为主，主要包括以下几方面。

1. 环境管理：刺激性的环境可加重谵妄的症状。应尝试将患者引导或安置于一个相对宽敞的环境，避免强光或强声刺激。

2. 安全保护：失智症老年患者伴发谵妄时，要防止误吸、跌倒、走失等安全问题。此外，失智症老年患者发生谵妄时常出现恐怖性幻视，照护者应密切观察，找出患者的安全顾虑，避免其发生伤人或自伤、毁物等危险行为。

3. 适当妥协：不要试图去说服或反复纠正谵妄状态下的失智症老年患者的错误认知，照护者可适当迁就其要求，容忍其行为，同意他们的看法。如患者说看到某件东西而焦虑不安，最好的方法是同意其观点，然后说把这件东西拿走，而不是纠正说根本没有。

4. 有效沟通：使用简单的句子，平和、清晰、低调的声音与患者沟通，注意目光的接触。避免一直追问患者不愿说的事情。

5. 寻找诱因：观察患者的行为，找出并去除诱发患者产生异常行为的原因，首先考虑大小便、饥饿、口渴等基本生理需求。若是以上原因，应立即满足。

6. 提高患者身体的舒适度：饥饿、疼痛、睡眠障碍等不适感都会导致谵妄相关异常行为的发生，应加强相应的干预，缓解和去除身体的不适。

7. 可将留置针、输液导管等藏在衣服里面，或留置假的留置针，以免患者拔掉。

8. 采取一些辅助措施，如播放患者喜欢的音乐或使用芳香疗法等使患者安静下来。

9. 避免身体约束：对谵妄状态的失智症老年患者进行身体约束不仅不能有效保护患者，反而会加重其症状，增加相关危险事件的发生率，应避免对激越患者使用身体约束。

10. 寻求家庭支持：患者对熟悉的人或事物有相对较强的记忆和依赖感，因此亲人的陪伴、安慰和支持通常能够有效缓解患者的异常行为，可选择让亲人陪伴和安抚患者。

总之，对于失智症老年患者谵妄相关的护理，最重要的是早期识别患者存在的谵妄危险因素，采取个体化的干预措施去除这些危险因素，预防谵妄发生。谵妄发生后，应积极寻找诱发谵妄的因素，同时结合患者的特点对症处理，缓解谵妄症状，避免不良结局。

（张蒙　宋怡）

第三节　失智症老年患者的安全照护

一、坠床

【案例情景一】

张爷爷，75岁，中度失智，因心累、气紧于半月前入院。因张爷爷腿脚不方便，住院期间由陪护人员照顾，入院时评估自理能力为部分自理，跌倒、坠床风险均为高危，已向患者及照护者进行相关知识宣教。某日，张爷爷想下床小便，他认为自己可以下床，就没有叫陪护人员帮忙，自行在床上放下床档，由于床档的按钮在床的外侧，在向下放床档的过程中由于重心瞬间朝下，张爷爷从床上摔了下来，导致左手骨折。

【案例情景二】

王奶奶，72岁，轻度失智1年多，高血压12年，因头晕1月住院治疗，出院回家后仍反复头晕，但是王奶奶在家很多事情都是自己做，一天，王奶奶准备下床洗漱，刚刚脚一落地，瞬间就从床上滑了下来直接坐到了地上，所幸并无大碍。

照护技能

【失智症老年患者坠床的原因有哪些?】

失智症老年患者常常伴有精神、行为的改变，导致老人日常生活活动能力减退，反应变得不灵敏，对突发情况无法做出适当的调整，很容易发生坠床事件。导致失智症老年患者坠床的因素有很多：

1. 高龄是很多老人坠床的重要原因，失智症老年患者随着年龄不断地增长，相应的身体功能不断退化，如大脑反应迟缓、肢体协调能力减弱，视力、听力下降等。

2. 失智症老年患者常伴有神经系统病变，可以表现为各种各样的行动失调，并且各种不安全设备也是引起失智症老年患者坠床的危险因素，例如对床旁陈列物品不熟悉，上床、下床、变换体位、睡觉时未加床档保护，床垫过高，居家常用的物品不在固定的地方等，这些因素都会增加患者坠床的发生率。

3. 失智症老年患者一般年龄都较大，且大多数患有高血压、糖尿病、帕金森病，需要长期用药，而一些药物的不良反应例如体位性低血压、一过性脑出血、低血糖等可能会使患者发生坠床。

4. 失智症老年患者由于认知功能下降和精神行为异常会导致容易发生坠床，例如思维混乱、兴奋、冲动、易激惹等原因。

照护技能

【应该如何预防失智症老年患者坠床?】

1. 居家的环境一定要保证充足的光线，确保整洁，在老人行动的范围内若有障碍物，一定要移除，床铺的高度也应该以老人坐起时脚跟正好着地为宜，以便于老人上下床，床的宽度也应适宜。

2. 了解老人的一些生活习惯，根据病情制订相应的生活计划，对于不配合的老人及行动不便、烦躁的老人，应该由专人 24 小时陪护。当老人烦躁、易激惹的时候，首先要稳定老人的情绪，尽量用语言安慰老人并且满足其合理的要求，在生活上给予一定的关心和帮助，必要时使用约束带，以防止老人在躁动时发生坠床。

3. 长期服药的失智症老年患者，起床时应在床边休息几分钟后再下床活动，夜间尽量使用便器。应尽量避免起夜，照护者应该在老人睡前准备好其夜间所需要的物品并放于床旁。

4. 对于居家的轻、中度失智老人，夜间若下床次数多，可以用系铃铛的方法，以提醒照护者及时发现老人的行为。

（周柯妤　杨雪 2　姬悦）

二、保护性约束

【案例情景一】

孙大爷，81 岁，因"肺部感染 1 周"住院，患失智症 2 年多。由于孙大爷记忆力下降，同时合并语言能力、判断能力以及认知能力下降，存在谵妄、妄想等精神症状，入院后经常出现烦躁不安、拔输液管、毁物、坠床等不良事件，严重影响治疗效果，且对孙大爷自己、陪护及同病室病友可能会造成一定危险。为提高孙大爷依从性，护士对其采取了适当保护性约束，孙大爷约束期间留有 24 小时有效陪护，随时观察其被约束部位皮肤情况。

【案例情景二】

李大爷，88 岁，既往有高血压、糖尿病、失智症史，生活自理能力下降，家属将其送至养老院。入院后李大爷经常躁动不安，有幻听、幻视，一天，李大爷在吃饭过程中，突然烦躁，站起来把碗扔掉，照护人员将其上肢反折进行约束时造成肱骨骨折。家属表示不满，出现纠纷。

照护知识

【什么是保护性约束？】

保护性约束是指利用约束工具（约束带）对患者身体进行保护性约束，从而保障照护工作的顺利进行，保护患者安全，还可避免患者伤害他人、损坏物品等，最大限度减少其他意外对患者的伤害。

【保护性约束的目的是什么?】

保护患者，减少因意识、注意力、思维等改变造成的自我伤害行为（如自伤、自杀、坠床、意外拔管等）或者伤害他人的行为。保证患者能得到有效的保护，提高治疗依从性，防止意外的发生，使照护工作顺利进行。

【保护性约束的对象有哪些?】

1. 谵妄、躁动、昏迷等意识不清的患者。

2. 不配合治疗的患者。

3. 精神障碍的患者。

4. 特殊治疗期间需要临时限制的患者。

5. 病情危重、使用有创通气、伴有各类引流管、插管的患者。

【保护性约束的部位有哪些?】

保护性约束部位通常有腕部、踝部、肘部、肩部、胸部、腰部、膝关节等。

> ### 照护技能

【如何对失智症老年患者进行保护性约束?】

通常采用约束背心、约束衣、约束带等将老人的腕部、踝部、肩部、膝关节等部位进行约束后固定在病床或椅子上，限制其活动范围和活动能力。床栏保护也是约束保护方法。具体做法如下：

1. 首先对失智症老年患者具体情况进行评估，观察患者有无紧张激动、过度兴奋、坐立不安、暴躁、冲动等，确实需要约束时方可实施约束。

2. 约束前取下老人身上有可能会损伤皮肤的物品。

3. 对不能配合的老人，如有拔管、抓伤口等行为，给予手脚约束。可应用约束带和纱布垫束缚手腕及踝部，并用纱布垫保护皮肤。在操作过程中注意松紧度。

4. 对于四肢运动剧烈，双脚跨越床档的老人，应约束四肢，用特制的约束带约束老人肩部、上肢、膝盖部。同时约束带内垫纱布垫以保护老人皮肤。约束带的打结处不得让老人触及，以免其自行解开套结而发生意外。

5. 在进行约束期间，根据约束情况定时检查约束带松紧程度，以能放下一或两横指为宜，以免影响血液循环，必要时可进行局部按摩，促进血液循环。同时观察老人皮肤有无破损。

6. 在进行约束期间，应将肢体处于功能位置，保证老人舒适和安全。病情稳定或治疗结束后应及时解除约束。需较长时间约束者应定时更换约束肢体或每两小时让肢体活动一次。

7. 保护性约束一定要有专人监护，防止老人挣脱约束发生意外。

【使用保护性约束可能出现的问题有哪些？】

1. 由于烦躁、谵妄、不配合等原因，老人可能自行挣脱约束用具。

2. 患者因过度躁动，可导致局部损伤、皮肤破溃、神经损伤、关节脱位、骨折等。

3. 患者可出现焦虑、恐惧、违拗等心理反应。

针对保护性约束可能出现的问题，应定时观察，及时处理，尽最大努力避免保护性约束给患者造成伤害。

【在约束患者前应签署保护性约束沟通单】

在医疗和养老机构中，根据失智症老年患者的病情，对于需要进行保护性约束的患者，照护者应提前向患者及家属详细介绍和说明相关内容，帮助患者及家属了解相关知识并做出选择。患者发生或将要发生伤害自身或他人安全的行为，因情况紧急来不及告知患者监护人的情况下，照护者对患者实施保护性约束的，应在实施后尽快告知患者的监护人。照护者需遵循规范实施保护性约束，尽可能避免约束相关意外的发生。

保护性约束在照顾患者时具有较好的效果，能够降低意外跌落、坠床、自伤等不良事件的发生率，但其应用也可能造成一定的负面影响，因此需要在应用过程中加入人性化关怀，在确保保护性约束的应用效果的同时，尊重患者的人格。

（周小琴　李沙沙　李慧2）

三、噎呛与误吸

【案例情景】

王爷爷，79岁，确诊失智症10年，以在轮椅及床上生活为主，不能自己进食。一天早上，王爷爷坐在轮椅上，保姆一边给他喂食一边看电视。护士巡视病房发现王爷爷面色发紫、呼吸急促，于是立即帮其清除口腔内食物，用海姆立克急救法施救，但王爷爷呼吸困难缓解不明显，仍然面色发紫，改为床旁负压吸引，抽吸出食物、分泌物约100g，王爷爷呼吸困难缓解。但最终王爷爷因合并呼吸道感染、呼吸衰竭救治无效，7天后死亡。

本书第二篇第一章第三节"噎呛与误吸的预防与处理"中，已经讲解了早期及中期失智症老年患者噎呛与误吸的照护知识及技能。对于晚期失智症老年患者的噎呛与误吸，在前面照护知识及照护技能的基础上，还有其他需要更加重视的地方。

照护知识

【晚期失智症老年患者容易发生噎呛与误吸的原因有哪些?】

除了本书前面在"噎呛与误吸的预防与处理"中提到的原因，相对于早、中期失智症老年患者，还有一些其他因素会让晚期失智症老年患者更容易发生噎呛与误吸。

1. 身体衰弱，维持体位困难。

晚期失智症老年患者常常不能自行进食，需要他人喂食，或者管饲，且由于身体进一步衰弱，患者常常不能端坐餐桌前进食，常常是在轮椅上甚至卧床进食，如果照护者缺乏相关知识，喂食时未帮助其维持进食的安全体位（端坐位或端坐颈部前倾 15°），或者喂食后过快让患者平卧，会增加患者噎呛与误吸的风险。

2. 自我保护意识进一步下降。

晚期失智症老年患者随着机体功能的进一步衰退，咳嗽反射、自我应急处理能力等进一步下降，对咽喉部堵塞食物等的反应能力也下降，并且不能主动及时将其清除，从而可导致各种并发症发生。

3. 照护者缺乏相关知识及责任心。

一般老年患者，或者早、中期失智症老年患者的饮食照护方法，已经不能满足晚期失智症老年患者的照护需要。晚期失智症老年患者对是否吃饭、进食多少的记忆或感觉能力均下降。如案例情景中的王爷爷，照护者（保姆）没有关注老人的具体情况，不停地喂食，而老人来不及咽下，或者已经进食过饱，但由于交流能力、自我保护意识等减弱，仍然继续张口进食，从而导致噎呛的发生，危及老人的生命。

照护技能

【如何预防或减少晚期失智症老年患者发生噎呛或误吸?】

除了前面介绍的预防或减少早、中期失智症老年患者发生噎呛与误吸的技巧，对于晚期失智症老年患者，照护者还需要继续掌握下面的照护技巧。

1. 根据医嘱选择合适的方式帮助进食及补充营养。

对于进食困难的患者，需要选择恰当的进食或者营养补充方法。医生根据患者失智症及其他基础疾病情况，参考患者的吞咽功能、营养状况，以及失智前的个人意愿，为患者选择不同的进食方法及途径，包括经口进食、安置鼻胃管、安置鼻空肠管、安置胃或空肠造瘘管，以及经静脉补充营养。

2. 帮助维持正确的进食及进食后体位。

经口进食或者管饲进食的患者，需要尽量保持端坐位或者至少抬高床头60°再进食。进食后最好维持进食体位 30 分钟以上，以减少或避免食物返流，引起误吸。

3. 帮助选择正确的饮食。

吞咽功能下降的患者，应该避免坚硬或干燥的食物，可进食容易咀嚼和吞咽的软食，或将食物切成小块，或用搅拌机搅碎，尽量避免刺激性的食物。有恶心反应的患者宜进食清淡而干燥的食物，如米饭、薄脆饼干和烤面包等，避免辛辣和油腻的食物。

4. 运用恰当的喂食技巧。

对于可以经口进食，但需要帮助喂食的患者，除了本书前面提到的照护技巧，还需要注意下列问题。

（1）尊重患者的进食意愿。如果患者拒绝进食，不要强迫其进食，可以在短时间休息后再喂食，或者寻求医生、护士等专业人员的帮助。如果是临终患者，应将照护重点转移到患者的其他舒适度上，不要再一味地要求患者进食。

（2）对于自我饱胀感觉缺失的患者，应定时定量进食。如果患者记不住自己是否进食，或者没有饱胀感觉，则需要将其可以接触到的食物妥善管理，在医生或营养师的指导下，让其少食多餐、定量进食。

（3）喂食时要注意观察患者的反应。如果患者进食后出现口腔包含食物、不吞咽，食物或口水等从鼻腔、口角等流出，甚至发生呛咳、呼吸困难、皮肤发绀等情况，需要立即停止喂食，帮助其清除口腔、咽部的异物或食物，以免引起误吸和窒息。

【如何减少晚期失智症老年患者噎呛相关并发症的发生？】

晚期失智症老年患者由于吞咽功能及全身其他功能的进一步下降，较早、中期失智症老年患者更容易发生误吸、肺炎、窒息、营养不良、脱水等并发症，需要照护者加强相关照护。

1. 误吸、肺炎及窒息。

调整患者的饮食，尽量做到"细、碎、软"的食物要求。尽量让患者在端坐位或头前倾 15°进食。患者应坐在椅子上进食，可以使用枕头、坐垫等协助其保持端坐位。如果患者被限制在床上，在整个进食（进食食物、液体、药物）期间应至少保持床头抬高 60°，而且进食后需至少 30 分钟后才能放低床头。如果患者实在无法保持体位，可在康复师或护理人员指导下，使用辅助用具或者支撑垫子，以维持正常进食体位，否则应该暂停老人经口进食。

喂食时不要与患者过多交谈，或催促进食，其发生呛咳时宜暂停喂食，严重时停止喂食，喂食过程中发现患者出现突然不能说话、欲说无声、剧烈呛咳、面色青紫、呼吸困难等情况时，应及时清理呼吸道，保持其呼吸道通畅，就地抢救。

不管患者是否进食，日间应每 4 小时进行一次口腔护理，以减少吸入性肺炎的发生。对于临终失智症老年患者，不要强迫其进食，应根据患者的进食能力及意愿，选择是否进食及进食量。

2. 营养不良。

对于非临终失智症老年患者，可以增加富含蛋白质、维生素等的食物，例如浓的鱼汤、去油的鸡汤、牛奶、酸奶、蛋、鸡肉、瘦红肉、鱼肉、花生酱、蔬菜汁和营养液，或者在食物中加入油、坚果、肉汁、奶粉、蛋白粉或乳脂，以补充热量和蛋白质。

液体应在两餐之间而非就餐时饮用，这样便不会因"喝饱"而减少进食量；进食闻起来较香的食物，或者在食物中加入调味料或佐料；让患者与家人或朋友、病友一起进餐；进食前大约 1 小时可选择适合身体状况的散步、床上肢体活动等，以帮助激发患者的食欲，但应该在餐前休息。要尽量避免疲乏、疼痛、口腔溃疡等影响进食的不适症状。必要时及时就医，按照医嘱静脉补充氨基酸、脂肪乳等。

3. 脱水。

按时、按量补充水分，对于饮水时发生呛咳的患者，可在固体食物中加入水，将其变为半流质饮食，这样既有利于吞咽，也有利于水分补充。管饲的患者，可在两餐之间补充蔬菜汁或者果汁。存在腹泻等的患者，必要时应及时就医，根据医嘱经静脉补充水分。对于只有进食固体食物才发生噎呛、液体无误吸者，也可根据其喜好准备温热的白开水、果汁、茶水或牛奶等。有时候患者缺乏饮水的主动性，或者缺乏饮水能力，照护者应定时协助其饮水。

（陈茜　李慧2　阮顺莉）

第四节　晚期失智症老年患者的病情观察与照护

一、生命体征的监测

【案例情景一】

苟爷爷，85 岁，确诊失智症 8 年，因"咳嗽、咳痰 1 月，加重 3 天"入院，不能自行进食，言语减少，无高血压、冠心病史，某日午餐正常进食后，端坐位休息 30 分钟后午睡，午休期间，床旁心电监护仪突然报警，显示血氧饱和度 50%，心率每分钟 115 次，护士立即查看，发现苟爷爷口唇发绀，喉头痰鸣音明显，随即调节氧流量，予以吸痰，吸出大量胃内容物后，苟爷爷发绀情况有所好转，血氧饱和度逐渐上升至 96%，心率每分钟 80 次，各项生命体征恢复正常。

【案例情景二】

郑婆婆，94 岁，确诊失智症 10 年，因脑梗死入院，存在吞咽困难，依靠鼻胃管进行营养支持，平日心率每分钟 120～130 次，血氧饱和度 97%～100%。某日护士巡视病房时发现，床旁心电监护仪显示心率每分钟 80 次且进行性下降，血氧饱和度和血压测不出，呼之不应，立即通知医生，经过一系列的抢救，郑婆婆的各项生命体征逐渐恢复。

> 照护知识

【晚期失智症老年患者有哪些特征？】

失智症晚期，患者的感官变得更加迟钝，可能无法表达身体不适或疼痛，由于感官麻痹，还容易出现吞咽障碍，易发生吸入性肺炎，严重时会发生窒息。晚期失智症老年患者常见的并发症有肺炎、发热、营养不良等，常见症状有疼痛、呼吸困难及窒息。晚期失智症是一种不可逆的生命限制性疾病。

晚期失智症老年患者大多数功能完全丧失，情绪动力反应缺乏，长期卧床，大小便失禁，四肢痉挛，多病共存且病情危重，各项生命体征都可能随时出现异常，因此更需要加强监测。很多晚期失智症老年患者都需要安置心电监护仪，以及时发现病情变化。

照护技能

晚期失智症老年患者的生命体征监测，除了常规体温、脉搏、呼吸、血压的监测，还应注意血氧饱和度、血糖等指标的监测。

晚期失智症老年患者各方面疾病变得更加明显，生活几乎完全依赖照护者，活动缺乏，记忆力障碍非常严重，情绪也变化无常，所以测量体温时，照护者需要全程守护在旁。测量体温不可选用口温计，以防止患者咬碎体温计。使用水银体温计测量时，照护者应时刻注意体温计是否滑落，以免影响测量结果或者体温计摔碎伤到患者。若患者烦躁不配合，可等患者平静后测量，或者选用其他测量工具。

晚期失智症老年患者病情相对危重，测量呼吸时若没有监测仪器，照护者可用少许棉絮置于患者鼻孔前，观察棉花被吹动次数，计数 1 分钟。同时应注意观察患者呼吸的节律、深浅、气味、有无异常声音。呼吸频率通常为每分钟16～22 次，如有异常应及时告知医生。

【如何进行血氧饱和度监测以及注意事项有哪些?】

血氧饱和度的测定方法通常分为电化学法和光化学法两种。电化学法即采动脉血，再用血气分析仪测出血氧饱和度值，这是一种有创的测量方法，且不能进行连续监测；光化学法是采用光电传感器的无创方法，是基于动脉血液对光的吸收量随动脉搏动而变化的原理进行测量，采用该方法时使用最多的设备就是脉搏血氧饱和度监测仪，这也是专业机构和居家照护首选的监测仪。

1. 哪些时间进行血氧饱和度监测？

（1）晚期失智症患者有任何不适，尤其是胸闷、气紧、口唇发绀时均应监测。

（2）病情危重患者可持续监测。

（3）居家患者可每日定时监测，照护者可根据其病情变化随时监测。

2. 测量方法。

（1）检查血氧饱和度监测仪是否正常工作。

（2）选择合适的部位，宜选择肢端红润、温暖的手指，避开灰指甲。

（3）清洁待测的手指。

（4）血氧饱和度监测仪探头的红色监测区域应安置在指甲面。

（5）如需持续监测血氧饱和度，应每 1～2 小时更换监测部位，以免引起手指肿胀，造成肢端循环障碍。

3. 测量血氧饱和度的注意事项。

（1）晚期失智症老年患者容易出现末梢循环差、休克、贫血、低体温等，这些都可能影响监测结果，照护者应酌情判断异常情况。

（2）避免电磁干扰、强光照射，必要时探头需遮光使用。

（3）若血液中有染色剂（如美蓝、荧光素）、皮肤涂色、指甲上涂有指甲油，也会影响测量精度。

（4）患者过度移动、过于躁动，会使血氧饱和度参数不能测量。

（5）测量探头戴的时间太长，可能会影响血液循环，使测量精度受影响，也容易使患者烦躁，应每1～2小时更换测量部位。

（6）测量血氧饱和度不要和测血压使用同侧手臂，否则会影响末梢循环而使测量值有误差。

【如何进行血糖监测？】

1. 哪些情况下需进行血糖监测？

血糖监测不是每位患者都需要做的，确诊糖尿病的患者需要定期监测。晚期失智症老年患者大多伴有进食障碍，易发生低血糖，当其出现大汗、心悸、恶心等低血糖症状时应及时监测血糖。照护者应充分了解患者每餐进食量，密切关注其血糖情况，防止低血糖的发生。根据病情需要定时监测血糖的应遵医嘱监测。

2. 测量方法。

（1）准备用物：血糖仪、一次性采血针、血糖试纸、75％乙醇、无菌棉签。

（2）操作者和患者均应清洁双手。

（3）选择合适的采血部位，通常选择手指指腹两侧，避开硬结。

（4）检查血糖仪是否正常工作，血糖试纸是否在有效期内，确认血糖仪芯片和试纸编号是否一致。

（5）用75％乙醇对失智症老年患者进行皮肤消毒2次，待干。晚期失智症老年患者多不配合，为避免消毒后的皮肤被再次污染，照护者需固定好患者已消毒的手指。

（6）开机，再次确认试纸编号和芯片一致，将试纸插入血糖仪内。

（7）用采血针扎破消毒好的皮肤，用无菌棉签擦掉第一滴血，用血糖试纸吸附垫吸取第二滴血，放平血糖仪等待检测结果。应防止患者躁动，避免照护者的手被血液污染。

（8）照护者用无菌棉签轻压针眼至无出血。

（毛琪）

二、常见躯体症状的发现与处理

【案例情景一】

王奶奶，78 岁，确诊失智症 6 年，是一位退休教师，老伴在早年间去世。1 年前，王奶奶病情加重，日常生活不能自理，不能分辨家人和熟悉物品，行走困难，长期卧床，由保姆照顾。3 天前，王奶奶出现尿频、尿急、尿痛、尿失禁等不适。

【案例情景二】

李爷爷，82 岁，确诊失智症 7 年，患有糖尿病，长期服用降糖药，生活基本能自理，子女平日忙于工作，李爷爷日常生活由保姆照顾。近几个月来李爷爷记忆力严重衰退，时常忘记吃药、吃饭，脾气也变得暴躁，觉得保姆给的降糖药是毒药，总是拒绝吃药，导致血糖控制不佳，经常发生低血糖反应，出虚汗、双手颤抖等。

【案例情景三】

患者刘某，男性，78 岁，6 年前无明显诱因出现记忆力下降，言行紊乱，但因生活基本能自理，未引起家人重视。1 年前，患者出现咳嗽、咳痰，活动后胸闷气短，行走困难，日常生活不能自理，语言表达困难，被诊断为重度阿尔茨海默病伴慢性阻塞性肺疾病。

【如何发现与护理泌尿系统感染?】

晚期失智症老年患者认知功能严重受损，已完全不具备独自生活的能力，几乎只能处于卧床状态，长期需要他人照护。案例情景一中王奶奶长期卧床，导致泌尿系统感染。照护者应熟悉晚期失智症老年患者的躯体症状及其表现，以便于及时预防、发现和处理。

1. 泌尿系统感染相关因素。

失智症老年患者尿路感染以非特异性肾盂肾炎、膀胱炎、增生性前列腺炎较多。老年女性会出现阴部肌肉松弛，尿道口变粗、变短，容易发生细菌逆行感染。随着年龄增大，膀胱肌力减弱，排尿反射逐渐减弱，排尿后可能膀胱仍有较多尿液，甚至出现尿潴留。而老年患者肾脏和泌尿道发生退行性病变，免疫功能低下，对各种细菌抵抗力减弱，从而容易发生尿路感染。

2. 预防及护理措施。

（1）照护者应注意患者手卫生，使其养成饭前、便后洗手的习惯。患者排尿后应尽量将尿道残余尿液排尽，不用不洁纸巾擦拭，每日更换内裤。卧床患者最好用流动、新鲜的温水冲洗尿道口，定期清洗，应使用专用用具，定点放置，保持干燥。老年患者的坐便垫应与其他人群分开使用和放置。

（2）在无禁忌证的情况下嘱患者多饮水、勤排尿，以达到冲洗尿路、减少细菌在尿路停留时间的目的。患者饮水量每日不低于 2000mL，每日尿量保持在 1500mL。有尿失禁或遇增加腹压的动作（如咳嗽）不自主排尿者，可每日进行数次会阴部肌肉收缩锻炼，定时、有意识地控制排尿（也称分段排尿）以加强尿道括约肌功能恢复。

（3）密切观察患者生命体征、尿液性状的变化，预防并发症。对于长期卧床患者，因活动受限，皮肤营养状况下降，应加强皮肤护理。鼓励患者深呼吸，增加胸廓运动，以预防肺部感染。

（4）心理护理。给予患者充分理解、关心和帮助，建立互相信任的关系。指导患者进行一些感兴趣的活动，以分散注意力，减轻焦虑，缓解尿路刺激征。

【如何护理患有糖尿病的失智症老年患者?】

糖尿病属于常见老年疾病，与失智症也有一定关系。糖尿病虽然是相对独立的疾病，但糖尿病对老人身体各脏器、神经系统均有损害。而失智症是一种神经系统退行性疾病，所以失智症患者患糖尿病风险是正常人的两倍。抑郁是糖尿病老年患者常见的精神症状，对血糖控制、病情转归可产生负面影响，从而导致低血糖、高血糖、脱水等。

1. 饮食护理。

失智症老年患者常表现为暴饮暴食、乱食、拒食等，血糖难以控制，应根据患者的个体情况严格控制饮食，只供给按标准体重和活动量计算所得的饮食量。对家属、照护者应做好健康宣教，让其不随意提供水果、点心等食品给患者，在控制饮食的同时进行药物治疗等。对于进食较少或不知进食、拒食的患者，尽量劝说、耐心喂食，必要时给予鼻饲以维持营养，或按医嘱给予静脉营养以满足身体能量需求。

2. 药物治疗。

失智症老年患者常忘记吃药，吃错药，或忘记已经服过药而再次服药，所以患者服药时需要照护者督促和帮助，以确保患者正确服药。对于病情严重的患者，药物要放置在患者不能拿到的地方，以免误服。对于拒绝服药的患者要耐心劝说，在不影响药效的前提下可将药物捣碎同食物一起服用。因表达能力下降，患者服药后可能无法诉说其不适，照护者要细心观察，一旦发生严重不良反应，应及时就医。

3. 血糖管理。

严格监测血糖，按医嘱定时监测血糖，必要时随机测量，为患者治疗提供依据，并及时评估治疗效果。密切关注有无低血糖反应，如头晕、无力、饥饿、出汗、心悸等，一旦出现低血糖反应，及时进食或就医。

4. 安全护理。

告知照护者陪护的重要性，失智症老年患者常伴有共济失调及其他脑血管疾病的行动障碍后遗症，极易发生摔倒、坠床等危险事件。在护理工作中必须全面评估患者意外伤害风险，不让其单独行动，注意使患者远离危险的环境和物品，不让其去阳台，也不让其靠近利器、电源、炉火等，严格保管好药品。照护者应熟悉常用的急救处理技术，遇意外事件时切勿慌乱，要大胆冷静，迅速进行现场急救，以挽救生命，减少损失。

5. 健康宣教。

做好健康宣教工作，使照护者了解糖尿病的基础知识及血糖控制的重要性，以帮助患者严格控制饮食，使血糖维持在正常范围。由于患者的自理能力下降，认知能力较差，照护者可尝试提问让患者回答，提问时声音应温和，语速宜慢，可适时鼓励，并做补充和讲解。

【如何护理患有慢性阻塞性肺疾病的失智症老年患者？】

慢性阻塞性肺疾病是老人所患呼吸系统疾病中常见的慢性病，由于会造成肺功能进行性减退，严重影响患者的生活质量。慢性阻塞性肺疾病有反复咳嗽、呼吸困难、痰液阻塞等临床症状。

慢性阻塞性肺疾病的护理措施如下。

（1）采取有效措施促进排痰，保持呼吸道通畅，可采用深呼吸、胸部叩击、有效咳嗽等方法促进痰液排出，叩击胸部时注意观察患者面色、呼吸、咳嗽、咳痰情况。

（2）氧疗：根据患者病情选择正确的氧疗方式以缓解呼吸困难。

（3）密切观察患者咳嗽、咳痰情况，详细记录痰液颜色、性质和量。

（4）饮食护理：制订高蛋白、高能量、高维生素的饮食计划；可少食多餐，以减少用餐时的疲劳；进食前后应漱口，以保持口腔清洁。

（5）睡眠护理：创造安静、舒适的睡眠环境，冬季注意保暖，保持室内空气新鲜、温湿度适宜，协助患者采取舒适体位。

（6）病情允许的情况下鼓励患者下床活动，根据患者的活动耐受情况，制订合理的活动计划，以不感到疲劳为宜。指导患者戒烟，尽量不让患者去人群集中、空气污染的公共场所。

（7）照护者要对患者进行心理护理，耐心倾听患者的诉说，理解患者的不良情绪，并帮助其消除不良情绪。

（苏琳）

三、疼痛的识别与处理

【案例情景】

邵爷爷，88 岁，确诊失智症 11 年，基础疾病有糖尿病、冠心病、结肠癌，自确诊失智症后一直居住在养老院，现生活无法自理，无法自行移动，完全依靠护理人员照护。近几日，邵爷爷总是无缘无故地发脾气，饭量也变少了，睡觉也不安稳，偶有呻吟，护理人员给邵爷爷测量体温、脉搏、呼吸、血压，均没有明显异常。告知家属老人情况后，说考虑是精神行为症状，在家属同意后加用了奥氮平改善异常行为。邵爷爷服用奥氮平 2 天后，虽然不怎么发脾气了，但仍然不怎么吃饭，经常打瞌睡，睡觉时呻吟的频率也有所增加，与家属商量后，送老人就医。医生查体后，考虑老人存在疼痛，给予镇痛治疗 3 天后，老人情绪平稳，食欲改善，睡眠质量好转，未再呻吟。

照护知识

【疼痛是什么？】

疼痛是一种与组织损伤或潜在组织损伤相关的感觉、情感、认知和社会维度的痛苦体验。随着人们健康需求的不断增加，疼痛的照护也越来越受到重视，目前国际社会已将疼痛列为体温、脉搏、呼吸、血压以外第五大生命体征。

【为什么要关注失智症老年患者的疼痛？】

疼痛是失智症老年患者，尤其是晚期失智症老年患者的常见症状。调查发现，阿尔茨海默型失智症老年患者的疼痛发生率高达 35.3%～63.5%。一项包含 28450 名各种失智症类型患者的大样本研究发现，有 49.07% 的失智症老年患者在门诊或住院期间有过一次疼痛相关记录。由此可见，疼痛在失智症老年患者中是普遍存在的，但由于患者认知功能下降，沟通能力也受到损害，其发生疼痛时不能准确表达自己的痛苦感受。研究显示，虽然轻、中度失智患者在研究人员直接询问时能够口头表达自己的疼痛，但他们很少在日常生活中主动向照护者报告疼痛。而重度失智患者，尤其是终末期失智症老年患者，往往仅能通过呻吟、哼叫或痛苦表情等方式表达疼痛，通常不具有特征性，若照护者不定期进行疼痛询问或评估，可能会导致慢性疼痛长期存在。持续的慢性疼痛不仅直接影响患者的生活质量，更会加重其精神行为症状，这一方面导致照护负担加重，另一方面也将导致针对精神行为症状的抗精神病类药物的使用量增加，而这类药物的大量使用易诱发跌倒等一系列不良反应，甚至加速体弱失智症老年患者的死亡。

> 照护技能

【如何识别失智症老年患者的疼痛?】

准确识别失智症老年患者的疼痛是照护的第一步，晚期失智症老年患者由于语言沟通能力严重受损，疼痛时无法准确表达自己的感受，但可能会有声音、面部表情或躯体动作的异常，例如痛苦表情、摩擦、用手按压身体某个部位等。因此，照护者应仔细观察患者的声音、面部表情、身体动作、人际交往、活动模式或习惯，以及心理状态等方面的变化，通过对这些方面的综合评估，确定患者是否存在疼痛及疼痛的程度、疼痛的部位、疼痛的持续时间及性质等。为提高评估的有效性，照护者可采用以下评估工具进行评估。

1. 晚期老年痴呆症疼痛评估量表（表2-2-1）。该量表评估内容较少，总共5个项目，共计10分，得分越高，表示疼痛程度越重。其使用方法简单，适合照护者使用。研究证明其在识别老人的急性疼痛，以及镇痛药物使用前后疼痛对比方面有优势。

表2-2-1　晚期老年痴呆症疼痛评估量表

项目	0分	1分	2分	评分
呼吸	正常	偶尔呼吸困难/短时间换气过度①	呼吸困难兼发出吵闹声响，长时间换气过度/潮式呼吸②	
负面的声音表达	没有	偶尔呻吟发出低沉的声音，带有负面的语气	重复性的叫嚷/大声呻吟/哭泣	
面部表情	微笑或无表情	难过/恐惧/皱眉头	愁眉苦脸	
身体语言	轻松	绷紧/步伐紧张/坐立不安	僵硬/紧握拳头/膝盖提起/拉扯或推开/推撞	
可安抚程度	无需安抚	通过分散注意力或触摸、安慰来安抚	通过分散注意力或触摸、安慰，也不可安抚	

注：①换气过度，指呼吸过深、过快。②潮式呼吸，指呼吸由浅慢逐渐变为深快，再由深快转为浅慢，随后出现一段时间呼吸暂停，又开始如上变化的周期性呼吸。

2. 交流能力受限老人群疼痛评估量表。该量表主要适用于照护者对养老机构内的晚期失智症老年患者进行评估，也可用于评估失智症老年患者接种疫苗时或剧烈运动后产生的疼痛。

3. Abbey 疼痛量表。该量表包含面部表情、肢体语言、发声、行为改变、生理变化及身体变化 6 个条目，同样适用于对晚期失智症老年患者急性疼痛的评估。

【如何处理失智症老年患者的疼痛？】

照护者发现患者存在疼痛后，首先应区别是急性疼痛还是慢性疼痛，急性疼痛通常是数小时或数天内发生的，而慢性疼痛是持续存在的。对于有急性疼痛的患者，照护者需要查找引起疼痛的原因，确认是否存在新发的急性疾病，是否有受伤，若无法确定，可寻求医学专业人士的帮助，切忌在原因不明时自行使用镇痛药，以免掩盖病情，延误治疗。对于有慢性疼痛的患者，照护者需要确定患者疼痛程度是否有加剧、疼痛部位是否有改变，若疼痛程度不断加剧或有新发部位的疼痛，也应及时就医。照护者在协助医护人员针对疼痛原因进行处理的同时，也需要了解常用的镇痛措施，以帮助患者缓解疼痛，减轻痛苦，提高生活质量。目前常用的缓解疼痛的方式包括药物缓解方式和非药物缓解方式。

1. 疼痛的药物缓解方式。

药物治疗是晚期失智症老年患者，尤其是终末期失智症老年患者疼痛控制的重要方法。照护者需要掌握药物的使用原则及常见镇痛药物的疗效、不良反应，以帮助患者更好地缓解疼痛。

（1）三阶梯镇痛原则。

①第一阶梯：针对轻度疼痛的患者，给予非阿片类镇痛药。这些药物通常是非处方药（OTC），不需要医生开处方，可直接在药店购买，主要包括常见的解热镇痛药，如阿司匹林、双氯芬酸、对乙酰氨基酚和美洛昔康等。该类药物存在天花板效应，即当药物剂量增加到一定水平后，其镇痛作用不会随剂量增加而增强，只有药物不良反应会增加。因此，使用这类药物时，不可因镇痛效果不佳而无止境地增加剂量，不可超过说明书用量。此外，长期使用这些药物对心脏、消化道、肾功能的危害较大，有消化道溃疡或心脏病的患者应慎用。该类药物主要不良反应包括消化性溃疡、消化道出血及血小板功能障碍等。照护者应注意，存在脑出血风险或脑出血史的患者应尽量避免使用这些药物，或在医生指导下使用，使用过程中照护者要注意观察患者是否有出血的情况。另外在药物服用方面也应注意，如阿司匹林肠溶片应饭前用适量水送服；

布洛芬应伴随食物和抗酸药服用，以免造成胃部不适，且这两种药物不能同时服用，需间隔一定时间。

②第二阶梯：针对中度疼痛的患者，给予弱阿片类镇痛药。常见药物包括可待因、布桂嗪、曲马多等。该类药物需要医生开具处方才可获得，且同样存在天花板效应，因此在使用说明书限制剂量后若仍不能有效控制疼痛，则应选择第三阶梯药物。由于此类药物存在成瘾性及耐受性，不可长期使用。其中可待因成瘾性相对较小，使用比较广泛，但需注意，该药会抑制咳嗽反射，导致痰液不易被排出，且容易造成胆管痉挛或支气管痉挛，因此不可用于痰液较多、支气管哮喘及胆结石患者。

③第三阶梯：针对重度疼痛的患者，给予强阿片类镇痛药。常见药物有吗啡、芬太尼、杜冷丁。该类药物属于毒麻药物，同样需要医生开具处方。该类药物无天花板效应，可根据患者疼痛程度增加剂量以增强镇痛效果，但其不良反应也会随之增加。其中吗啡因极少成瘾而被广泛使用，其最严重的不良反应是呼吸抑制，最常见的不良反应是便秘，因此在用药期间，照护者应注意观察患者的呼吸情况，保证患者进食足够的水、蔬菜，尤其是纤维含量高的蔬菜，必要时使用通便药物。对于特定种类的疼痛，有时需使用其他辅助性的止痛治疗方法，如患者伴有神经性疼痛，除了使用阿片类药物，还应使用三环类抗抑郁药或抗癫痫药，以协助缓解疼痛。

（2）使用镇痛药的常见误区。

①镇痛药能不用就不用。有的照护者担心吗啡、芬太尼等"毒品"相关不良反应，或认为随着患者病情发展，疼痛可能会逐渐加重，若一开始就使用强效镇痛药，到了后来就没有镇痛药可用了，以致不敢给患者使用镇痛药，导致患者长期忍受疼痛，甚至诱发精神行为症状，增加照护负担。

②痛了才吃，不痛就不吃。有的照护者虽然已经接受了积极使用镇痛药的理念，但往往因担心"是药三分毒"，于是只在患者疼痛的时候，才给患者服药，不痛就不服药。但镇痛药的止痛效果取决于血药浓度，对于存在持续慢性疼痛的患者，服用镇痛药时若"痛了才吃，不痛就不吃"，其镇痛效果往往较差。照护者应按时给予镇痛药，才可以保证疼痛的持续缓解，不要等患者出现疼痛后才给药。按时给药，既可达到有效缓解疼痛的目的，还可最大限度地避免用药剂量的增加，从而减少不良反应的发生。

③一旦发生不良反应，就停药或换药。大部分镇痛药的不良反应都是暂时的，如恶心、呕吐、嗜睡、呼吸抑制等，大多只出现在用药开始的几天，只有便秘持续时间比较久。对于存在慢性疼痛的患者而言，一旦出现不良反应就停

药或换药是不明智的，可以通过调整饮食结构或使用药物来预防，从而避免或减轻不良反应。

2. 疼痛的非药物缓解方式。

除了药物镇痛，照护者也可以采用一些非药物的方式帮助患者缓解疼痛，例如帮患者采取舒适的体位，进行按摩、冷疗、热疗、适当的活动等。

（1）按摩。温柔的按摩有助于放松患者的肌肉，可以根据患者的喜好或病情选用带有不同香型的按摩液或清凉镇痛药，轻轻按揉疼痛处周围皮肤，通过刺激疼痛处周围皮肤达到止痛目的。条件许可的可以进行穴位按摩。

（2）冷疗：可采用局部冰敷以减轻局部组织疼痛和肿胀。但要注意，缺血坏死造成的疼痛不能使用这种方法。冷疗适用于急性疼痛发作 24 小时以内采用。

（3）热疗：采用局部热敷或使用浴缸沐浴可以使肌肉放松，温度适宜的水可以起到放松和安抚的作用。对于不能使用浴缸进行沐浴的晚期失智症老年患者，可以通过帮助其用热水泡脚、泡手等方式来缓解疼痛。对于有些部位的疼痛，可用 65℃热水袋放在湿毛巾上进行局部热敷，每次 20 分钟，也可以达到一定的止痛效果。

（4）适当活动：可帮助患者进行被动肢体活动，以放松肌肉、减轻疼痛。

（5）心理情感支持：由于疼痛是一种主观体验，因此一定要做好患者心理情感的抚慰工作，例如患者抱怨疼痛时，不要指责患者，而应表示理解，积极采取措施帮助患者缓解疼痛，如采用听轻音乐等方式帮助患者转移注意力。

（冯冬梅　黄兆晶　蒙张敏）

四、用药管理

【案例情景】

王奶奶，70 岁，失智症晚期，自理能力丧失，存在吞咽障碍，大小便失禁，睡眠质量差，食欲下降。医生给她开具口服药物，王奶奶在吃药时频繁出现呛咳。

照护知识

【晚期失智症老年患者主要的用药问题有哪些?】

晚期失智症老年患者主要的用药问题是因存在严重吞咽功能障碍，易误吸或难以服用口服药物等。

【针对存在吞咽障碍的晚期失智症老年患者，如何进行用药管理？】

常见吞咽障碍可分为两种：残留部分吞咽功能和吞咽功能完全丧失。

1. 残留部分吞咽功能患者的用药管理。

（1）首先应该取得患者的信任和配合，指导、帮助患者服药。身体条件许可的患者，应取站立位或坐位，以利于吞服药物。若药物体积大、质地较硬，在不影响药效的情况下，可将药物切割成小块儿后再服用，以防止发生噎呛。

（2）适当减少用药量：对药物的种类、数量和剂量进行控制，尽量减少用药次数，防止发生用药安全事件。镇静催眠及调节情绪等药物通常是失智症老年患者的常用药物，尽量安排在睡前服用。服用降压药后应做好体位性低血压的防范工作。给药后应严密观察不良反应。

（3）服药过程中避免与患者交谈或催促，尽量简化给药过程，服药时注意观察患者表情，有呛咳时要及时停止服药，用药后要及时清理剩余药物。

2. 吞咽功能完全丧失患者的用药管理。

对于吞咽功能完全丧失的患者，应安置保留胃管或肠内营养管道协助用药。

（1）首先应该取得患者的信任和配合，帮助患者取合适体位如坐位或半坐位，做好喂药前体位上的准备。

（2）在得到医生许可后可将药物研碎做成糊状物。首先确认鼻饲管在胃内，先抽吸确认无残留物，再缓慢注入少量温开水湿润胃管，然后用一次性医用冲洗器缓慢灌注药物。灌注完毕后，注入少量温开水冲管，并抬高胃管末端，将胃管末端反折盖好并用纱布包上。

（3）最后让患者保持服药体位 30 分钟再协助患者取舒适体位。

（4）服完药后，观察患者是否对药物有不良反应。

（5）日常生活中应防止胃管脱出，对烦躁的患者可采用多层棉布特制的约束手套。采用多层棉布特制的约束手套的效果比约束带好得多。

【晚期失智症老年患者常用的治疗药物有哪些？】

晚期失智症老年患者常选用 NMDA 受体拮抗剂，如盐酸美金刚片等，盐酸美金刚片能够拮抗 N-甲基-D-天门冬氨酸（NMDA）受体，具有调节谷氨酸活性的作用，现被临床广泛用于治疗晚期失智症老年患者。服用盐酸美金刚片的患者中，常见的不良反应有疲劳、全身疼痛、恶心、眩晕、腹泻和过激等。有研究表明，盐酸美金刚片和胆碱酯酶抑制剂可联合使用，临床常将盐酸美金刚片与盐酸多奈派齐片联合应用，能够有效改善患者认知功能及日常生活活动能力，并且与单独使用盐酸多奈派齐片相比，不良反应发生率并无增加。

【哪些药物不适合通过鼻饲给晚期失智症老年患者服用?】

1. 控、缓释片剂型:如丙戊酸钠缓释片、吡贝地尔缓释片、硝苯地平控释片、氯化钾缓释片等。此类药物在压碎后会破坏剂型结构,可能导致药物瞬间全部释放,造成血药浓度突然增高,而且这些药物遇水还会黏结在一起,很容易堵塞鼻饲管。

2. 制酶剂:如多酶片、复方消化酶胶囊等,此类药物研磨后可能会使酶的活性发生改变,使药物失效。

3. 易堵塞鼻饲管的药物:如碳酸钙片、硫糖铝片、兰索拉唑片、多种维生素片等。

4. 含片和舌下片:此类药物由口腔吸收,如果鼻饲给药,常达不到疗效,如硝酸甘油片等。

5. 特殊药物:研磨药物时会产生少量粉尘,研磨者吸入这些粉尘会存在潜在的危险性,包括细胞毒性药物,如甲氨蝶呤、环磷酰胺等;抗生素,如青霉素、红霉素类;激素,如泼尼松、地塞米松等。

【晚期失智症老年患者需要使用营养制剂吗?】

晚期失智症老年患者的营养不良可由多种原因引起。失智症晚期大多数患者会出现吞咽障碍和咀嚼困难,同时伴随多种精神行为症状,如躁动、易激惹、幻觉等,从而出现拒食、厌食、无法经口进食。营养不良可导致诸多并发症的发生,如压疮、脱水、肺炎、跌倒以及尿路感染等,所以针对营养不良的患者给予营养支持是必须的。

营养制剂的分类:常可分为肠内营养制剂和肠外营养制剂。失智症晚期胃肠功能丧失患者可采用肠外营养方式,肠外营养是通过静脉注射,通过血液循环来补充营养。若晚期失智症老年患者保留有一定的胃肠道功能,则可采取肠内营养方式,肠内营养是将营养液通过口服或管饲注入患者的胃肠道内,从而提供患者所需要的营养素。

照护技能

【晚期失智症老年患者怎样使用滴眼液、滴鼻液、滴耳液?】

我们已在早、中期失智症老年患者用药中详细讲解过滴眼液、滴鼻液、滴耳液的使用,晚期失智症老年患者用药方法可参见早、中期失智症老年患者用药部分,但是晚期失智症老年患者由于病情的发展,精神行为症状更为明显。在用药过程中,照护者应做好详细的解释工作,可协助患者取舒适、适合操作的体位，体位应保持到药物充分吸收，避免药液外漏。还要评估患者有无精神行为异常症状，能否配合，对于有攻击行为者，应采取适度的约束。

【怎样避免晚期失智症老年患者漏服药物？】

如果药物治疗期间药物中断超过 3 天，则应该从最低日剂量重新开始进行治疗，以减少不良反应的发生率。建议照护者选择医院或药店售卖的塑胶药品盒，里面有一些小格，上面标有周一到周天的时间标识，把一周的药物分格放置，以免漏服药物，也可建立服药登记表或设置闹钟提醒按时服药。

【失智症老年患者拒绝服药该怎么办？】

失智症老年患者常常不承认自己有病，或者常因幻觉、多疑而认为照护者给的是毒药，所以他们常常拒绝服药。照护者要对患者做好耐心、细致的思想工作，消除患者的顾虑和疑惑，并监督患者服下药物。采用各种办法仍然给药失败时，仍不能放弃治疗，可将情况反映给医生，以便医生及时调整治疗方案和给药途径。

【失智症老年患者容易误服的药物有哪些？】

1. 误服维生素、健胃药、滋补药，一般不会引起太大反应，可多饮温水，促进药物稀释排出。

2. 误服解热镇痛药、催眠药、抗菌药、避孕药等，可出现不同程度的不良反应，如面色苍白、头晕、嗜睡、心慌、腹痛等，应立即催吐，使药物尽可能排出体外，然后带上误服的药物或该药物外包装，尽快送医。

3. 误服腐蚀性较强的药物，不能进行催吐或洗胃，可以立即口服鸡蛋清、牛奶、米汤等，它们可以附着在食管和胃黏膜上，减轻腐蚀性药物对人体的伤害，然后带上误服的药物或该药物外包装，尽快送医。

4. 误服碘酒等含碘试剂，可立即口服面糊及稠米汤。含碘药品与淀粉结合后可生成一种蓝墨水样化合物，此化合物不易被人体吸收，可进行反复催吐，直至呕吐物不显示蓝色为止。

【怎么样避免失智症老年患者误服药物？】

照护者在失智症老年患者晚期，应加强陪伴，将药物放置在患者无法自行拿取处。

对于完全丧失活动能力的患者，服药等操作均应由照护者帮助进行，照护者应充分了解患者服药的种类及量，将药品按早、中、晚及用量进行分类放置，制订相应的用药计划，并张贴在显眼处，服药前按计划单进行核对，确认无误后再给患者喂药，以避免失误造成老人误服药物的情况。

【失智症老年患者服药时需要严格采用常规服药方法吗？】

大部分口服药物均是采用吞服的方式服用，但由于很多晚期失智症老年患者存在吞咽障碍，加上存在认知障碍，可能无法正确理解服药方法，因此常常采用嚼服的方式服药。普通药物嚼碎对药效影响不大，但缓释片或者胶囊之类的药物，嚼服对药物的吸收影响较大。晚期失智症老年患者多数伴有高血压、冠心病、糖尿病等疾病，服药种类多、数量大，其中可能会含有一些特殊的药物，如高血压患者常用的硝苯地平缓释片是一种缓释制剂，嚼服可能会造成药物迅速大量释放，诱发低血压，进而造成跌倒等意外事件，因此照护者在协助患者用药前应仔细阅读说明书，帮助患者以正确的方式服药。

（范婷泳　陈节）

第五节　晚期失智症并发症的预防与管理

一、压力性损伤的预防与处理

【案例情景】

李奶奶，84岁，多年前被诊断为失智症，2年前肢体活动开始逐渐减少，大小便不自知，生活不能自理。近一年来长期卧床，不能自主活动及翻身。家人怕李奶奶的皮肤有损伤，特意买了气垫圈垫在其臀部，每天让保姆给李奶奶按摩骶尾部等。2天前李奶奶因连续发烧3天入院，骶尾部有3cm×5cm的不可分期压力性损伤，外覆黑色焦痂，左侧肩胛部有5cm×5cm的1期压力性损伤，足跟处有2cm×2cm的不可分期压力性损伤。入院后通过加强翻身、使用气垫床、选择适宜的敷料，同时对家属和保姆进行预防压力性损伤的宣教，出院时李奶奶骶尾部及肩胛部的压力性损伤已痊愈，足跟处的压力性损伤已结痂。

```
照护知识
```

【什么是压力性损伤？】

压力性损伤也称为"褥疮""压疮"，是由于压力、剪切力或摩擦力而导致的皮肤、肌肉和皮下组织的局限性损伤，常发生在骨隆突处，可导致皮肤及皮下组织缺血、溃疡和坏死，也可影响肌肉和骨骼，是晚期失智症老年患者较常出现的问题之一。

【为什么晚期失智症老年患者容易发生压力性损伤?】

1. 长期卧床，不能自主活动。

晚期失智症老年患者多数长期卧床，而长期卧床易导致肌肉萎缩、关节痉挛、不能自主活动，从而造成皮肤长期受压。另外，如果床铺有渣屑、皱褶不平或在搬动时拖、拉、拽等均会产生较大摩擦力，也容易造成压力性损伤。

2. 大小便失禁。

晚期失智症老年患者基本处于生活完全不能自理、大小便失禁状态，大小便后若不能及时更换衣物及床单，由于长期尿液、粪便等的浸渍，易造成皮肤潮湿，潮湿会降低皮肤的屏障功能，导致皮肤更容易受损。

3. 营养不良。

晚期失智症老年患者大多会存在吞咽问题，部分患者完全不能经口进食，因此大多存在营养问题。营养不良会造成皮下脂肪减少等，直接导致压力性损伤风险增加。

4. 沟通障碍与感觉受限。

晚期失智症老年患者由于感觉敏感性下降，不能及时感受到受压皮肤的压痛不适等，而且由于语言功能障碍，有时即使感觉到不适也不能表达，因此如果照护者没有及时为患者翻身则会造成压力性损伤风险增加。

5. 坐不稳。

晚期失智症老年患者，由于各种原因，自身支撑力不足，不能保持体位。如将床头抬高或是坐在轮椅上，患者会坐不稳，不自主地下滑，由此产生的剪切力会导致压力性损伤风险增加。

6. 保护性约束。

部分晚期失智症老年患者会出现烦躁、激越等精神行为症状，发生伤人或自伤事件，照护者若采取保护性约束，可造成局部摩擦增多，从而使保护性约束处皮肤发生压力性损伤。

【哪些部位容易发生压力性损伤?】

1. 长期卧床的失智症老年患者。

长期卧床的失智症老年患者容易发生压力性损伤的部位如图 2-2-1 所示。

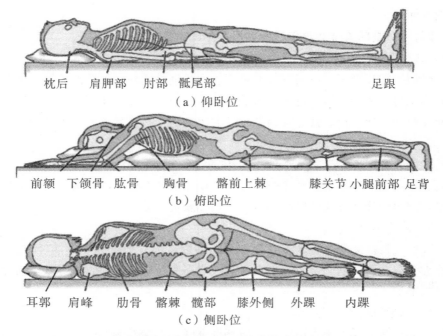

枕后　肩胛部　肘部　骶尾部　　　　　　　足跟
（a）仰卧位

前额　下颌骨　肱骨　胸骨　　髂前上棘　　　膝关节　小腿前部　足背
（b）俯卧位

耳郭　肩峰　肋骨　髂嵴　髋部　膝外侧　外踝　内踝
（c）侧卧位

图 2-2-1　长期卧床的失智症老年患者容易发生压力性损伤的部位

仰卧位：枕后、肩胛部、肘部、骶尾部、足跟等。

俯卧位：前额、下颌骨、肱骨、胸骨、髂前上棘、膝关节、小腿前部、足背。

侧卧位：耳郭、肩峰、肋骨、髂嵴、髋部、膝外侧、外踝、内踝。

2. 长期坐轮椅的失智症老年患者。

长期坐轮椅的失智症老年患者容易发生压力性损伤的部位有骶尾部、臀部坐骨处、肘部、膝盖内侧、足底。

3. 佩戴无创呼吸机或家用床旁呼吸机的失智症老年患者。

佩戴无创呼吸机或家用床旁呼吸机的失智症老年患者在佩戴面罩时容易发生压力性损伤的部位有鼻梁、脸颊、前额。

4. 安置管道的失智症老年患者。

晚期失智症老年患者由于吞咽困难可能会安置鼻胃管。安置鼻胃管的失智症老年患者容易发生压力性损伤的部位是鼻翼处。

5. 有保护性约束的失智症老年患者。

为了预防自伤或伤人而有约束性保护的失智症老年患者，容易发生压力性损伤的部位主要是进行约束处，常见如手腕、脚踝。

有些部位发生压力性损伤时不容易被发现，例如枕后、足跟等；有些压力性损伤发生后容易被忽视，例如耳郭，可能会被误认为是被蚊虫叮咬等，因此需要照护者细心观察，及时采取措施，避免压力性损伤的进一步发展。

> 照护技能

【怎样预防压力性损伤的发生?】

1. 减少皮肤受压时间：晚期失智症老年患者由于长期卧床，大部分患者肌肉萎缩，不能自主翻身，因此加强翻身尤为重要。

（1）严格执行翻身计划，至少每 2 小时翻身 1 次。注意侧卧时，人体与床的角度应小于 30°，以减轻局部所承受的压力，有条件者可购买专用的翻身枕，必要时使用气垫床。因病情暂不宜翻身者，应每 1～2 小时用厚软枕（约10cm）垫于肩胛、腰骶、足跟部。如住在医院或是机构则由专业技术人员根据患者情况决定是否需要调整翻身间隔时间，照护者需积极配合。翻身时注意不能拖、拉、拽患者，不能粗心大意地将患者的手压在身体下；另外由于患者关节挛缩，照护者不能用力拉扯已经挛缩变形的关节，避免骨折。

（2）减少卧床时间：协助患者活动，帮助患者进行行走或站立训练，对不能行走或站立的患者采用肢体被动活动。

（3）对于有保护性约束的患者，需定时检查约束部位皮肤，可定时更换约束部位，或在约束部位垫棉垫，以减少压力。

2. 保护骨隆突处。

部分晚期失智症老年患者存在营养不良的情况，皮下脂肪极少，各个关节部位突出，可以使用海绵式压力性损伤垫、脉冲式充气床垫、交替压力床垫等，以保护骨隆突处，注意避免使用圈状垫。

3. 保护皮肤。

保持皮肤清洁、光滑、干爽。晚期失智症老年患者大多数大小便不能自理，因此做好局部皮肤护理很重要。

（1）对于大小便不能自理但是无失禁的患者，记录患者每天大小便时间，掌握其排尿、排便规律，定时提醒其排尿、排便，便后及时清理，保持局部皮肤清洁、干燥。

（2）对于大小便失禁的患者，要及时更换尿垫，保持其皮肤和被褥的清洁、干燥；如果患者发生腹泻，大便随时可能流出，可根据医嘱用止泻药物的同时，用卫生棉条塞肛门，用棉条时注意一定要将绳子暴露在肛门外，并定时更换棉条。

（3）使用防压皮肤护理液，改善皮肤微循环及营养状况，提高皮肤抵抗力。

（4）老人由于皮肤干燥等可能会出现瘙痒等症状，而晚期失智症老年患者由于不能理解，会持续地抓挠，造成局部皮肤损伤，因此在正确使用皮肤保护剂的前提下注意及时修剪患者的指甲，或给患者戴手套进行保护。

4. 预防性使用敷料。

受压部位贴水胶体敷料或透明薄膜以保护局部皮肤，若预防性敷料破损、错位、松动或被润湿，应予以更换。

5. 加强营养。

注意营养均衡，合理增加高蛋白质及高热量饮食。加强营养可以预防压力性损伤的发生，对于已发生压力性损伤的部位也可以加快其康复。

6. 特殊部位的预防

如安置鼻胃管的鼻翼处，应注意更换固定的位置。对于佩戴面罩的患者，可以使用减压贴等减轻局部皮肤所受压力。

7. 常见的错误预防措施。

（1）按摩：压力性损伤局部按摩法已经被证实不利于局部血液循环，应禁止使用。应该避免在骨隆突处进行按摩，对皮肤受压后出现的反应性充血，也不主张按摩。按摩会使局部皮肤温度上升，皮肤持续发红，使软组织更容易受伤，从而加重局部损害。

（2）气圈：既往认为气圈可以减轻局部皮肤压力，常规临床将其用于压力性损伤的预防，但现有证据显示，气圈可引起中央组织血流减少，加之不透气，妨碍汗液蒸发，对压力性损伤更加不利，应避免使用。

【各期压力性损伤的表现及处理分别是什么？】

1. 表现。

（1）1期压力性损伤表现：局部皮肤完好，出现压之不变白的红斑，深色皮肤表现可能不同，此期的颜色改变不包括紫色或栗色变化，因为这些颜色变化提示可能存在深部组织损伤。

（2）2期压力性损伤表现：部分皮层缺失伴真皮层暴露，伤口创面有活性、呈粉色或红色、湿润，也可表现为完整的或破损的浆液性水疱，脂肪及深部组织未暴露。

（3）3期压力性损伤表现：全层皮肤缺失，常可见脂肪、肉芽组织和边缘内卷，可见腐肉和（或）焦痂。不同位置的组织损伤的深度存在差异，脂肪丰富的区域会发展成深部伤口，可能会出现潜行或窦道，无筋膜、肌肉、肌腱、韧带、软骨和（或）骨头暴露。

（4）4期压力性损伤表现：全层皮肤和组织缺失，可见或可触及筋膜、肌肉、肌腱、韧带、软骨或骨头。可见腐肉和（或）焦痂，常常会出现边缘内卷，窦道和（或）潜行。

（5）不可分期压力性损伤表现：全层皮肤和组织缺失，损伤程度被掩盖。由于被腐肉和（或）焦痂掩盖，不能确认组织缺失的程度。只有去除足够的腐肉和（或）焦痂，才能判断损伤是3期还是4期。

（6）深部组织损伤表现：完整或破损的局部皮肤出现持续的指压不变白的深红色、栗色或紫色，或表皮分离呈现黑色的伤口床或充血水疱。疼痛和皮肤温度变化通常先于颜色改变出现，但由于晚期失智症老年患者不能及时表述疼痛，因此发现时可能已经发生损伤。

2. 处理。

（1）1期压力性损伤：最主要的措施是加强翻身，减少局部皮肤受压时间，有条件的患者可以选择使用减压贴减少皮肤受压，已经发生压力性损伤的部位禁止按摩。

（2）2期及以上的压力性损伤：发生后必须联系专业技术人员（医生/护士）进行处理。若2期及以上的压力性损伤发生在骶尾部，需及时清理大小便，预防大小便浸润伤口，造成感染。

再好的压力性损伤处理方法都不如预防，发生压力性损伤不仅给患者造成痛苦，也会增加家庭的经济负担，因此预防是重中之重。

（淳雪丽 李慧1）

二、感染的预防与处理

【案例情景一】

王婆婆，78岁，5年前被诊断为失智症，近一年来基本生活不能自理，喝水时经常发生呛咳，1天前因为反复发烧39℃急诊入院。入院后护士评估王婆婆有吞咽障碍，不能自主进食，医生与家属沟通后给予安置鼻胃管，3天后体温降至正常，不再反复发热，1周后带着鼻胃管出院回家。

【案例情景二】

李爷爷，85岁，7年前被诊断为失智症，从1年前开始生活不能自理，大小便失禁。一个月前原来照顾李爷爷的保姆要回家照顾自己的孙子，所以家人另外请了一位保姆照顾。新来的保姆力气不够不能搬动李爷爷，因此李爷爷基本 24 小时都处于卧床状态，3 天前李爷爷出现烦躁、呻吟、淡红色小便和反复发热，家人将李爷爷送入医院，检查后被诊断为泌尿系统感染。

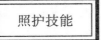
照护知识

1. 肺部感染。

晚期失智症老年患者由于疾病进展，机体功能进一步退化，出现吞咽障碍及长期卧床，容易误吸，从而易发生吸入性肺炎等。

2. 泌尿系统感染。

晚期失智症老年患者都有不同程度的大小便失禁，或者安置保留尿管，很容易发生泌尿系统的逆行感染。

【出现什么情况可以初步判断为发生了感染？】

1. 肺部感染常见的表现：发热、咳嗽、咳痰，或者原有的呼吸道症状加重，并出现脓性痰或血性痰，伴或不伴胸痛。

2. 泌尿系统感染常见的表现：尿频、尿急、尿痛、小便混浊或是颜色改变、腰腹部疼痛等，可伴有体温升高等全身症状。

晚期失智症老年患者不能表达自己的主观感受，不能明确地告诉照护者疼痛或是不舒服，并且有的患者的临床表现并不明显，可能只有轻度的发热、精神变差、较平常更烦躁，或者恶心、呕吐等，因此照护者必须要细心，及时察觉患者的变化。

照护技能

【如何做好感染的预防工作？】

1. 预防的基本措施。

（1）室内保持空气新鲜，定时开窗通风。

（2）照护者注意手卫生，勤洗手。

（3）保持失智症老年患者口腔清洁。晚期失智症老年患者不能自行刷牙，需要由照护者进行口腔清洁，每天至少进行 2 次。

2. 减少卧床时间。

部分晚期失智症老年患者仍然有活动能力，针对此类患者一定要鼓励其下床活动。部分患者可能由于关节挛缩变形，不能下床活动，针对此类患者，仍然需要将其转移至轮椅，以减少卧床时间和坠积性肺炎的发生。部分患者可能存在脊柱严重变形，甚至不能坐轮椅，这种情况下应至少每 2 小时翻身 1 次，可以适当抬高床头。

3. 预防误吸。

大部分晚期失智症老年患者不能自行进食，照护者在给患者喂食时一定要注意让患者保持适当的体位，最好是端坐位。部分患者如果不能保持端坐位一定要将床头抬高。喂食后应该保持进食体位至少半小时。

4. 清洁尿道口。

晚期失智症老年患者由于大小便失禁，可能会使用纸尿裤、保留尿管等。对于使用纸尿裤的患者，应注意及时更换，特别是大便后必须立即更换。对于使用导尿管的患者，必须每日用温水清洗会阴部 2 次。

5. 注意饮食。

有条件的患者可以咨询营养师制订个体化的饮食方案。建议清淡饮食，避免摄入辛辣刺激性食物，鼓励摄入充足的热量、蛋白质、水分。晚期失智症老年患者很容易出现水分摄入不足的情况，如果没有疾病的限制，每日饮水量可以达到 2000mL 到 3000mL。但是入睡前需要限制饮水量，以减少夜间尿量。

【如何做好感染的处理工作？】

1. 及时就医。照护者发现患者可能发生感染时应及时带其就医。

2. 遵医嘱正确用药。严格按照医嘱，正确用药。

3. 发热的处理。部分患者可能出现寒战，此时应当注意保暖。当患者大量出汗时，应及时更换被褥和衣物，并注意补充水分。由于晚期失智症老年患者不能正确表达不适以及感觉功能退化，在使用冰袋降温时，需要外覆薄毛巾，注意每半小时更换冰袋的位置，防止冻伤。

（江蕤）

三、静脉血栓栓塞症的预防与处理

【案例情景】

杜爷爷，88 岁，8 年前因为发生脑卒中后出现认知功能的改变，被诊断为血管性失智症。1 年前开始不能独立行走，需要搀扶或使用拐杖，家人怕他摔倒，就不让他走路甚至不让下床。1 年多以来杜爷爷一直躺床上，1 个月前家人发现杜爷爷的腿很肿，就医检查发现双下肢都有血栓。

照护知识

【什么是静脉血栓栓塞症？】

静脉血栓栓塞症是包括深静脉血栓形成（deep venous thrombosis，DVT）和肺血栓栓塞症（pulmonary thromboembolism，PTE）在内的一组血栓栓塞性疾病，是遗传因素和环境等多种危险因素共同作用导致的全身性疾病。DVT 是指血液在深静脉内异常凝结，导致静脉回流发生障碍的疾病。DVT 好发于下肢深静脉，可以无症状或出现局部疼痛、压痛和远端肢体水肿。PTE 是指来自静脉系统或右心的血栓阻塞肺动脉或其分支所致的疾病，可导致呼吸循环功能障碍，常表现为呼吸困难、胸闷、胸痛，严重时可发生低血压、休克甚至猝死。

【静脉血栓栓塞症有哪些表现？】

1. 深静脉血栓形成的表现。

（1）疼痛：最早出现的症状，但由于晚期失智症老年患者不能准确表达，常需要照护者仔细观察才能发现。例如在活动后或是翻身时出现明显的呻吟或是痛苦表情，卧床休息或是抬高下肢后表情放松。

（2）肿胀：深静脉血栓形成后肿胀可持续数周至数月。

2. 肺血栓栓塞症的表现：可从无症状到突然死亡。常见的症状为呼吸困难、晕厥，还可合并咯血、肺梗死和心源性休克等。

【为什么晚期失智症老年患者容易发生静脉血栓栓塞症？】

晚期失智症老年患者由于功能退化，多数不能自主活动，如果照护者没有协助患者主动活动或是做一些被动活动，长期下来会导致静脉血流淤滞，从而发生凝固、形成血栓。

照护技能

【如何预防静脉血栓栓塞症的发生？】

1. 活动。

晚期失智症老年患者多数不能自主活动，需要照护者协助。只要患者能够站立，即可根据患者的情况帮助患者进行行走或站立训练；对于不能行走或站立的患者，可帮助进行肢体被动活动（需专业技术人员指导进行）。

2. 抬高双下肢。

对于完全卧床的晚期失智症老年患者，在没有禁忌证的情况下可以抬高其双下肢，高于心脏水平 20 厘米到 30 厘米，促进静脉回流。但是需要注意的是，应该双下肢整体抬高而不能够单独在膝盖下垫枕头，否则会影响小腿静脉回流。

3. 多饮水。

心、肾功能正常的晚期失智症老年患者，每日饮水量要在 2000mL 到 3000mL，以避免血液浓缩。

4. 物理预防。

（1）弹力袜：可以咨询医生后穿合适的弹力袜，以预防血栓形成。

（2）气压治疗：有条件的情况下，可以咨询医生后进行气压治疗，促进静脉血流加速，减少静脉血流淤滞。需要注意的是，必须在没有血栓的前提下才能进行气压治疗。

5. 药物预防。

严格遵照医嘱服用药物，并且注意观察大便颜色，皮肤、牙龈、鼻腔黏膜等有无出血点，或者有无呕吐、意识不清等颅内出血的征象。

【静脉血栓栓塞症发生后如何处理？】

1. 症状护理：定时观察下肢症状，如发现肿胀，皮肤颜色、温度等改变，应及时就医，根据医生意见协助患者活动。

2. 严格用药：严格遵照医嘱服用抗凝药物，定时定量，不可自行更改药物剂量或是停止用药。用药期间注意观察大便颜色，皮肤、牙龈、鼻腔黏膜等有无出血点，或者有无呕吐、意识不清等颅内出血征象。

（胡春艳 王英）

第三篇
照护决策及照护支持

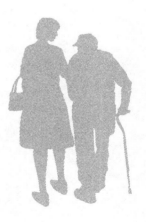

第一章　照护决策

第一节　失智症老年患者的早期照护安排

【案例情景一】

李婆婆，76 岁，轻度失智，一直与老伴一起生活，不久前老伴去世。李婆婆有两个孩子，一个儿子和一个女儿，孩子平时都非常忙，有各自的家庭和生活，无论李婆婆选择跟谁一起居住，都不太合适，于是兄妹俩商量后，一致同意将母亲送至专门的养老机构由专业人员看护。

【案例情景二】

王爷爷，80 岁，最近经常出现言行混乱，丢三落四，有两次独自出门后找不到回家的路，平日与老伴一起居住，日常生活都是由老伴照顾。结果一天老伴出门买菜，不小心摔了一跤，髋部骨折，鉴于此情况，三个子女商量轮流回家照顾二老，一家负责照顾半年。

【对于早期失智症老年患者，家人应该考虑哪些现实问题？】

当一个家庭中有失智症老年患者时，长期的照护会给家庭和照护者带来很大的压力，尤其是主要照护者，常常会精疲力竭，这个时候，照护者就应该考虑与其他家人和患者一起商量下一步的照护问题，这对早期失智症老年患者以及整个家庭来说非常重要。

早期失智症老年患者大多具有生活自理能力，照护者在其生活照护上的投入相对较少，但是不得不考虑患者的安全问题。当患者有老伴并且其身体健康时，一般由老伴承担大部分的照护和陪伴工作，如果患者丧偶，或者老伴身体不好，不能独自承担患者的照护和陪伴工作，患者子女则成为主要照护者。无论照护者是患者老伴还是子女，在患者处于失智症早期阶段时，都应该好好考虑患者下一步的照护计划，例如具体照护安排、患者安全、居住地的选择，以及当患者进入失智症晚期阶段时的照护和老人财产处置等，具体内容如下。

1. 照护安排。

当患者被诊断为早期失智症时，照护者就应该主动与患者商量照护计划。例如是由照护者全部承担照护工作，还是与其他家人商量请一个保姆到家共同照护，当患者病程进展至生活不能自理、不能表达自己意愿时是否由专门的照护机构照护，这些都要好好与患者沟通，以取得患者理解与配合，并将照护计划记录下来。

2. 患者安全。

早期失智症老年患者因为疾病原因，可能会出现丢三落四、外出后不能准确找到回家的路等情况，因此需要 24 小时有人陪伴。为避免患者在照护者不注意时独自外出走失，照护者可以在患者身上准备一张有家人联系方式、家庭住址、姓名、疾病诊断等信息的卡片，也可以给患者准备一个有患者和家庭信息的手环戴在手上，以便患者找不到回家路时他人可以通过卡片和手环上的信息联系到其家人。

3. 居住地的选择。

早期失智症老年患者有行为能力，有被尊重和希望得到家人更多关注的需求。由于疾病原因，原有的居住条件可能并不能完全满足患者的需求，这时主要照护者就需要与患者及其他家人一起商量，是否应该为患者选择适合居住又安全的环境，例如是否需要进行家庭布局的改造、家中的设施设备是否需要更换成更方便、适宜的，哪些重要事项或内容需要做好醒目的标识等。如果患者有需求也可以经其同意后一起去寻找适合患者的专门照护机构。

4. 财产安排。

早期失智症老年患者还没有丧失理财的能力，但是随着病程的进展，患者会慢慢出现计算困难，也可能会忘记存折、现金等财产的数量及放置的地方，照护者应该与患者商量，做好财产分配计划及指定财产代理人，以保障患者自己的生活。

【早期失智症老年患者家庭照护的注意事项有哪些？】

第一，一定要为患者选择一个合适的照护方式，确定好谁来照护患者，以满足患者日常生活需求。

第二，要有保障患者安全的措施，例如家中的环境应当安全，为患者准备紧急联系卡片或手环。

第三，患者的主要照护者需要有心理准备，失智症老年患者因为疾病可能会性情改变，有的患者可能会在不满意照护者的时候乱发脾气，有的患者可能会因为忘记已经吃过饭了而埋怨照护者不给自己饭吃，有的患者可能会怀疑照护者偷拿了自己东西如钱或其他珍贵的物品等。以上情况照护者都需要了解，知道这是因为疾病导致的异常行为。

第四，照护者长期照护患者，可能会出现力不从心、挫败感，甚至会讨厌患者。当照护者照护压力过大时，一定要主动寻求其他家人的帮助，也可以将患者短时间送往专门的照护机构，给自己放个假，缓解一下压抑的情绪。并且照护者一定要明白，这样做不是抛弃患者，而是为了今后自己能更好地照护患者。

【怎样帮助早期失智症老年患者适应新的生活？】

当患者得知自己患失智症时，多数都会出现不良情绪，如不甘心、沮丧、害怕、恐惧等，此时照护者应该主动关心患者，了解患者的心理状态，告诉患者自己会一直陪在其身边，一起面对疾病。可以与患者一起进行家庭环境的改造，粘贴醒目的标识，制作紧急联系卡片等，让患者真正感受到家人的关爱、家人的尊重等。

对于选择养老机构或者照护机构的患者，家人需要花一些精力和时间去和患者一起适应新的环境。这可能是一个痛苦的过程。但是，将患者送至养老机构或照护机构并不意味着家庭关系的结束，家人可以与患者商量好定期探望的时间，协助患者收拾必备物品，尤其是要带上患者喜欢的物件，陪同患者一起去养老机构或照护机构，带患者熟悉新的环境，以帮助其尽快适应。

（王晓玲　陈静　吴驭）

第二节　失智症老年患者的早期生前预嘱

【案例情景】

赵爷爷，80岁，大学教授，轻度失智。一天，他与子女商量，并请来自己的法律顾问，签署了一份生前预嘱，并选定大女儿为自己的决策代理人。5年后，赵爷爷由轻度失智转重度失智，生活完全不能自理，一次严重的肺部感染后老人离世。其法律顾问拿出老人生前签署的遗嘱，三个子女完全遵从老人意愿，按照老人生前预嘱的内容妥善处理好了老人后事。

【什么是生前预嘱？】

2006年，罗点点创办了"选择与尊严"网站，倡导生前预嘱和尊严死。2013年，罗点点与陈小鲁等一起创办了北京生前预嘱推广协会。生前预嘱旨在帮助每一个进入生命末期的患者实现有尊严地离世，这是对生命最大的尊重。

生前预嘱是指患者本人对自己将来可能涉及的医疗问题事先做出的选择，以便在自己不能做决定时，使当时的医疗决策符合自己的意愿，也就是在健康或意识清楚时签署的，说明在不可治愈的伤病末期或临终时要或不要哪种医疗护理的指示文件。其内容主要包括指定医疗决策代理人、预定在疾病终末期或特殊情况下是否进行生命支持治疗。

【什么是预立指示？】

预立指示是一份由本人清醒时自愿签署的正式文件，主要内容是指定在患者无行为能力时代表患者做医疗决策的代理人，以及表达本人在生命末期希望接受什么样的医疗照护。

【生前预嘱中"我的五个愿望"是什么？】

生前预嘱是"选择与尊严"网站推出的，包括"我的五个愿望"，其具体内容见表 3-1-1。

表 3-1-1　我的五个愿望

愿望	具体内容
我要或不要什么医疗服务	1. 我不要疼痛，希望医生根据世界卫生组织的有关指引给我足够的药物解除或减轻我的疼痛。即使这会影响我的神智让我处在朦胧或睡眠状态。 2. 我不要任何形式的痛苦，如呕吐、痉挛、抽搐、谵妄、恐惧或者有幻觉等，希望医生和护士尽力帮助我保持舒适。 3. 我不要任何增加痛苦的治疗和检查（如放疗、化疗、手术探查等），即使医生和护士认为这可能对明确诊断和改善症状有好处。 4. 我希望在被治疗和护理时个人隐私得到充分保护。 5. 我希望所有时间里身体保持洁净无气味。 6. 我希望定期给我剪指甲、理发、剃须和刷牙。 7. 我希望我的床保持干爽洁净，如果它被污染了请尽可能快速更换。 8. 我希望给我的食物和饮水总是干净和温暖的。 9. 我希望在有人需要和法律允许的情况下捐赠我的有用器官和组织。
我希望使用或不使用生命支持治疗	1. 放弃心肺复苏术。 2. 放弃使用呼吸机。 3. 放弃使用喂食管。 4. 放弃输血。 5. 放弃血液透析。

愿望	具体内容
我希望别人怎样对待我	1. 我希望当我在疾病或年老的情况下对我周围的人表示恶意、伤害或做出任何不雅行为的时候被他们原谅。 2. 我希望尽可能有人陪伴，尽管我可能看不见、听不见也不能感受到任何接触。 3. 我希望有我喜欢的图画或照片挂在病房接近我床的地方。 4. 我希望尽可能多地接受志愿者服务。 5. 我希望任何时候不被志愿者打扰。 6. 我希望尽可能在家里去世。 7. 我希望临终时有我喜欢的音乐陪伴。 8. 我希望临终时有人和我在一起。 9. 我希望临终时有我指定的宗教仪式。 10. 我希望在任何时候不要为我举行任何宗教仪式。
我想让我的家人和朋友知道什么	1. 我希望我的家人和朋友知道我对他们的爱至死不渝。 2. 我希望我的家人和朋友在我死后能尽快恢复正常生活。 3. 我希望丧事从简。 4. 我希望不开追悼会。 5. 我希望我的追悼会只通知家人和好友（可在下面写出他们的名字）。
我希望谁帮助我	我申明，在这份表格中表达的愿望在以下两种情况同时发生时才能被由我选定的能帮助我并作见证的两个人引用。 1. 我的主治医生判断我无法再做医疗决定，且另一位医学专家也认为这是事实。 如果本文件中某些愿望确实无法实现，我希望其他愿望仍然能被不受影响地执行。我选定的能帮助我并作见证的两个人是：

摘自："选择与尊严"网站。

【早期失智症老年患者为什么要签署生前预嘱?】

早期失智症老年患者往往具有判断能力和行为能力，患者应该在自己还清醒，还能自己做主时，事先签署一份生前预嘱，以便在自己不能做医疗决策或者发生特殊意外情况时，家人能够按照自己的意愿进行处理。这样可以避免家人在为患者做医疗决策时彼此之间意见不合时产生矛盾，并且能充分尊重患者的意愿，使患者自身权益得到很好的实现。

【早期失智症老年患者签署生前预嘱需要做哪些准备?】

早期失智症老年患者签署生前预嘱前，需要做好以下准备：

1. 事先充分了解生前预嘱相关内容，与家人做好沟通。

生前预嘱的讨论与签署一定是以"事先"为前提，尤其是对于患有失智症的老人。早期失智症老年患者具有行为能力及判断能力，应在自己清醒的时候与家人好好商量和沟通，征得家人同意，然后签署生前预嘱。

2. 明确表达自己的自主意愿。

建议早期失智症老年患者将自己的意愿明确地写下来，告知自己的亲人，在疾病各个阶段自己需要何种治疗、需要何种照护方式，以便在自己不能做医疗决策和发生突发状况时，自己选定的决策代理人能准确按自己的意愿选择，维护自己的尊严。

3. 委托决策代理人。

事先确定生前预嘱决策代理人非常重要，以便患者病情加重不能自行做主、处于生命末期或遭遇突发情况时，代理人能准确执行患者的意愿。

4. 生前预嘱可随时改变（在患者神志清楚时）。

根据生命过程中的感悟以及人生经历，早期失智症老年患者在有行为能力时可以随时修订自己生前预嘱的内容，并将修订后的内容记录在生前预嘱中，及时告知家人自己的真实想法，告知自己委托的决策代理人一定要按修订后的生前预嘱来执行。

（王晓玲　陈静　古红）

第三节　失智症老年患者的缓和照护

【案例情景一】

邹爷爷，94岁，重度失智，伴肾功能衰竭，目前有严重肺部感染、弥散性血管内凝血及昏迷，全身多处皮肤瘀斑，小便少，老人长期鼻饲。家属通过书籍和电视节目了解到缓和照护，在沟通病情时，家属要求当患者出现呼吸衰竭、心脏骤停时，不进行气管插管、不转ICU、不进行心肺复苏，希望老人安静、舒适地离去。

【案例情景二】

王婆婆，70岁，重度失智，拒绝进食，给予保留胃管。一天，因刚刚鼻饲后家属就将床头放低，老人随即出现呛咳、口唇发绀、呼吸困难，医护人员立即给予抽吸，抽吸出大量食物，但老人呼吸困难还是不见好转，医生与家属沟通病情后，家属同意进行气管插管。气管插管后医护人员给予老人有创呼吸机支持呼吸，将其转往ICU接受治疗，在ICU中，老人感染继续加重，出现急性肾功能衰竭，于是给予床旁血液透析治疗。患者全身插满各种管道（尿管、胃管、呼吸机管道、中心静脉置管），全身皮肤水肿，长期卧床发生压疮，10天后老人终因呼吸衰竭抢救无效离世。

【什么是缓和照护?】

缓和照护又称临终关怀或安宁疗护,是为疾病终末期、生存时间有限(6个月或更少)的患者及家属提供生理、心理、社会等方面的照护,使患者生命得到尊重,生命质量得到提高,能舒适、安详、无痛苦地度过人生最后时刻,并为家属的身心健康提供支持系统。对于失智症老年患者,在临终阶段,多数患者不能准确表达自己的感受及不适症状,为使患者舒适地度过生命的最后阶段,对患者的症状控制和生活照护显得尤为重要。

【如何满足失智症老年患者在临终阶段的需求?】

大部分失智症老年患者在临终阶段都无法表达自己的意愿及想法,甚至无法与人沟通,照护者一定要通过患者的各种表情、声音去了解患者的真正需求,以及时为患者提供帮助。

1. 了解临终患者的心理需求。通过患者的表情、声音,了解患者的需求,给予抚慰,向其表达理解和关爱。

2. 尽量满足患者的需求。虽然大多数患者在临终阶段都不能表达自己的感受,但是他们仍然有清洁和被关爱的需求,照护者一定要认真做好生活照护,保持患者身体的清洁和衣服的干净整洁,可以根据患者健康时的爱好,为患者进行梳妆打扮,并注意保护患者个人隐私。在照护过程中做各种暴露性操作时都要注意保护患者,减少其痛苦,增加舒适感。

3. 创造愉快、和谐的生活氛围。虽然患者不能主动表达自己的感受,但是患者还是能感受到他人的照护和关爱,因此,在患者临终阶段,可鼓励患者的好友、亲人探望患者,不将他们隔离开来,以体现其生存价值,减少孤独和悲哀的感觉。

【失智症老年患者在临终阶段有哪些不适症状?】

临终阶段的失智症老年患者常常会出现一些不适症状,例如疼痛、呼吸困难、谵妄、临终喉鸣等。每个人的症状都可能表现不一样,有的患者可能在临终阶段出现多个症状,有的患者可能只有1~2个症状。

【失智症老年患者在临终阶段出现不适症状的照护措施有哪些?】

失智症老年患者跟普通老人一样,在临终阶段会出现呼吸困难、疼痛、谵妄和临终喉鸣等不适症状。在失智症老年患者临终阶段,针对不适症状的照护关系到老人的生存质量。

1. 呼吸困难。

在临终阶段,有50%~70%的患者会出现呼吸困难,表现为呼吸频率由快变慢,呼吸深度由深变浅,甚至出现潮式呼吸、张口呼吸和点头呼吸。临终阶段呼吸困难是不可逆转的，临终前若为患者进行气管插管或气管切开，使用呼吸机通气改善其呼吸困难只会增加患者的痛苦和家庭的经济负担，对延长患者的生命毫无意义。可以通过以下照护措施改善或缓解临终患者的呼吸困难，减少与呼吸困难有关的痛苦，使患者和家属感到舒适。

（1）一般照护。呼吸困难的患者常因张口呼吸而出现口干、口臭甚至口腔感染。因此保持患者口唇湿润非常重要，还可以采用专用的漱口水或者准备一些柠檬水、甘草水等为患者进行口腔护理，不但能增加患者口腔的舒适度，还可以预防口腔感染的发生。另外，还可以增加空气湿度，最好保持房间湿度在50%～60%，必要时可以使用加湿器，以增加患者的舒适感。

（2）辅助清理呼吸道。如患者病情需要，可以采用辅助设备帮助患者排痰，如使用机械震动和负压吸引帮助患者清除痰液，疏通患者的气道，使患者感到舒适。

（3）呼吸困难的应对。使用鼻氧管吸氧或者氧气面罩吸氧，必要时根据患者病情及需要可以给予无创呼吸机辅助通气。在使用鼻氧管时，鼻腔内可涂清鱼肝油滴鼻剂，以缓解鼻黏膜干燥不适；使用无创呼吸机辅助通气时要注意面罩的松紧、大小应适宜，避免导致面部压疮。对于严重呼吸困难的患者，可以根据病情在医生的指导下使用阿片类药物、苯二氮䓬类药物、支气管扩张剂、利尿剂及糖皮质激素类药物来缓解呼吸困难。

2. 疼痛。

大多数失智症老年患者在临终阶段不能准确表达自己的感受，但是照护者可以通过患者的表情和呻吟声判断出患者是否有疼痛不适感。照护者可以采用以下方法缓解患者的疼痛。

（1）按摩疗法。温柔的按摩有助于放松患者的肌肉。可以根据患者的喜好或病情选用带有不同香型的按摩液或清凉镇痛药，轻轻按揉疼痛部位周围的皮肤，通过刺激疼痛部位周围的皮肤达到止痛目的。

（2）冷热疗法。

①热疗：采用局部热敷或使用浴缸沐浴，温度适宜的水可以使肌肉放松，起到放松和安抚的作用。对于不能使用浴缸进行沐浴的临终患者，可以通过帮助其用热水泡脚、泡手等方式来缓解不适。有些部位用65℃热水袋放在湿毛巾上进行局部热敷，每次20分钟，也可以达到一定的止痛效果。

②冷疗：采用局部冰敷可减轻局部组织疼痛和肿胀，但要注意缺血坏死造成的疼痛不能使用这种方法。

（3）药物治疗。

药物治疗是临终患者疼痛控制的重要方法。了解一些疼痛用药相关知识，有利于照护者更好地照护患者。对于可以口服药物的临终患者，根据患者疼痛的性质按时足量给患者服用镇痛药，并注意观察患者用药后疼痛的控制效果，如通过观察面部表情、呻吟声的大小等来判断；当临终患者衰弱到不能口服镇痛药时，可以采用贴剂、注射泵等给予足量的镇痛药，以减少疼痛对患者身体和精神造成的伤害，使患者舒适、无痛地度过生命的最后阶段。对于药物都不能控制的疼痛，照护者要主动了解患者心里的想法以及是否有未了的心愿，只有将这些因素去除才能完全帮助临终患者解除由此带来的疼痛。

3. 谵妄。

临终患者发生谵妄，常是死亡的预兆。除了必要情况下按照医嘱使用氟哌啶醇等药物减轻症状，还应加强照护，提高该阶段患者的生活质量。鼓励亲朋好友陪伴患者，想办法缓解患者的恐惧和猜疑。具体照护要点如下。

（1）提供安全舒适的环境。

①保持房间安静、舒适，光线充足但不刺眼。

②房间内摆放时钟、挂历及患者熟悉、喜欢的照片，如患者与家人、朋友的合影等。

③播放患者喜欢的轻音乐。

④摆放患者喜欢的绿色植物，为其选择颜色温馨的床单、被套及衣服等。

（2）减少或去除束缚。

①即使患者烦躁也不采取约束的措施。

②避免使用围栏，为预防坠床可以降低床的高度，或者直接将床垫放地上让患者在上面休息。

③减少各种管道的使用，尽量不使用身体约束，但如果患者有明显的自伤或伤害他人的意图且无其他处理方法时，可考虑暂时使用保护性约束，并且密切观察患者情况，尽早去除束缚。

（3）促进睡眠。

减少患者白天睡眠时间，营造一个舒适安静的睡眠环境。

（4）控制疼痛。

①评估患者的疼痛水平，采取积极有效的措施控制疼痛。

②通过使用冰袋或热水袋外敷、听音乐、洗热水澡、按摩背部或手部、调整环境（减少噪音、调暗灯光等）、调整体位等措施来缓解疼痛。

（5）适当进食进饮。

①如果患者可以进食，可进食适量、营养丰富、清淡、易消化的食物。

②如果患者拒绝进食，可将食物和水准备在床旁，在其需要时再进食和饮水，勿强迫或劝说患者进食。

（6）注意患者的安全。

加强陪伴，预防患者在躁动时拔出治疗管道、跌倒。

4. 临终喉鸣。

临终喉鸣又被称为死亡哮吼，是指在咽下部的分泌物随着吸气和呼气摆动所产生的喉鸣声，常见于逼近死亡的患者，通常出现在生命的最后 48 小时，表现为呼吸粗响，分泌物多，会给患者的亲属、照护者及其他患者带来心理痛苦。照护者可以采取以下照护措施来改善患者的症状。

（1）照护者要明白这是一种患者即将死亡的现象，是分泌物无法排出引起的，这些分泌物不会导致患者窒息，也没有任何治疗和护理措施可以从根本上消除这种症状。

（2）照护者可以让患者适当变换体位，如抬高床头 30°，让其头偏向一侧，这样可以使分泌物从咽喉或气管引流至肺部，避免窒息。

（3）如果患者无意识，不能自行排痰，可使用吸痰设备帮助患者吸出痰液，以减轻临终喉鸣症状。

（王晓玲　吴驭　陈静）

第二章 照护支持

第一节 照护者可能面临的挑战

【案例情景一】

3 年前，陈婆婆的老伴被确诊为失智症，那时陈婆婆 75 岁，老伴 80 岁。不久后，由于小儿媳妇生病去世，老两口就跟着小儿子同住。陈婆婆说："那阵子老伴变得焦虑、狂躁，经常说自己眼镜或钱包丢了，吵着要出去"。陈婆婆需要 24 小时陪着老伴，有时陈婆婆上个厕所的功夫，老伴自己就出门了，最后，陈婆婆没办法只能挨个去给小区保安打招呼，请他们如果见到老伴出大门，一定要拦住。失智症发展到中期，老伴开始出现大小便失禁的症状，陈婆婆帮着换衣服，出门带成人纸尿裤，但随着病情逐渐加重，老伴意识逐渐丧失，照护难度加大，陈婆婆忧心忡忡。本来陈婆婆身体就不好，自己也做过一次心脏支架手术，如今看着老伴病情一天天加重，陈婆婆忧心地说："我说不定哪天突然就走了，那时谁照顾他啊。"

【案例情景二】

张奶奶，88 岁，患有阿尔茨海默病、听力障碍，一直和老伴李爷爷居住，患病后张奶奶脾气变得古怪，挂在嘴边的都是"变成丑八怪了""不想活了""死了算了""你给我吃的是什么毒药""是不是想害我"，要么就是怀疑东西被人偷了，每天都闹得李爷爷不得安宁。李爷爷说以前老伴是一个特别爱干净的人，家里总是一尘不染，现在她会把脏衣服放到衣柜里，用洗碗的抹布来洗脸。李爷爷经常花半天工夫收拾屋子，也常常几分钟就被老伴弄乱，让李爷爷没有时间跟精力进行任何的休闲活动，哪怕是睡觉的时间都不安宁。

【失智症老年患者的照护者可能面临的挑战有哪些？】

在我国，失智症长期照护服务相关体系并不完善，居家非正式照护是主要照护方式，并且照护者以女性为主。失智症老年患者可以说是老年人群中的弱势群体，其照护负担和要求远远高于一般老人，所以照护者的工作量是非常巨大的。失智症老年患者的照护者由于长期的身心压力容易患心血管疾病、免疫系统疾病等。有研究显示，54.4％的主要照护者患有其他慢性病，而且患身心疾病的风险是普通人的 2 倍。此外，还有研究显示，失智症老年患者的照护者的抑郁发生率高达 30％～55％，并且精神异常症状持续时间比一般人更加持久，出现精神方面问题而就医的概率是普通人的 2.5 倍。而多数照护者可能有自身的工作，或需要参加社交活动等，但由于需要把大多数时间和精力放在患者的身上，很容易产生社交隔离，更会对生活造成困扰。再者，有研究显示，部分家庭会聘请护工进行照护，但由于长期的照护需要的费用相对较高，家庭也会承担相对比较重的经济负担。

【不同照护者分别应该如何应对挑战？】

一般当家中有长辈或亲人被查出患有失智症时，家属心中往往会经历否认、商量、愤怒、接受、适应这五个阶段。不同照护者遇到的情况不同，应对的方式也不同。

1. 配偶：因长期相处，不相信另一半会患病，因此通常须花费更长的时间才能接受另一半患病的事实。一般年龄越大越不容易接受另一半生病的事实。当患者开始出现异常行为时，通常配偶会把它单纯当成"老了"的一种表现，有时候对方表现出的不可理喻，会被解释成"反正老了就是这个样子"，或者采取"不要理他就行了"的态度，如果两人情感上有冲突，也常常会将其当成患者出现异常行为的原因，认为"他就是对我有成见，所以才会现在这个样子对我"。例如，最近张太太的朋友常反映，打了很多次电话给张太太，都是其老公接听，留话告诉其老公转告张太太，但张太太一次留言也没有收到，事后张太太质问老公，为什么没有告诉她，她老公回答说："有接听什么电话吗，我不记得了。"张太太心里很气，觉得老公不爱自己了，对她不重视等。一直到这种情况持续了很久，张太太才重视起来，后来到医院检查，才发现她老公是患上了失智症。上述这种情况经常发生在配偶之间，因共同生活了几十年，有既定的生活模式、对彼此生活有所了解，加之对失智症的不了解，因此，在失智症发病时，配偶往往不能以疾病的观点来看待患者不正常的表现。早期失智症老年患者仍保留着相当多的认知能力及自尊心，当接受家人患病的事实时，学会如何让患者发挥仍存在的能力是非常重要的，这同时也能让因照护花费的时间相对减少，减轻双方负担。

2. 晚辈：对晚辈而言，以往在家里拥有权威的长辈，现在变得事事需要家人指示或者引导，这种角色的转换，让晚辈在初期需要一段时间适应及调整心态，此外，如果子女有小孩，一方面要照护患病的长辈，另一方面又要照顾小孩，所花费的精力是很多的，例如患者在家里待不住、想要出去，但家里面又没人照顾小孩时，这个时候该照顾谁不该照顾谁，常常会让照护者进入两难的状态。因此，无论是在家照顾患者还是在机构照顾患者，要学会寻求帮助。

3. 护工：关爱始于同情和同理心，这适用于所有的人际关系，尤其适用于照料失智症老年患者的护工。失智症老年患者经常会出现对时间和空间的混淆，护工要带着同理心去理解患者。试想一下，如果你突然发现自己在一个陌生的地方迷失方向，甚至不知道现在是哪一年，不知道自己的身份，你会有什么感觉？同时又希望别人如何对待你？要正确看待失智症照护。成功的失智症照护是指让被照顾的人尽可能地舒适、快乐和安全。大多数有经验的护工会说，他们照顾那么多人，情况也是有好有坏，并不是所有照料都能成功。尽最大的努力为患者创造美好的日子，甚至是美好的时刻就行，不要试图强迫他们，同时要认识疾病，大多数的失智症，包括阿尔茨海默病，都是不可逆的和渐进的，随着时间的推移，症状会越来越严重，而且目前还没有治愈的方法，但某些类型的失智症表现为性格的改变，而非记忆力丧失。症状取决于受疾病影响的大脑区域，患者会经历神经功能衰退，这会导致一系列其他问题。患者可能会出现行为和情绪障碍。例如，一向温文尔雅的患者可能会破口大骂，或者一个表面上信任别人的人可能会认为他的家人正在密谋伤害他。随着疾病的逐步发展，失智症老年患者会变得无法独立进行日常生活活动，如穿衣、如厕等。他们可能会变得更加沉默寡言，无法认出所爱的人，甚至无法移动等，这些都是失智症的一些表现。作为失智症老年患者的照护者，护工要清楚明白失智症各个阶段不同的表现，以便有针对性地为患者提供最合适的照护。当然，随着疾病的发展和对疾病的了解，护工也要不断更新和学习相应的照护技能，避免在照护患者时显得局促无措，同时也要互相学习，分享大家的照护心得和经验，使照护工作越来越好。照料患者并不等于要替他做一切事情，那将使其生活能力迅速下降，应鼓励患者去做一些力所能及的事情，同时也要给予必要的帮助。患者即使是在做一些熟悉的事情时，也可能遇到困难而产生挫折感，进而退缩回避，并最终丧失做事的能力，因此在照护患者时要避免这些事情的发生。此外，由于患者理解力、记忆力减退，因此在接受指导时大多反应较慢，或因遗忘要求而停滞不动，此时，护工要有足够的耐心，多给患者一些时间，并心平气和地反复指导，方能取得好的效果。

（陈静　杨雪１　李沙沙）

第二节　照护者如何应对压力

【案例情景一】

李大姐，55岁，照顾老失智症患者张爷爷已经5年了。张爷爷与子女分开居住，大女儿周末休息的时候会过来看望张爷爷，其他子女在外地工作，只有逢年过节的时候才会来看望。张爷爷的饮食起居和家里大大小小的事情都是李大姐操持。近半年来张爷爷的病情进展迅速，有时会不认识李大姐，说她是到家里偷东西的小偷，还打电话给子女要求他们来抓"小偷"，有时也会悄悄报警，警察已经上门两次了。李大姐多次想离开，但张爷爷已经习惯了她的照顾，清醒的时候坚决不让她走，张爷爷的子女也不愿意让她走，说"离了李大姐他们家里都要乱套"。

【案例情景二】

王大爷，75岁，记忆力下降伴言行紊乱，平时喜欢外出逛逛，但经常找不到回家的路。家人不敢让老人外出，但又不能不让老人外出，只能尽量劝说老人最好不要单独出门，但老人有自己的主意，经常等子女都上班去了，他就悄悄溜出去，也经常忘记把信息卡和手机带在身边。子女在工作和照护老人的双重压力下，几近崩溃。

【失智症老年患者的照护者的压力来源有哪些?】

1. 内部压力。

照护者内部压力主要是由自身健康、经济条件、家庭关系的改变、长期持续的照护和缺乏照顾失智症老年患者经验所引起的。

照护者长期疲劳，导致身体免疫系统功能下降，容易生病，容易出现睡眠障碍，失眠或睡眠浅、易醒。照护者由于要照顾患者，在缺少他人帮助的情况下，没有时间去发展自身，也没有时间满足自身的精神需求。照护失智症老年患者的直接花费很高，家属这类照护者不仅要完成繁重的日常照护工作，同时还要养育子女、赚钱、做家务等，有的照护者会因照顾患者而收入降低，甚至有的照护者为了照顾患者不得不提前退休。且照护者的角色常与其他社会角色相冲突，导致他们没有时间参与自己感兴趣的社交活动，也没有时间与亲朋好友聚会。此外，如果照护者没有失智症老年患者照护相关知识，不懂得如何去照顾患者，缺乏照护技能，常常难以应对患者的痴呆症状和精神症状；或因患者的安全问题，如跌倒、走失等，常常觉得内疚、自责；或因无法与患者正常沟通，而情感受挫。

2. 外部压力。

外部压力主要是照护者不受重视、不被外人理解、支持系统功能不足、政策不健全引起的。

有研究系显示，照护者负担越重，表明社会支持水平越低，二者总体呈负相关。目前，我国尚未建立健全的失智症老年患者的支持系统网络，现阶段的社会卫生福利系统还不能满足医疗保健需要。

【失智症老年患者的照护者应如何应对压力？】

1. 让自己成为一个健康的照护者。

为了更好地照顾失智症老年患者，首先照护者要成为一名健康的人，只有自己健康了才能照顾好别人。因此，照护者应保证足够的休息和睡眠时间；一日三餐，注意营养均衡；每日坚持锻炼身体，提高机体免疫力；找寻放松心情的方法，培养个人兴趣爱好；尽量给自己留有个人时间和空间，积极参与朋友聚会；定期体检，早期发现和治疗疾病，让自己拥有健康的身体。

2. 学习和更新照顾失智症老年患者的知识和技能。

照护者需了解失智症的相关知识，学习照护的技能，才能理解失智症老年患者的性格变化和异常行为，才能在照护过程中更加得心应手，才不会在照护过程中出现情绪受挫和处置不当。照护者可以与其他照护者沟通交流，借鉴他们好的照护方法，也可以通过参加医疗机构或者社区开展的知识讲座和照护培训学习照护技能，还可以从书籍和报纸上学习实用的照护技能和经验，有了丰富的知识和技能，才能轻松应对照护工作。

3. 利用一切可以利用的资源，积极获取帮助和社会支持。

一个人的力量是有限的，只有获得外界的支持和帮助，自己才能有时间放松和休息。寻求帮助并不意味着自己工作做得不好，而是为了更好地工作。照护者可以每周择日休息一天，让其他家人、朋友帮忙照护患者，让自己有时间可以做自己想做的事情，以放松身心、调整状态。患者病程进展后，必要时可以寻求一切有利的资源的支持，例如养老院、敬老院、医院老年病房、社区居家服务、家政服务等。

4. 积极调整心态，排解压力。

失智症老年患者的照护者是心理疾病的高发人群。几乎每一位失智症老年患者的照护者或多或少都有一定程度的心理问题，例如孤独、害怕、焦虑、抑郁、愤怒、人际关系紧张等。照护者要学会接受自己的情感，调整好心态，多看、多想好的事情和好的方面，多跟家人及朋友沟通、交流，必要时可寻求专业人员的帮助。

　　压力往往容易使人处于亚健康状态，使身体出现问题，如压力大的人更容易患溃疡、肿瘤、胃肠疾病等；压力也会造成人的行为改变，如注意力不集中、易烦躁、易激动、食欲下降等。所以照护者在日常生活中应多寻找和使用对自己有效的减压方法，例如养花、养鱼、养狗、养猫、听音乐、跳舞、练书法、跑步等，只要能让自己轻松就可以。

　　5. 多与家属沟通，处理好法律和财务问题。

　　失智症老年患者因为疾病原因常常会产生幻觉、谵妄等精神症状，例如怀疑照护者虐待自己、要占有自己的财产等，患者还可能经常向家人、邻居投诉，导致家庭纠纷，甚至反目成仇，所以有失智症老年患者的家庭最好能经常召开家庭会议，将患者的现状告知所有家庭成员，并进行讨论，达成共识。

　　制订法律和经济的处理计划，在患者被诊断出失智症的时候，建议照护者邀请患者和其他家属一起，对家庭重大的法律和财务问题做出决策，清点并妥善处置好贵重的物品，以免将来产生不必要的纠纷。

　　6. 多与他人沟通交流。

　　要有意识地寻找一位能给自己安慰的人，最好是能够产生共情的人，无论是家人、朋友或是其他照护者等，只要能和他们一起交流经验和体会、疏解心中的忧愁、寻求心灵的慰藉就行。

　　7. 不要心存内疚。

　　在自己的悉心照护下，患者得以保持一定的生活质量和人格尊严，这是大家最想看到的，但是也会有患者不可逆转地衰老和生命流逝的情况，这是人们不愿意看到的悲伤的现实。不过，每个人都要多看看事情积极的、好的方面，不要感到内疚、自责，只要尽力去做了就行，记住你为他做的事，不要老想你没有为他做的事，不要感到内疚，当患者需要你的时候，而你就在他的身边，这已经足够了，这是一件值得自豪、骄傲和令人温暖的事。

（阮顺莉　吴驭　杨雪2）

第三节　照护资源的获取

【案例情景一】

　　陈婆婆，68岁，生活基本自理，容易忘记自己东西放哪里，但是对很久以前的事情却记得很清楚。家人觉得可能是因为年纪大了，开始并没在意。1年前，陈婆婆异常表现越来越多，明明刚刚才吃过饭，却马上吵着说饿；总是不停地找东西，找不到还怀疑被偷了；偶尔出去后找不到回家的路。女儿于是带陈婆婆去医院检查，被诊断为失智症早期。为了更好地照顾老人，女儿将陈婆婆从乡下接到镇上一起居住，还辞去工作在家陪伴老人，但是由于缺乏专业的照护知识，对母亲有些行为不能理解，女儿在照护过程中感觉非常吃力，但又不想送母亲去养老院，也常常因为陈婆婆的事情和爱人闹矛盾，对自己子女的关心也有所减少。

【案例情景二】

林爷爷，78 岁，农民，丧偶，由独子照护，已被诊断为患冠状动脉粥样硬化性心脏病、高血压病 3 级高危组、2 型糖尿病伴多种并发症、慢性肾衰竭等慢性病多年，被诊断为失智症 5 年，日常进食、穿衣及服药可自行完成，长期需使用大量药物治疗，每月医药费大约要 1000 元，使得本就拮据的家庭雪上加霜。

【失智症老年患者长期照护的全球目标及国际经验是什么？】

2012 年，世界卫生组织与国际阿尔茨海默病协会联合发布报告指出：鉴于失智症的高发病率，对家庭、照护者及社区造成的巨大经济影响，以及失智症的耻感和社会隔离等，失智症已成为重大的公共卫生挑战，须将失智症列为一个公共卫生重点议题。为改善失智症患者、照护者和家庭的生活质量，同时减少失智症对社区和国家的影响，世界卫生组织于 2017 年 5 月批准了《2017—2025 年公共卫生领域应对痴呆症全球行动计划》，认为失智症并非正常老化的一部分，罹患失智症的患者应得到帮助，从而尽可能生活得更好。该计划提出了失智症到 2025 年的七大行动领域，呼吁各国付诸行动，制订本国的失智症计划。

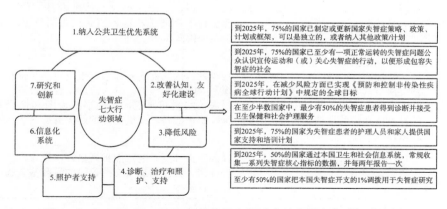

图 3-2-1　《2017—2025 年公共卫生领域应对痴呆症全球行动计划》
的行动领域和目标

鉴于失智症长期照护面临的严峻形势和沉重负担，一些步入老龄化社会较早的国家均已经把应对失智症风险纳入国家长期发展战略规划中，出台了相关政策、计划或战略措施；另有一些国家虽然尚未把失智症纳入国家发展战略，但正在采取国家级措施，或者已通过不同政府机构制定政策来应对失智症的影响，以提升失智症患者及其照护者的生活质量（表3-2-1）。据国际阿尔茨海默病协会统计，截至2017年已有26个国家（地区）制订了失智症照顾计划。

表3-2-1　代表性国家有关失智症的长期照护经验介绍

国家	主要措施	主要内容
英国	2009年发布了首份国家战略《与失智症一起很好的生活：一个全国失智症战略》，之后又于2012年、2015年、2016年连续发布3份《首相承诺》	确立了失智症照护的基本战略、总体目标和阶段性指标，以持续推动失智症照护体系的建设。主要包括：提高对失智症的认知和理解，促进早期诊断并提供支持；开展服务，帮助人们与失智症患者共享美好生活
美国	制订阿尔茨海默病等相关疾病的国家计划，并每年修订完善	注重提高患者照护质量；注重联邦政府、州、社区及相关部门的合作，落实职责；注重社会对失智症患者的理解和包容；注重开展失智症友好社区（DFC）建设，为患者配备友善的出行和应急服务；强调开展相关研究
法国	阿尔茨海默病及相关疾病"国家计划"：成立自主整合阿尔茨海默病患者中心（MAIA）	提高民众认知；为照护者提供支持；强调参与者间的协调；改善获得诊断和照护的路径；组织专业人员的知识技能培训；加强研究；组织流行病学监测和随访等
德国	尚未出台全国性的计划，但建立了不同组织形式的区域失智症患者照护网络（DCN），为患者提供个性化的服务和支持	提供的服务一般包括老人评估和治疗，以及信息共享和协调服务。研究表明，无论DCN的组织形式如何，对于加入该网络的失智症患者来说，均能获得较其他患者较好的生活质量和生活能力，这种模式可被看作是有益的照护模式
日本	2004年，政府将"痴呆症"更名为"认知症"，2012年、2015年分别推出"失智症对策五年计划"，并逐步在介护保险制度中设立了专门针对认知症的评估、管理和支付政策体系	构建社区认知症支持体系，把政府、非营利组织、家庭等的权责，纳入法制化管理轨道；加强现状监测和研究，促进早期诊断和恰当的医疗照护准备，提供充分的照护支持
澳大利亚	失智症促进运动，使失智症成为国家卫生优先领域	社区照护计划；老年照护者培训，患者行为管理咨询；提供信息与支持，增加研究基金和社区支持资金

【在我国该怎么获取失智症老年患者的照护资源?】

失智症老年患者作为老年人群中的弱势群体,其照护要求要远高于一般老人。我国失智症老年患者的照护支持要素主要来自政府、家庭、社区和专业机构。

1. 政府层面的支持。

(1)中国公民均享有城镇职工基本医疗保险、城镇居民基本医疗保险,失智症患者在伴有其他急性病变住院就医时可实时报销,如失智症伴肺部感染、跌倒外伤及其他慢性病急性发作等情况下住院就医可享有报销政策。

(2)失智症伴有失能、精神障碍的患者,按国标残疾分类,可携居民身份证和专科医师开具的诊断证明于当地残疾人联合会办理残疾认证,享受一定的资金补贴。

(3)随着医保政策的健全,我国参加职工医保和居民医保者患有失智症时,如脑血管意外后痴呆、阿尔茨海默病和其他继发性痴呆时每年可享受慢性病补贴。失智症老年患者可于当地社区进行签约、备案,建立网络信息档案,成为重点服务人群。

(4)我国人口老龄化、高龄化趋势逐步加深,失能、失智老人对长期护理服务的需求也日益迫切。2006年中国人民保险集团股份有限公司开发出第一款长期照护保险产品,在失智、失能老人照护方面提供了一定的帮助。

(5)经济特别困难者可于当地村委或社区办理贫困认证,享受一定的经济补助及住院补贴政策。

2. 社会层面的支持。

(1)社区。

①失智症患者家属可通过当地社区开展的失智症照护知识、技能及家庭访视等培训获得照护知识与技能。家属应积极参与社区健康教育,做好家庭角色分工,轮流承担照护义务。

②失智症患者可通过社区组织开展的照护者支持小组、日间照护中心、喘息服务等相关服务获得情感性和社会性支持,同时减轻家属的照护负担。

③社区卫生服务中心建立失智症患者及高危人员健康档案,开展失智症的筛查、诊断和治疗支持、康复服务、长期照护等,形成对失智症早诊断、早干预的机制,同时为失智症合并危急重症疾病提供双向转诊服务。

(2)医疗、养老机构。

①失智症患者可在综合医院、精神病专科医院等医疗机构开设的失智症专科门诊获得专业的诊断、治疗及康复等方面的医疗服务,并得到分级管理专业

的建议。

②失智症患者可在有资质收治失智症患者的专业机构设置的失智专区进行适宜性改造，从而获得安全、规范的照护。

③失智症患者还可通过移动专业照护服务，获得由专业照护机构派遣专业人员到社区或患者家中提供的治疗、康复等服务。

（3）家庭、亲戚及朋友。

失智症患者家庭成员可通过学习失智症相关知识，建立对失智症正面的认识及态度；建立家庭支持系统，形成以家庭照护为基础，社区和机构照护服务和支持为补充的"分担""互补"模式。

（4）其他方面。

①通过关怀专线、网上咨询及健康频道等途径获得有关失智症的相关指导和关怀服务，如怎么解决就医困难和照护问题，并获得照护资源和福利信息等。

②如果是经济特别困难者，还可通过网络众筹的方式获得一定额度的社会救助。

【不同程度失智症老年患者该何去何从？】

以区域综合医院为核心的医院－机构－社区或家庭新型医养护一体化长期照护整合模式中，医院对失智症老年患者进行筛查、诊断，并通过个案管理师窗口与社区和养老机构对接，提出针对不同程度失智症老年患者照护的建议。

1. 轻度失智（稳定期）患者：以社区和医疗机构辅助下的居家照护为主。医疗机构做出明确诊断，进行慢性病特殊门诊，患者于当地社区建档进行慢性病长期管理；患者及照护者到社区或医疗机构接受相关知识培训，接受社区对轻度认知障碍患者的健康知识宣教，减轻患者的焦虑、紧张和自我否定，使患者保持平稳的情绪，积极面对记忆下降带来的困扰；保持规律作息、运动，定期体检，维持生理的健康；尽量维持原有的生活习惯，保持原有的生活环境；积极参加各类益智活动，保持人际交流，保持大脑适当的工作状态。

2. 中、重度（稳定期）失智患者：以医疗护理、养老机构照护为主。照护者到社区或专业机构进行失智症相关知识培训，接受患者精神、行为方面的异常，营造温馨、舒适的照护环境；医疗机构做出明确诊断，家属携患者于当地社区进行慢性病管理；若符合评残条件，患者可于当地残疾人联合会办理残疾证，享受残疾补助；患者家属可于当地政府部门咨询办理长期照护保险，联系当地专业医疗护理、养老机构进行中长期照护；对于不能入住专业照护机构的患者，家属可在社区帮助下尽量维持患者现有熟悉的生活状态、习惯和环境，减少患者因环境改变而发生的跌倒或其他不适，做好安全防护，进行药物治疗的同时做好各种精神症状的护理；在专业机构的指导下重视认知功能训练、康复及营养支持；患者应合理休息，以减少躯体并发症。

3. 重度失智伴失能的临终患者：以家庭和照护机构照护为主。社区或者专业机构可以指导照护者全方位照顾患者的生活起居，做好基础护理，以患者舒适为目的做好各种疾病的护理；在专业机构的指导下加强用药管理，做好心理辅导，积极营造良好的关怀环境，同时做好患者的临终关怀。

4. 失智症老年患者出现精神行为异常或伴随其他急性病情时，以医院治疗、护理为主，病情发生变化时立即住院治疗，对于社区或机构内晚期失智症老年患者的转诊应优先给予安排。

（曹桢）

参考文献

1. Alagiakrishnan K, Lim D, Brahim A, et al. Sexually inappropriate behaviour in demented elderly people [J]. Postgraduate Medical Journal, 2005, 81 (957): 463-466.

2. Alzheimer's Disease International. Dementia statistics: How many people have dementia worldwide? Are the numbers increasing? What is the cost of dementia care? [EB/OL]. (2020-9-21) [2021-1-27]. https://www. alzint. org/about/dementia-facts-figures/dementia-statistics/.

3. Alzheimer's Society PublicationsTeam. The dementia guide: living well after diagnosis [M]. London: Alzheimer's Society Publisher, 2015.

4. Anderson SW, Damasio H, Damasio AR. A neural basis for collecting behaviour in humans [J]. Brain, 2005, 128 (1): 201-212.

5. Barry HE, Parsons C, Passmore AP, et al. Pain in care home residents with dementia: an exploration of frequency, prescribing and relatives' perspectives [J]. International Journal of Geriatric Psychiatry, 2015, 30 (1): 55-63.

6. Boltz M, Capezuti E, Fulmer T, et al, et al. Evidence-based geriatric nursing protocols for best practice [M]. 4th ed. New York: Springer Publishing Company, 2012.

7. Bowen ME, McKenzie B, Steis M, et al. Prevalence of and antecedents to dementia-related missing incidents in the community [J]. Dementia and Geriatric Cognitive Disorders, 2011, 31 (6): 406-412.

8. Chang CC, Roberts BL. Feeding difficulty in older adults with dementia [J]. Journal of Clinical Nursing, 2008, 17 (17): 2266-2274.

9. Chiu YC, Algase D, Liang J, et al. Conceptualization and measurement of getting lost behavior in persons with early dementia [J]. International

Journal of Geriatric Psychiatry, 2005, 20 (8): 760—768.

10. Coffman SJ, Martell CR, Dimidjian S, et al. Extreme nonresponse in cognitive therapy: can behavioral activation succeed where cognitive therapy fails? [J]. Journal of Consulting and Clinical Psychology, 2007, 75 (4): 531—541.

11. Condefer KA, Haworth J, Wilcock GK. Clinical utility of computed tomography in the assessment of dementia: a memory clinic study [J]. International Journal of Geriatric Psychiatry, 2004, 19 (5): 414—421.

12. Cruts M, Hendriks L, Broeckhoven CV. The presenilin genes: a new gene family involved in Alzheimer disease pathology [J]. Human Molecular Genetics, 1996, 5 (suppl. 1): 1449—1455.

13. Davis DHJ, Terrera GM, Keage H, et al. Delirium is a strong risk factor for dementia in the oldest−old: a population−based cohort study [J]. Brain: A Journal of Neurology, 2012, 135 (Pt. 9): 2809—2816.

14. Freidl W, Schmidt R, Stronegger WJ, et al. Mini mental state examination: influence of sociodemographic, environmental and behavioral factors and vascular risk factors [J]. Journal of Clinical Epidemiology, 1996, 49 (1): 73—78.

15. Frost RO, Hartl TL. A cognitive − behavioral model of compulsive hoarding [J]. Behaviour Resesch and Therapy, 1996, 34 (4): 341—350.

16. Goldsmith T, Cohen AK. Swallowing disorders and aspiration in palliative care: Definition, consequences, pathophysiology, and etiolog [EB/OL]. (2020−01−22) [2020−02−08]. https://www. uptodate. cn/ contents/swallowing − disorders − and − aspiration − in − palliative − care − definition − consequences − pathophysiology − and − etiology? search = Swallowing％ 20disorders％ 20and％ 20aspiration％ 20in％ 20palliative％ 20care:％20Definition,％20consequences,％20pathophysiology,％20and％ 20etiolog&source= search ＿ result&selectedTitle = 1～150&usage ＿ type = default&display ＿ rank=1.

17. Inouye SK, Westendorp RGJ, Saczynski JS. Delirium in elderly people [J]. Lancet, 2014, 383 (9920): 911—922.

18. Jendroska K. The relationship of Alzheimer−type pathology to dementia

in Parkinson'sdisease [J]. Journal of Neural Transmission, 1997, 49 (Suppl.): 23-31.

19. Jia LF, Quan M, Fu Y, et al. Dementia in China: epidemiology, clinical management, and research advances [J]. The Lancet, Neurology, 2020, 19 (1): 81-92.

20. Jun EM, Roh YH, Kim MJ. The effect of music-movement therapy on physical and psychological states of stroke patients [J]. Journal of Clinical Nursing, 2013, 22 (1-2): 22-31.

21. Lee HB, Chiu HFk, Kwok WY, et al. Chinese elderly and the GDS short form: a preliminary study [J]. Clinical Gerontologist, 1993, 14 (2): 37-42.

22. Levy AD, Carucci LR, Bartel TB, et al. ACR appropriateness Criteria© dysphagia [J]. Journal of the American College of Radiology, 2019, 16 (5S): S104-S115.

23. Lin PC, Li CH, Chou PL, et al. Prevalence of pain-related diagnoses in patients with dementia: a nationwide study [J]. Journal of Pain Research, 2018, 11: 1589-1598.

24. Lukas A, Schuler M, Fischer TW, et al. Pain and dementia: a diagnostic challenge [J]. Zeitschrift Für Gerontologie Und Geriatrie, 2012, 45 (1): 45-49.

25. Macfarlane S, Cunningham C. The need for holistic management of behavioral disturbances in dementia [J]. International Psychogeriatrics, 2017, 29 (7): 1055-1058.

26. Marks SM, Lockhart SN, Baker S, et al. Tau and β-Amyloid are associated with medial temporal lobe structure, function, and memory encoding in normal aging [J]. The Journal of Neuroscience, 2017, 37 (12): 3192-3201.

27. Martin P, Anders W, Maëlenn G, et al. World alzheimer report 2015. The global impact of dementia: an analysis of prevalence, incidence, cost and trends [R]. London: Alzheimer's Disease International, 2015.

28. McShane R, Gedling K, Keene J, et al. Getting lost in dementia: a longitudinal study of a behavioral symptom [J]. International Psychogeriatrics, 1998, 10 (3): 253-260.

29. Mitchell SL. Care of patients with advanced dementia [EB/OL]. (2019−11−22) [2020−02−08]. https://www. uptodate. cn/contents/care−of−patients − with − advanced − dementia? search ＝ Care％ 20of％ 20patients％ 20with％20advanced％20dementia&source＝search ＿ result&selectedTitle＝1～150&usage ＿ type＝default&display ＿ rank＝1.

30. Orgeta V，Orrell M，Edwards RT，et al. Self- and carer-rated pain in people with dementia：influences of pain in carers [J]. Journal of Pain and Symptom Management，2015，49 (6)：1042−1049.

31. Poirier A，Voyer P，LégaréF，et al. Caring for seniors living with dementia means caring for their caregivers too [J]. Canadian Journal of Public Health，2018，108 (5−6)：e639−e642.

32. Prince M，Knapp M，Guerchet M，et al. Dementia UK [M]. 2nd ed. London：Alzheimer's Society，2014.

33. Rindlisbacher P，Hopkins RW. An investigation of the sundowning syndrome [J]. International Journal of Geriatric Psychiatry，1992，7 (1)：15−23.

34. Rodríguez−Mansilla J，González−López−Arza MV，Varela−Donoso E，et al. Ear therapy and massage therapy in the elderly with dementia：a pilot study [J]. The Journal of Traditional Chinese Medicine，2013，33 (4)：461−467.

35. Rowe M. Wandering in hospitalized older adults：identifying risk is the first step in this approach to preventing wandering in patients with dementia [J]. The American Journal of Nursing，2008，108 (10)：62−70.

36. Scottish Intercollegiate Guidelines Network. Management of patients with stroke：identification and management of dysphagia [EB/OL]. (2010−06) [2021−1−27]. https://www. sign. ac. uk/media/1057/sign119. pdf.

37. Serrano JP，Latorre JM，Gatz M，et al. Life review therapy using autobiographical retrieval practice for older adults with depressive symptomatology [J]. Psychology and Aging，2004，19 (2)：270−277.

38. Shokri−Kojori E，Wang GJ，Wiers CE，et al. β−Amyloid accumulation in the human brain after one night of sleep deprivation [J]. Proceeding of the National Academy Sciences of the United States of America，2018，

115 (17)：4483-4488.

39. Steketee G，Frost RO. Compulsive hoarding and acquiring：therapist guide [M]. London：Oxford University Press，2006.

40. Todd OM，Gelrich L，Maclullich AM，et al. Sleep disruption at home as an independent risk factor for postoperative delirium [J]. Journal of the American Geriatrics Society，2017，65 (5)：949-957.

41. Triantafyllou A，Ferreira JP，Kobayashi M，et al. Longer duration of hypertension and MRI microvascular brain alterations are associated with lower hippocampal volumes in older individuals with hypertension [J]. Journal of Alzheimer's Disease，2020，74 (1)：227-235.

42. World Health Organization，Alzheimer's Disease International. Dementia：a public health priority [R]. Geneva：WHO Western Pacific Region Publication，2012.

43. World HealthOrganization. Dementia [EB/OL]. (2020-9-21) [2021-1-20]. https://www. who. int/news-room/fact-sheets/detail/dementia.

44. Zeiss AM，Davies HD，Tinklenberg JR. An observational study of sexual behavior in demented male patients [J]. The Journals of Gerontology，Series A，Biological Sciences and Medical Sciences，1996，51 (6)：M325-M329.

45. 安妮克·范·德·普拉茨. 陪伴失智症的日子 [M]. 安琪·斯顿豪斯，主译. 北京：人民卫生出版社，2019.

46. 白璐，于恩彦. 怀旧疗法改善痴呆的研究进展 [J]. 浙江医学，2019，41 (18)：2025-2028.

47. 白新华. 老年住院患者口腔护理技巧分析 [J]. 中外医学研究，2016，14 (28)：122-124.

48. 蔡菲菲，张泓. 触摸疗法干预老年性痴呆患者激越行为的研究进展 [J]. 中华护理杂志，2015，50 (8)：991-994.

49. 蔡林海. 居家养老基础知识与照料护理技术实用指南 [M]. 上海：上海科技教育出版社，2013.

50. 蔡郁. 老年期痴呆用药咨询标准化手册 [M]. 北京：人民卫生出版社，2016.

51. 陈娟，陈文君，李仕君，等. 集束化干预策略对预防老年高危压力性损伤患者发生压力性损伤的效果研究 [J]. 重庆医学，2018，47 (7)：1005-

1006.

52. 陈丽平，熊思清，刘怡，等. 早期康复治疗对缺血性卒中后情感淡漠预防作用的研究 [J]. 江西医药，2019，54 (11)：1379-1382，1387.

53. 陈娜，李文珍. 运用 PDCA 循环提高精神科女住院患者仪容仪表合格率的探讨 [J]. 当代护士（下旬刊），2017 (12)：104-106.

54. 陈妮，张彩华. 老年痴呆患者走失行为的研究进展 [J]. 护理学杂志，2013，28 (1)：88-91.

55. 陈亚萍，孔娴波，赵薇. 优势视角下老年失智症的分级照护研究 [J]. 浙江医学，2019，41 (7)：706-709.

56. 程霞. 老年患者口服用药安全隐患及护理防范 [J]. 医药前沿，2013 (32)：30-31.

57. 褚万立，郝岱峰. 美国国家压疮咨询委员会 2016 年压力性损伤的定义和分期解读 [J/OL]. 中华损伤与修复杂志（电子版），2018，13 (1)：64-68.

58. 戴雪伶，姜招峰. 基于淀粉样蛋白级联假说的阿尔茨海默症防治研究进展 [J]. 生物学杂志，2014，31 (4)：85-89.

59. 单金龙. 论音乐美的客观标准 [J]. 黄钟（中国·武汉音乐学院学报），2011 (2)：70-85.

60. 单振宇，王弘扬. 基于阿尔茨海默症老人的卧室智能家居的设计研究 [J]. 西部皮革，2019，41 (16)：3-4.

61. 邓欣，吕娟，陈佳丽，等. 2016 年最新压疮指南解读 [J]. 华西医学，2016，31 (9)：1496-1498.

62. 董碧蓉. 老年照护者手册 [M]. 成都：四川大学出版社，2016.

63. 董碧蓉. 新概念老年医学 [M]. 北京：北京大学医学出版社，2015.

64. 董碧蓉. 医养结合下的老年护理适宜性技术 [M]. 成都：四川大学出版社，2017.

65. 董晓欣，郭春燕，赵凌波. 我国失智老人照护服务现状及其优化策略 [J]. 卫生经济研究，2017 (1)：47-49.

66. 窦影. 老年长期照护服务体系完善与社会资本干预——基于失智症老年人的分析 [J]. 社会保障研究，2017 (4)：63-69.

67. 杜鹏，董亭月. 老龄化背景下失智老年人的长期照护现状与政策应对 [J]. 河北学刊，2018，38 (3)：165-170.

68. 杜秋，赖光煜，莫坤菊. PDCA 循环在提高住院精神病患者仪容仪表合格

率的应用 [J]. 世界最新医学信息文摘, 2016, 16 (50): 160 –
161, 165.

69. 方婷, 马红梅, 贾玉玲, 等. 老年痴呆患者进食障碍的研究进展 [J]. 职业与健康, 2018, 34 (11): 1577–1580.

70. 冯建光. 失智失能老年人日常照护指导手册 [M]. 上海: 上海浦江教育出版社, 2014.

71. 冯晓丽. 老年康复训练师实务培训 [M]. 北京: 中国社会出版社, 2014.

72. 付莲英, 廖爱民, 李桂芳, 等. 培训照顾者体位转移知识对社区失能居家不出老人的影响 [J]. 全科护理, 2015, 13 (30): 3024–3025.

73. 高健, 王欣, 桥本公雄, 等. 书法绘画练习对老年人心理健康和生活质量的影响 [J]. 中国健康心理学杂志, 2010, 18 (3): 291–294.

74. 高洁. 老年痴呆患者和照护者之间的沟通技巧研究 [J]. 世界临床医学, 2016, 10 (11): 250.

75. 葛高琪, 王晶晶, 齐冲, 等. 多感官刺激疗法的临床研究进展 [J]. 解放军护理杂志, 2018, 35 (6): 51–55.

76. 葛高琪, 王晶晶, 齐冲, 等. 多感官刺激疗法在国外老年痴呆患者中的应用进展 [J]. 中国老年学杂志, 2017, 37 (8): 2069–2072.

77. 宫本显二, 宫本礼子. 不在病床上说再见 [M]. 高品薰, 译. 北京: 世界图书出版有限公司北京分公司, 2019.

78. 顾建丽, 王娟. 老年痴呆患者家属对于保护性约束的认知调查和分析 [J]. 中国医药指南, 2017, 15 (24): 147–148.

79. 顾联斌, 江长缨. 社区失智老人居家照护者照护能力及影响因素分析 [J]. 上海医药, 2017, 38 (18): 7–10, 14.

80. 郭鹏, 连腾宏, 李丽霞, 等. 阿尔茨海默病患者睡眠障碍及其与认知障碍关系的研究 [J]. 中华老年医学杂志, 2019, 38 (11): 1237–1241.

81. 郭素云, 叶德琴. ICU 气管插管清醒病人应用非语言沟通宣教图册的效果 [J]. 护理研究, 2014, 28 (12): 4567–4568.

82. 韩嘉琪, 刘文平, 李智慧, 等. 玩偶疗法在老年痴呆患者中的应用进展 [J]. 护理学杂志, 2017, 32 (17): 106–109.

83. 郝彬, 杨蓓, 刘义兰, 等. 国内外养老模式研究现状 [J]. 护理研究, 2019, 33 (20): 3530–3534.

84. 洪金霞, 蔡清菊, 甘仪清. 老年痴呆患者睡眠障碍的特征及护理干预研究 [J]. 世界睡眠医学杂志, 2019, 6 (9): 1229–1230.

85. 洪文学，李昕，高海波. 一个值得注意的研究领域——音乐疗法［J］. 北京生物医学工程，2004，23（3）：221－224.

86. 胡蓉蓉，周玮，洪紫静，等. 老年人认知功能发展轨迹研究［J］. 心理月刊，2019，14（11）：170.

87. 胡维勤. 失智症老人家庭照护枕边书［M］. 广州：广东科技出版社，2017.

88. 胡昔权，张丽颖. 老年痴呆居家康复指导［M］. 北京：电子工业出版社，2019.

89. 胡秀英，陈茜. 老年人保健与居家照护手册［M］. 北京：科学出版社，2014.

90. 胡秀英. 老年护理手册［M］. 2版. 北京：科学出版社，2015.

91. 胡延秋，程云，王银云，等. 成人经鼻胃管喂养临床实践指南的构建［J］. 中华护理杂志，2016，51（2）：133－141.

92. 华义. 日本养老倡导"自立支援"理念［J］. 家庭医药·快乐养生，2017（8）：64.

93. 黄树琴，钟彩英，巫伟忠，等. 照顾者体位转移知识培训对社区失能居家不出老人的效果探讨［J］. 护理实践与研究，2016，13（22）：154－155.

94. 黄雅莲，林琳，唐平. 我国老年痴呆患者医疗保障法律制度建设探析［J］. 卫生软科学，2019，33（11）：39－41，45.

95. 黄兆晶，张雪梅. 老年痴呆患者走失防范干预的效果观察［J］. 护理学报，2016，23（18）：62－64.

96. 贾建平，王荫华，杨莘，等. 中国痴呆与认知障碍诊治指南（六）：痴呆患者护理［J］. 中华医学杂志，2011，91（15）：1013－1015.

97. 贾让成. 老年失智症给公共卫生带来的重大挑战与应对策略研究［J］. 中国卫生经济，2019，38（7）：44－47.

98. 江长缨，刘颖颜，卫锋，等. 社区失智老人居家照顾者照护能力及生活质量的相关性研究［J］. 护理研究，2017，31（24）：2987－2990.

99. 江长缨，臧莘萍，卫锋，等. 社区失智老人居家照顾者照护技能培训效果研究［J］. 护理学报，2017，24（16）：71－73.

100. 江海燕，何国霞，徐海琴. 30例重度痴呆老年并残根（冠）患者的口腔护理［J］. 中华护理杂志，2012，47（2）：193.

101. 江文仙. 提高老年痴呆病人用药安全性的护理对策［J］. 中国乡村医药，2011，18（12）：62.

102. 蒋瑞辉，单鑫，张瑞新，等. 医生与护士对老年痴呆症相关知识认知情况的比较 [J]. 中国临床保健杂志，2009，12（2）：194-195.

103. 蒋语，林霞. 阿尔茨海默病患者沟通能力的研究进展 [J]. 中国老年学杂志，2019，39（1）：248-250.

104. 蒋志云. 失智老人照护手册 [M]. 宁波：宁波出版社，2016.

105. 金肖青，许瑛. 失智症长期照护 [M]. 北京：人民卫生出版社，2019.

106. 金玉莲，土文珍，陈春棉. 怀旧疗法在老年痴呆患者中的作用 [J]. 浙江医学，2016，38（10）：718-721.

107. 康海华，马莉. 认知功能训练对老年性痴呆病人康复的影响 [J]. 中国护理管理，2008（9）：33-35.

108. 康艳楠，高维杰，刘柔韧，等. 痴呆患者卫生清洁护理相关指南的系统评价 [J]. 护理学杂志，2019，34（9）：95-98.

109. 柯丽，徐曼，柯攀，等. 老年痴呆患者照料负担研究进展 [J]. 中国老年学杂志，2019，39（13）：3310-3313.

110. 孔婵，何华英，兰红珍，等. 体位转移技术培训及效果评价 [J]. 中华护理杂志，2017，52（1）：84-86.

111. 李爱仙，华亚芳，陶娟，等. 自制防护布单的研制与临床应用效果观察 [J]. 中国实用护理杂志，2016，32（3）：204-205.

112. 李昂. 2010—2050 年中国老年痴呆的预测研究 [D]. 苏州：苏州大学，2015.

113. 李百彦，解秀芬，李令华. 老年便秘原因分析及护理 [J]. 齐鲁护理杂志，2008，14（23）：28.

114. 李芳. 英国失智症患者长期照护体系及其启示 [J]. 中共福建省委党校学报，2018（9）：100-107.

115. 李格，沈渔邨，陈昌惠，等. 简易精神状态检查表在不同人群中的试测研究 [J]. 中国心理卫生杂志，1989，3（4）：147，148-151，191.

116. 李建建，魏攀. 基于老年人行为特征下的养老院景观设计浅析——以常太镇养心居敬老院户外景观设计为例 [J]. 武夷学院学报，2019，38（11）：61-66.

117. 李晶，张秋霞，罗晓晖. 老年痴呆症患者的家庭照护者研究 [J]. 老龄科学研究，2013，1（7）：56-61.

118. 李立玉，王轶，王志稳. 痴呆患者进食问题评估与管理指南的系统评价 [J]. 中华护理杂志，2019，54（4）：581-588.

119. 李林，任晓雅．我国长期护理保险制度建设中的政府责任研究［J］．金融理论探索，2019（4）：53－62.

120. 李明艳．大陆与我国台湾地区失智症患者照顾模式与资源的对比分析［J］．中国初级卫生保健，2016，30（4）：7－9.

121. 李沛桐．脑梗死后淡漠综合征研究进展［J］．中华实用诊断与治疗杂志，2017，31（8）：818－820.

122. 李小洁，任晓静，孙婷婷，等．老年痴呆患者居家安全隐患及防护对策分析［J］．中国医药导报，2013，10（21）：157－159.

123. 李晓艳．护理人员与老年患者沟通的途径与技巧［J］．内蒙古中医药，2013，32（28）：133－134.

124. 李玉超．伴有精神行为症状的痴呆患者的护理［J］．继续医学教育，2018，32（8）：91－92.

125. 李钰，焦婷婷，范娟宁，等．在院高龄失智患者照护者的照护能力调查及培训效果分析［J］．西南国防医药，2018，28（9）：894－895.

126. 李智．预防老年人认知障碍的设计研究［D］．石家庄：河北科技大学，2018.

127. 李子玉．养老院户外环境设计研究［D］．北京：北京林业大学，2012.

128. 梁春萍，钟凤华．重度失能老人体位护理研究进展［J］．护理研究，2019，33（13）：2288－2290.

129. 林娟．老年痴呆症患者跌倒的原因分析及防护对策［J］．中国医药指南，2012，10（18）：664－665.

130. 林勇，沈建根．老年期认知障碍临床案例荟萃与分析［M］．合肥：安徽科学技术出版社，2018.

131. 刘炳炳，陈雪萍．回忆疗法治疗老年失智症的研究现状［J］．护士进修杂志，2015，30（4）：301－303.

132. 刘博新，朱晓青．失智老人疗愈性庭园设计原则：目的、依据与策略［J］．中国园林，2019，35（12）：84－89.

133. 刘单单，李永春，付雁．医学生医患沟通技巧培养的有效途径探索［J］．医学与社会，2016，29（3）：104－106.

134. 刘桂英，刘幼华，郭红，等．国际失智护理研究热点可视化分析［J］．护理学报，2019，26（15）：22－26.

135. 刘会．从尿失禁分类及发病机制探讨个性化护理［J］．中国继续医学教育，2015，7（3）：114－115.

136. 刘慧，沈军. 住院老年痴呆患者跌倒发生情况及危险因素分析［J］. 中国老年学杂志，2011，31（23）：4638－4639.

137. 刘家胜，史战明，谭小林，等. 针对痴呆精神行为症状的照料者－症状－环境干预［J］. 神经疾病与精神卫生，2017，17（11）：823－826.

138. 刘金平. 与老年性聋患者沟通技巧的探讨［J］. 中国耳鼻咽喉头颈外科，2013，20（7）：379－380.

139. 刘静，叶美霞，陈苑婷，等. 智能温控报警系统在降低热疗相关中医护理技术低温烫伤发生率中的效果评价［J］. 全科护理，2019，17（22）：2750－2752.

140. 刘民辉，侯天雪，李雨潇，等. 美国失智症老年人及照护者干预项目介绍及对中国本土化思考：以量身定制活动项目为例［J］. 中国护理管理，2019，19（9）：1289－1294.

141. 刘霞，陈利群，江长缨. 社区护士家庭访视对失智老人居家照顾者照顾负荷及生活质量的影响［J］. 护理研究，2017，31（33）：4206－4209.

142. 刘霞，陈利群，江长缨. 社区失智老年人居家照顾者照顾负荷及影响因素分析［J］. 护理学杂志，2017，32（15）：91－93.

143. 刘霞，陈利群. 对失智老人居家照顾者实施干预的研究进展［J］. 中华护理杂志，2017，52（z1）：72－77.

144. 刘霞，江长缨，陈利群. 社区失智老人照顾者积极感受及影响因素分析［J］. 护理学杂志，2017，32（7）：4－6.

145. 刘潇磊. 康复疗养空间景观设计研究——以南京市为例［D］. 南京：南京林业大学，2012.

146. 刘振宇，张照环，赵忠新. 睡眠障碍与阿尔茨海默病交互作用机制［J］. 中国现代神经疾病杂志，2013，13（6）：481－486.

147. 龙锦建. 中山市花苑社区老年人合理用药调研分析［J/OL］. 心电图杂志（电子版），2019，8（2）：116－117.

148. 吕洋. 与失智老人快乐相处［M］. 重庆：重庆出版社，2018.

149. 罗彩凤，徐剑鸥，吕妃. 奥地利失智老人关怀照护对我国的启示［J］. 中国全科医学，2019，22（9）：1004－1008.

150. 罗翠. 保护性约束在老年患者使用中的心理干预［J］. 大家健康（中旬版），2017，11（10）：20－21.

151. 罗鹏，廖涛，伍文彬，等. 轻度认知障碍与抑郁情绪相关性探讨［J］. 中国老年学杂志，2011，31（10）：1854－1855.

152. 罗艳，王瑶，Paterson J，等. 老年痴呆患者大小便失禁的初级卫生保健研究进展［J］. 中国老年学杂志，2015，35（19）：5650-5652.

153. 骆雄，唐牟尼，沈银，等. 社区轻度认知功能障碍的患病影响因素研究［J］. 中华老年心脑血管病杂志，2015，17（3）：227-230.

154. 马冬飞，孙皎，赵英男，等. 痴呆患者精神行为症状相关护理模式的研究进展［J］. 中华护理杂志，2019，54（7）：1017-1022.

155. 马冬飞，孙皎，赵英男，等. 痴呆患者精神行为症状相关护理模式的研究进展［J］. 中华护理杂志，2019，54（7）：1017-1022.

156. 马晓霞，张霞，王玉静. 长期卧床病人的生活及心理护理［J］. 中国实用神经疾病杂志，2009，12（4）：91-92.

157. 马燕，许永珍. 护士与病人沟通顺利的必备条件［J］. 实用护理杂志，1999，15（6）：56-57.

158. 毛艳. 多感官刺激对老年期痴呆患者精神行为症状、认知功能及生活质量的影响分析［J/OL］. 中国医学前沿杂志（电子版），2018，10（2）：97-101.

159. 梅斯，雷宾斯. 一天36小时：痴呆及记忆力减退病患家庭护理指南［M］. 金淼，等译. 5版. 北京：华夏出版社，2013.

160. 苗薇. 轻度认知障碍老年群体产品设计研究［D］. 北京：北京理工大学，2015.

161. 内奥米·费尔. 认可：接纳 观察 沟通 改善，有效照顾定向障碍老人［M］. 解恒革，译. 北京：新华出版社，2017.

162. 《内科住院患者静脉血栓栓塞症预防的中国专家建议》写作组，中华医学会老年医学分会，中华医学会呼吸病学分会，等. 内科住院患者静脉血栓栓塞症预防中国专家建议（2015）［J］. 中华老年医学杂志，2015，34（4）：345-352.

163. 倪红英. 干预治疗对老年便秘患者的护理及影响分析［J］. 饮食科学，2019（12）：143.

164. 潘习，白姣姣. 音乐疗法在痴呆患者激越行为护理中的应用进展［J］. 护理学杂志，2013，28（19）：92-94.

165. 彭翠娥，谌永毅，王卫红，等. 全人照护模式在老年肺癌患者康复护理中的应用［J］. 中华现代护理杂志，2014，20（18）：2188-2191.

166. 彭金霞，田诗政. 低温烫伤创面的治疗与健康指导［J］. 中国美容医学，2015，24（17）：16-17.

167. 彭美慈，锺佩雯，梁颖琴，等. 中文版晚期老年痴呆症疼痛评估量表的初步评价 [J]. 中华护理杂志，2007，42（8）：667−680.

168. 秦绍娟. 32 例重度老年痴呆病人家庭留置胃管鼻饲的临床研究 [J]. 光明中医，2013，28（3）：602−604.

169. 邱铭章，汤丽玉. 失智症照护指南 [M]. 北京：华夏出版社，2016.

170. 饶运双，沈军. 老年痴呆照顾者对虐待老人认知的定性研究 [J]. 解放军护理杂志，2017，33（1）：29−32.

171. 认知训练中国专家共识写作组，中国医师协会神经内科医师分会认知障碍疾病专业委员会. 认知训练中国专家共识 [J]. 中华医学杂志，2019，99（1）：4−8.

172. 盛灿，李瑜霞，韩璎. 行为变异型额颞叶痴呆诊断标准的进展 [J]. 医学研究杂志，2015，44（9）：155−158.

173. 盛树力. 老年性痴呆及相关疾病 [M]. 北京：科学技术文献出版社，2006.

174. 施海姗，侯乐，钟笑梅，等. 阿尔茨海默病患者睡眠模式与认知功能的相关研究 [J]. 临床医学工程，2017，24（7）：918−920.

175. 石伯欣. 老年患者用药安全的探讨 [J]. 护理实践与研究，2015，12（6）：124−125.

176. 石芸. 老年痴呆患者住院期间的护理安全管理 [J]. 中医药管理杂志，2016，24（23）：92−93.

177. 舒俊，魏文石. 阿尔茨海默病淡漠症状研究进展 [J]. 阿尔茨海默病及相关病，2019，2（2）：392−397.

178. 宋蓓，侯建成. 音乐训练对大脑可塑性的影响 [J]. 黄钟（中国·武汉音乐学院学报），2013（1）：170−175.

179. 宋倩，苏朝霞，王学义. 抑郁症的行为激活治疗（综述）[J]. 中国心理卫生杂志，2017，27（9）：655−658.

180. 宋珊. 失智症老人新型生活空间的环境设计 [D]. 咸阳：西北农林科技大学，2018.

181. 宋文红，曾仕英. 提高晚期老年性痴呆患者照顾者的护理技能 [J]. 中国老年保健医学，2013，11（5）：127−128.

182. 孙航，邵艳霞，孙澂. 音乐疗法对颅脑损伤昏迷患者意识影响的研究 [J]. 重庆医学，2017，46（34）：4892−4894.

183. 孙红，尚少梅. 老年长期照护规范与指导 [M]. 北京：人民卫生出版社，2018.

184. 孙惠杰，程秀丽，赵勇，等. 认知功能训练联合日常生活能力训练治疗老年痴呆患者的疗效 ［J］. 中国老年学杂志，2014，34（10）：2726－2727.

185. 孙婉贞，李红丽. 老年痴呆住院患者尿路感染的危险因素及病原菌分布 ［J］. 中国老年学杂志，2019，39（9）：2167－2170.

186. 谭春丽，刘海燕，张凤霞. 老年低温烫伤的护理 ［J］. 中日友好医院学报，2019，33（2）：126.

187. 谭睿. 中国台湾失智老年人长期照护策略及其借鉴意义 ［J］. 老龄科学研究，2017，5（3）：61－67.

188. 唐婵，缪礼红，李望，等. 某市失智症老人照护现状的调查分析及应对措施 ［J］. 中国医药指南，2019，17（24）：298－299.

189. 田金洲，解恒革，秦斌，等. 适用于中国人群的痴呆筛查和评估框架 ［J］. 中华内科杂志，2018，57（12）：894－900.

190. 同春芬，王珊珊. 英国失智老人照护的经验与启示 ［J］. 中共青岛市委党校青岛行政学院学报，2017（5）：86－90.

191. 王菲，朱爱勇，王欣国，等. 痴呆患者疼痛护理研究进展 ［J］. 中国护理管理，2019，19（11）：1715－1719.

192. 王海妍，郭红，吕露露，等. 失智老人照顾者照护能力现状调查及影响因素分析 ［J］. 护理研究，2018，32（6）：873－877.

193. 王虹，梅艳. 探索老年痴呆患者的沟通技巧 ［J］. 医学信息（上旬刊），2011，24（12）：757.

194. 王剑敏，王圣秋，王爱凤. 113 例老年痴呆患者护理难点分析与干预对策 ［J］. 护理实践与研究，2017，14（12）：40－42.

195. 王丽萍. 护理干预改善老年痴呆患者生活自理能力的作用 ［J］. 中国现代药物应用，2015，9（11）：235.

196. 王盼，张熙. 阿尔茨海默病与睡眠－觉醒节律紊乱 ［J］. 中华保健医学杂志，2015，17（2）：154－156.

197. 王桑. 非语言沟通在喉癌术后患者中的应用 ［J］. 内蒙古中医药，2011，30（14）：141.

198. 王天明. 老年人照顾护理全图解 ［M］. 北京：北京出版社，2015.

199. 王伟，高凤乔，张瀚文，等. 重视痴呆的诊断和生活质量提高——2018 NICE《痴呆的评估和管理指南》解读 ［J］. 中国全科医学，2018，21

（33）：4037－4040.

200. 王昭，钟远惠，陈胜林，等. 多感官刺激对阿尔茨海默病患者兴奋激越症状及生活质量的影响［J］. 中国当代医药，2018，25（19）：69－72.

201. 王正蓉. 失智症照顾服务的沟通路径与养老机构服务质量的探讨——基于汉密尔顿操作性问题的访谈分析［J］. 中国社会工作，2018（18）：45－53.

202. 王智英，胡家凤，韦茂红，等. 老年智能障碍患者住院期间安全隐患及护理安全管理措施［J］. 当代医学，2015，21（8）：114－115.

203. 温成成，秦家碧. 老年痴呆患者谵妄的研究现状及护理进展［J］. 海南医学，2019，30（4）：526－529.

204. 文莉. 体位转移技术培训对老年卧床患者照护者护理能力的影响［J］. 中国老年保健医学，2018，16（5）：131－132，135.

205. 翁桂芳，程尔林，陈志坚，等. 老年痴呆患者睡眠障碍特点及其临床护理干预［J］. 世界睡眠医学杂志，2019，6（5）：583－585.

206. "卧床患者常见并发症规范化护理干预模式的构建"项目组，中华护理学会行政管理专业委员会. 卧床患者常见并发症护理专家共识［J］. 中国护理管理，2018，18（6）：740－747.

207. 小川阳子. 失智症的94个重点——失智症照护全书［M］. 台北：天下杂志出版社，2015.

208. 谢江芸，柴东升，张秀英. 医养结合养老院对失智失能老人照护模式的探索与实践［J］. 广东医学，2019，40（9）：1349－1350，封3.

209. 徐勤. 老年痴呆患者的照护问题研究［J］. 老龄科学研究，2015，3（6）：40－47，57.

210. 徐谢萍. 老年性痴呆进食障碍的护理［J］. 中国药物与临床，2017，17（3）：459－460.

211. 徐秀萍，吴凌云，王秀丽，等. 跨理论模型认知干预对轻度失智老年患者的影响［J］. 中国现代医生，2018，56（23）：74－77.

212. 许丽. 护理干预对老年痴呆患者日常生活自理能力的影响［J］. 健康必读（中旬刊），2013，12（11）：538.

213. 许丽敏，郎云琴，詹才胜，等. 压疮防范措施的改进及效果分析［J］. 中华护理杂志，2013，48（7）：621－623.

214. 宣萍，陈秀珍. 护理院老年痴呆患者激越行为的住院护理干预分析［J］. 世界最新医学信息文摘，2019，19（39）：277－278.

215. 薛坤，侯蔚蔚，王玉环，等. 失能老年人居家照护者照护负担及影响因素分析 [J]. 现代预防医学，2014，41（3）：484－487.

216. 鄢春艳，王殿珍. 1 例患者误服口服药外包装的处理 [J]. 局解手术学杂志，2009，18（5）：306，318.

217. 杨春燕. 盐酸多奈哌齐治疗老年痴呆时的临床治疗效果分析 [J]. 中国医药指南，2020，18（6）：73.

218. 杨华，刘霄，魏雪菁. 老年糖尿病患者下肢低温烫伤的护理 [J]. 实用临床医药杂志，2017，21（10）：172－173，176.

219. 杨思敏，林倩，娄诗云，等. 老年痴呆症引发睡眠障碍的研究进展 [J]. 南昌大学学报（医学版），2019，59（4）：88－91.

220. 杨廷燕，李彦章，任燕玲，等. 行为激活疗法治疗抑郁的研究进展 [J]. 中华行为医学与脑科学杂志，2012，21（11）：1049－1050.

221. 杨阳，柳明仁. 怀旧疗法在老年痴呆患者中的应用研究进展 [J]. 卫生职业教育，2016，34（19）：142－143.

222. 英杰，张欢欢，张美玲，等. 老年痴呆患者家庭照护者应对资源的研究进展 [J]. 中国老年学杂志，2017，37（17）：4420－4423.

223. 游紫为，周艳辉，胡红娟. 痴呆性游走行为评估工具的研究进展 [J]. 护理学杂志，2019，34（24）：91－95.

224. 于普林. 老年医学 [M]. 北京：人民卫生出版社，2019.

225. 余梅，姜丹，邢淑芳. 中重度老年痴呆症患者的沟通技巧 [J]. 当代护士（专科版），2014（8）：96.

226. 俞海英. 住院老年期痴呆患者死亡原因临床分析 [J]. 中国民康医学，2012，24（22）：2695－2696.

227. 袁红卫，王秀，朱洁. 阿尔茨海默病相关睡眠障碍中西医研究进展 [J]. 实用中医药杂志，2015，31（11）：1072－1074.

228. 岳兴华，刘晓杰，武美娜，等. 淀粉样 β 蛋白抑制大鼠海马 theta 节律并致行为脱抑制和空间记忆损伤 [J]. 生理学报，2014，66（2）：97－106.

229. 臧苇萍，江长缨. 社区护士家访服务对失智老人居家照顾者积极感受的影响研究 [J]. 护士进修杂志，2017，32（23）：2115－2118.

230. 曾文，尹一桥. 澳门社区老年人初期失智症筛查分析 [J]. 护理管理杂志，2016，16（5）：339－340.

231. 詹慧. 基于失智症老人行为心理特征的居住环境设计策略研究——以成

都地区为例 [D]. 四川：西南交通大学，2018.

232. 张德明，曹淑芳，谭瑞星，等. 盐酸美金刚对高龄中重度老年痴呆并发吸入性肺炎的影响 [J]. 中国老年学杂志，2015，35 (11)：3127—3128.

233. 张芳娥. 预警性护理对神经外科住院患者跌倒/坠床的预防效果 [J]. 齐齐哈尔医学院学报，2019，40 (11)：1445—1446.

234. 张赫，郑焱. β淀粉样蛋白级联假说相关的阿尔茨海默病发病机制及防治策略研究进展 [J]. 中国医学科学院学报，2019，41 (5)：702—708.

235. 张慧玲，梅永霞，王盼盼，等. 社区医护人员对居家老年患者参与用药安全的质性研究 [J]. 齐鲁护理杂志，2017，23 (9)：30—32.

236. 张敏，吴疆，邹蜜，等. 可调节约束及报警被套的设计与应用 [J]. 护理实践与研究，2016，13 (8)：5.

237. 张启迪，陆伦根. 老年人便秘的常见因素及处理 [J]. 现代医药卫生，2018，34 (3)：338—340.

238. 张芹玉，吴林珠，王红玉. 老年低热烫伤合并糖尿病患者的创面处理 [J]. 护士进修杂志，2015，30 (1)：71—72.

239. 张世芳，刘维参，李字，等. 失智症老年患者生命质量现状及其影响因素调查 [J]. 护理管理杂志，2019，19 (10)：702—705.

240. 张雪梅，魏克燕，蒙张敏，等. 护士与老年人的沟通技巧 [J]. 西藏医药杂志，2002，23 (2)：58—59.

241. 张影. 失能失智老年人的排泄照料 [J]. 社会福利，2015 (4)：45—46.

242. 赵惠英. 护患情境会话 [J]. 护士进修杂志，2015，30 (24)：2304.

243. 赵靖平，张聪沛. 临床精神病学 [M]. 2 版. 北京：人民卫生出版社，2016.

244. 赵英凯，刘丹丹，孙惠杰. 老年痴呆患者最佳护理模式研究 [J]. 现代养生，2016 (6)：216.

245. 赵永生. 自立与社会融和——日本障害者自立支援医疗制度及其服务组织概览 [J]. 中国医疗保险，2009 (12)：59—61，64.

246. 郑剑煌，李红. 老年痴呆患者进食困难的研究进展 [J]. 中华护理杂志，2013，48 (7)：655—657.

247. 郑淑梅，刘薇. 老年痴呆患者住院期间用药安全护理干预 [J]. 中国实用护理杂志，2010，26 (z1)：13.

248. 中国痴呆与认知障碍指南写作组，中国医师协会神经内科医师分会认知障碍疾病专业委员会. 2018 中国痴呆与认知障碍诊治指南（一）：痴呆及其分类诊断标准 [J]. 中华医学杂志，2018，98（13）：965−970.

249. 中国老年保健协会阿尔兹海默病分会. 老年痴呆常见认识误区 [EB/OL]. (2018−09−06)　[2020−02−10]. https://www. adc. org. cn/index. php/article/c46. html.

250. 中国老年保健医学研究会老龄健康服务与标准化分会，《中国老年保健医学》杂志编辑委员会. 社区失智老年人初筛流程共识（草案）[J]. 中国老年保健医学，2019，17（4）：5−7.

251. 中国老年医学学会认知障碍分会，认知障碍患者照料及管理专家共识撰写组. 中国认知障碍患者照料管理专家共识 [J]. 中华老年医学杂志，2016，35（10）：1051−1060.

252. 中国老年医学学会营养与食品安全分会，中国循证医学中心，《中国循证医学杂志》编辑委员会，等. 老年吞咽障碍患者家庭营养管理中国专家共识（2018 版）[J]. 中国循证医学杂志，2018，18（6）：547−559.

253. 中国吞咽障碍康复评估与治疗专家共识组. 中国吞咽障碍评估与治疗专家共识（2017 年版）第二部分 治疗与康复管理篇 [J]. 中华物理医学与康复杂志，2018，40（1）：1−10.

254. 中国吞咽障碍康复评估与治疗专家共识组. 中国吞咽障碍评估与治疗专家共识（2017 年版）第一部分 评估篇 [J]. 中华物理医学与康复杂志，2017，39（12）：881−892.

255. 中华医学会肠外肠内营养分会，神经疾病营养支持学组. 神经系统疾病经皮内镜下胃造口喂养中国专家共识 [J]. 肠外与肠内营养，2015，22（3）：129−132.

256. 中华医学会老年医学分会. 老年患者术后谵妄防治中国专家共识 [J]，中华老年医学杂志，2016，35（12）：1257−1262.

257. 钟碧橙，邹淑珍. 老年痴呆患者照顾者生活质量现状及其影响因素分析 [J]. 中华现代护理杂志，2010，16（3）：256−258.

258. 周立群. 认可疗法在阿尔兹海默病精神行为症状中的应用体会 [J]. 青海医药杂志，2018，48（11）：57−58.

259. 周清云. 老年性耳聋的沟通技巧及护理体会 [J]. 医药前沿，2013（27）：240−241.

260. 周月霞，吴斌. 音乐疗法在老年医学中的应用及其生物学机制 [J]. 中国老年学杂志，2019，39（8）：2027−2030.

261. 朱红. 浅谈与老年患者的沟通及心理护理［J］. 求医问药（学术版），2012，10（11）：190－191.

262. 朱琳琳，陈晓宏，王妨娥. 上海地区老年痴呆患者睡眠障碍特点［J］. 中国老年学杂志，2017，37（3）：735－736.

263. 朱玲. 对失智老人家庭照护者的社会工作介入研究［D］. 兰州：兰州大学，2019.

264. 朱圆，余小萍，顾颖，等. 老年痴呆患者安全管理的研究进展［J］. 重庆医科大学学报，2017，42（6）：743－748.

265. 资飞娥. 系铃铛法在预防老年痴呆住院患者坠床跌倒中的应用价值分析［J］. 智慧健康，2019，5（33）：171－172.